Lo que debe leer

antes de convertirse

en

Auxiliar de enfermería

para diabéticos

MARTIN STERLING

Índice

Capítulo 2: El auxiliar sanitario: Una pieza clave en el control de la diabetes ... 53

Capítulo 3: Atención diaria en el servicio de diabetes — 79

Conclusión: Una profesión en el corazón de la humanidad   387

« *En el departamento de diabetes, dominamos el arte de equilibrar los niveles de azúcar en sangre… ¡y las bandejas de comida! Porque aquí, ¡hasta los postres hay que vigilarlos de cerca!* 🍰😎 »

Introducción :

El papel del auxiliar de diabetología

- Diabetes: una especialidad en el corazón de la salud pública

La diabetología es mucho más que una rama de la medicina; se ha convertido en una especialidad esencial en el corazón de la salud pública, debido a la creciente magnitud de la diabetes en todo el mundo. Esta enfermedad crónica, antes considerada rara, se ha convertido en un reto sanitario global que afecta a millones de personas en todo el mundo. Ya se trate de la diabetes de tipo 1, que suele diagnosticarse en jóvenes, o de la de tipo 2, más extendida e influida en gran medida por el estilo de vida moderno, esta patología afecta hoy a personas de todas las edades, sexos y estratos sociales.

La diabetes está estrechamente vinculada a nuestro estilo de vida moderno, caracterizado por una alimentación a menudo desequilibrada, el sedentarismo, el estrés y otros factores ambientales. Esta realidad ha provocado una auténtica explosión del número de casos, hasta el punto de que la diabetes se ha convertido en un importante problema de salud pública, con repercusiones de gran alcance para los sistemas sanitarios y las políticas de prevención. Hoy en día, los profesionales sanitarios, incluidos los auxiliares de enfermería, tienen que tratar con una población cada vez mayor de pacientes diabéticos, cada uno con sus propias necesidades específicas, ya sea en lo que respecta a la gestión diaria de la enfermedad o a la prevención de sus complicaciones.

La diabetología es algo más que ocuparse de las cifras de azúcar en sangre; abarca un enfoque holístico de la salud, que incorpora la educación terapéutica, la nutrición, la actividad física y la prevención y detección de complicaciones. Complicaciones como la retinopatía, la neuropatía y las enfermedades cardiovasculares pueden afectar gravemente a la calidad de vida de los pacientes y requieren un estrecho seguimiento. En este contexto, el auxiliar de enfermería desempeña un papel clave en el día a día como actor local, garantizando un seguimiento personalizado y un apoyo constante a los pacientes.

Este contexto también pone de relieve la importancia de las campañas de sensibilización y las políticas sanitarias destinadas a informar al público en general sobre los peligros de la diabetes y cómo prevenirla. Por tanto, la diabetología es mucho más que una especialidad clínica: es un campo en el que el aspecto curativo es inseparable de la prevención. Al formar a los pacientes para que autogestionen su enfermedad y promover comportamientos de salud adecuados, esta disciplina contribuye a reducir la progresión de la diabetes al tiempo que mejora la calidad de vida de los afectados.

En este panorama en constante evolución, la diabetología se ha convertido en una encrucijada en la que convergen los avances médicos, las tecnologías innovadoras -como los monitores continuos de glucosa y las bombas de insulina- y los retos humanos. Ante la magnitud de la epidemia de diabetes, esta especialidad se sitúa ahora en el centro de las estrategias de salud pública, movilizando a los profesionales sanitarios a todos los niveles para hacer frente a un reto que afecta no sólo a los individuos, sino a la sociedad en su conjunto.

- El papel cambiante del asistente sanitario en la atención diabética

La evolución del papel del auxiliar de enfermería en el tratamiento de la diabetes refleja los profundos cambios que se han producido en el sector sanitario en las últimas décadas. Durante mucho tiempo confinado a tareas asistenciales básicas, el auxiliar de enfermería es ahora un actor clave en la gestión de esta compleja enfermedad crónica. Con el alarmante aumento del número de diabéticos en todo el mundo, el papel del auxiliar de cuidados ha evolucionado para satisfacer las necesidades específicas de los pacientes, proporcionándoles apoyo técnico, educativo y psicológico.

En el pasado, el asistente asistencial se consideraba principalmente un ayudante de la enfermera, responsable de tareas sencillas como la higiene del paciente o la ayuda con la alimentación. Sin embargo, el tratamiento de la diabetes ha puesto de manifiesto la necesidad de un enfoque más global y personalizado de la asistencia, en el que el cuidador desempeñe un papel cada vez más autónomo y versátil. Esto es especialmente evidente en el contexto de los servicios de diabetes, donde la diversidad de pacientes y la naturaleza multifactorial de la enfermedad requieren una atención diaria, continua y proactiva.

Hoy en día, el celador diabético está plenamente integrado en el equipo asistencial multidisciplinar. Desempeña un papel activo en la vigilancia de los parámetros vitales de los pacientes, en particular la glucemia capilar. Esta tarea, que requiere rigor y precisión, es crucial para ajustar los tratamientos en función de las fluctuaciones de los niveles de azúcar en sangre. Los auxiliares sanitarios también participan en la administración de los tratamientos, bajo la supervisión de los enfermeros, y están constantemente atentos a los efectos secundarios, los signos de hiperglucemia o hipoglucemia y las posibles complicaciones, como el pie diabético.

Además de estas competencias técnicas, el auxiliar de enfermería también ha adquirido un papel esencial en la educación terapéutica de los pacientes. La gestión de la diabetes depende en gran medida de la autonomía de los pacientes, que deben comprender su enfermedad, saber cómo ajustar su dieta, controlar sus niveles de azúcar en sangre y cumplir los tratamientos prescritos. En este contexto, el asistente sanitario se convierte en un interlocutor clave, capaz de transmitir información fundamental sobre la gestión diaria de la diabetes y responder a las preguntas de los pacientes. Su función educativa se extiende también al apoyo a las familias, para ayudarles a comprender mejor la enfermedad y apoyar a los pacientes en sus esfuerzos por controlarla.

El papel del cuidador no se limita a los cuidados físicos; también proporciona apoyo moral y psicológico a los pacientes. La diabetes, sobre todo la de tipo 2, suele ir asociada a factores emocionales como el estrés, la frustración y, a veces, incluso un sentimiento de culpa vinculado a la aparición de la enfermedad. El cuidador suele ser la persona que, a diario, establece una estrecha relación con el paciente, animándole, escuchándole y tranquilizándole. Ayudan a superar los obstáculos emocionales, a mantener la motivación en la gestión del tratamiento y a reforzar la confianza en sí mismo, aspectos todos ellos esenciales para el éxito del tratamiento.

Con el desarrollo de las nuevas tecnologías médicas, el papel del asistente sanitario también ha cambiado. El uso de monitores continuos de glucosa, bombas de insulina y otros dispositivos conectados requiere un apoyo técnico que los cuidadores están ahora en condiciones de proporcionar. Se convierten en guías en el uso de estas herramientas, ayudando a los pacientes a entender cómo funcionan, integrarlas en su rutina diaria e interpretar los datos recogidos para ajustar mejor su comportamiento y tratamiento. Estos avances tecnológicos dan mayor autonomía a los pacientes, al tiempo que exigen una formación continua de los asistentes sanitarios para mantenerlos a la vanguardia de las prácticas innovadoras.

Por último, el cuidador desempeña un papel crucial en la prevención de complicaciones a largo plazo. Controlar la diabetes no es sólo controlar los niveles de azúcar en sangre, sino también prevenir efectos secundarios graves como la neuropatía, las enfermedades cardiovasculares y las infecciones de heridas. Debido a su papel práctico, los auxiliares sanitarios suelen ser los primeros en detectar las señales de advertencia de estas complicaciones, lo que permite una intervención rápida y limita el riesgo de que empeoren. Por ejemplo, en el cuidado del pie diabético, es esencial prevenir la aparición de lesiones, infecciones o úlceras, y el auxiliar de cuidados desempeña un papel de guardián al vigilar atentamente los pies de los pacientes y alertar a enfermeras o médicos al menor indicio de problema.

El papel cambiante del auxiliar de enfermería en la gestión de la diabetes refleja una profesión que se adapta constantemente y adquiere nuevas competencias técnicas, educativas y humanas. El auxiliar de enfermería es ahora un pilar central en la gestión global de la enfermedad, capaz de apoyar a los pacientes a todos los niveles, desde la supervisión de los cuidados hasta la prestación de apoyo emocional. Esta transformación no es sólo una respuesta al aumento de la diabetes en nuestras sociedades, sino también un reconocimiento de la importancia del papel de los auxiliares sanitarios en el éxito de una atención al paciente holística y personalizada.

- Objetivos del libro: apoyo a estudiantes y principiantes

El objetivo de este libro es claro: apoyar a estudiantes y principiantes en su camino para convertirse en auxiliares asistenciales competentes, informados y comprometidos, en particular en el campo especializado de la diabetología. Se trata de ofrecer una guía práctica e inspiradora, alejada de los clásicos libros de texto teóricos, que permita a los recién llegados a esta especialidad sumergirse de lleno en la realidad cotidiana del cuidado de los pacientes diabéticos.

Este libro pretende ser un apoyo práctico, ofreciendo información precisa y detallada sobre los cuidados técnicos y los gestos esenciales que hay que dominar. Pero va mucho más allá de los simples procedimientos médicos. De hecho, pretende preparar a los futuros auxiliares asistenciales para que comprendan la enfermedad en su totalidad, capten la complejidad de los cuidados diabéticos y, sobre todo, aborden su función prestando especial atención al aspecto humano, que es el núcleo de esta profesión. No se trata sólo de adquirir competencias técnicas, sino también de desarrollar una sensibilidad hacia los retos cotidianos a los que se enfrentan los pacientes diabéticos.

Ayudar a los recién llegados a esta especialidad significa permitirles comprender las realidades, a veces difíciles, de este campo, al tiempo que se les proporcionan las herramientas necesarias para adaptarse y prosperar en este entorno. La idea es ayudar a cada lector a adquirir los conocimientos necesarios para proporcionar una atención de calidad y un apoyo constante a los pacientes, adoptando al mismo tiempo una postura profesional impregnada de empatía y amabilidad. Aprender a ser auxiliar de diabetes es un proceso que requiere una combinación de conocimientos técnicos y habilidades interpersonales, y este libro está diseñado para acompañar cada paso del proceso de formación, haciendo hincapié en la importancia de la escucha, la paciencia y el trabajo en equipo.

Este libro también pretende ser un manual de motivación. Al compartir testimonios, ejemplos de la vida real e historias de éxito, espera inspirar un compromiso real en quienes comienzan su carrera, mostrándoles que su trabajo marca una diferencia tangible en la vida de los pacientes. No basta con comprender los mecanismos fisiopatológicos de la diabetes o aplicar protocolos de atención; es esencial ver a cada paciente como un individuo con sus propios retos y necesidades. Por tanto, hay que animar a los principiantes a desarrollar un enfoque holístico, centrado en apoyar al paciente en su conjunto, ya sea controlando su enfermedad o mejorando su calidad de vida.

Este libro también se ha concebido como una herramienta práctica para anticiparse a situaciones comunes e inusuales en el servicio de diabetes. Mediante consejos, explicaciones claras y recomendaciones extraídas de la experiencia, pretende ofrecer a los lectores respuestas a las preguntas que inevitablemente se plantearán al empezar en la sala. También pretende ayudarles a ganar confianza en los retos específicos del tratamiento de la diabetes, como la monitorización de la glucemia, la educación terapéutica y la gestión de las complicaciones.

Por último, el objetivo de este libro es mostrar que la diabetología es una especialidad dinámica y en constante evolución, donde el aprendizaje nunca se detiene. Anima a los principiantes a seguir formándose a lo largo de su carrera, a permanecer abiertos a los avances tecnológicos y a las nuevas prácticas, y a mantener una mente inquisitiva y crítica. Trata de alimentar esta sed de aprendizaje mostrando que ser celador de diabetes significa estar en la encrucijada de muchas áreas diferentes de conocimiento

-médico, técnico y humano- que se unen para ofrecer a los pacientes la mejor atención posible.

Capítulo 1

Entender la diabetes

- **Subparte 1: Aspectos básicos de la diabetes**
  - ○ Definición y tipos de diabetes: tipo 1, tipo 2, diabetes gestacional

La diabetes es una enfermedad crónica que se caracteriza por un exceso de azúcar en la sangre, lo que se conoce como hiperglucemia. Esta afección es el resultado de un defecto en la producción o utilización de la insulina, una hormona producida por el páncreas que permite a las células del organismo absorber la glucosa de la sangre y utilizarla como fuente de energía. Cuando este mecanismo se altera, la glucosa se acumula en la sangre, provocando desequilibrios metabólicos con graves consecuencias a largo plazo para la salud. Existen varias formas de diabetes, siendo las más comunes la diabetes tipo 1, la diabetes tipo 2 y la diabetes gestacional, cada una con causas, mecanismos e impactos específicos.

La diabetes de tipo 1, también conocida como diabetes insulinodependiente o diabetes juvenil, es una enfermedad autoinmune en la que el sistema inmunitario ataca y destruye las células beta del páncreas encargadas de producir insulina. Esta destrucción provoca una incapacidad total o casi total para producir insulina, lo que obliga a los enfermos a recibir inyecciones de insulina durante toda su vida. La diabetes de tipo 1 suele aparecer en personas jóvenes, a menudo durante la infancia o la adolescencia, aunque también puede desarrollarse en la edad adulta. A diferencia de la diabetes de tipo 2, no está relacionada con el estilo de vida, sino con factores genéticos e inmunológicos que aún no se conocen bien. Los síntomas de la diabetes tipo 1 aparecen rápidamente e incluyen sed excesiva, micción frecuente, fatiga intensa y pérdida de peso inexplicable. Si no se trata, puede dar lugar rápidamente a complicaciones graves, como la cetoacidosis diabética, una emergencia potencialmente mortal.

La diabetes de tipo 2 es la forma más común de diabetes y representa alrededor del 90% de los casos en todo el mundo. A diferencia de la de tipo 1, suele estar vinculada a factores relacionados con el estilo de vida, como la obesidad, una dieta desequilibrada, el sedentarismo y el envejecimiento. En la diabetes de tipo 2, el organismo se vuelve resistente a la insulina, lo que significa que las células ya no reaccionan correctamente a esta hormona. El páncreas, aunque sigue siendo capaz de producir insulina, se ve obligado a producirla en exceso para compensar esta resistencia, pero acaba agotándose con el tiempo, lo que da lugar a una producción insuficiente. Esta forma de diabetes se desarrolla lentamente y sus síntomas pueden pasar desapercibidos durante varios años, lo que explica que muchas personas no sepan que la padecen hasta que surgen complicaciones. Estas complicaciones pueden ser graves, desde enfermedades cardiovasculares hasta daños renales, nerviosos y oculares. Aunque el tratamiento de la diabetes de tipo 2 puede incluir medicación y, a veces, insulina, el pilar del control son los cambios en el estilo de vida, como una dieta equilibrada, ejercicio regular y pérdida de peso.

La diabetes gestacional se produce específicamente durante el embarazo. Se diagnostica cuando se detectan niveles anormalmente altos de azúcar en sangre en una mujer embarazada, aunque nunca antes haya padecido diabetes. Este tipo de diabetes está relacionado con los cambios hormonales del embarazo, que pueden hacer que el organismo se vuelva temporalmente resistente a la insulina. Aunque la diabetes gestacional suele desaparecer tras el parto, representa un riesgo para la salud de la madre y el bebé durante el embarazo y puede provocar complicaciones como macrosomía (bebé grande), parto prematuro o problemas de salud neonatales. Además, las mujeres que han desarrollado diabetes gestacional tienen un mayor riesgo de desarrollar diabetes de tipo 2 más adelante. Por este motivo, durante el embarazo puede instaurarse un seguimiento cuidadoso, una dieta equilibrada y, si es necesario, un tratamiento con insulina o antidiabéticos orales.

Así pues, aunque la diabetes es una enfermedad con un denominador común -la hiperglucemia-, sus distintos tipos se basan en diversos mecanismos subyacentes. Cada uno requiere su propio tratamiento específico, ya sea la administración de insulina en el caso de la diabetes de tipo 1, modificaciones del estilo de vida en el caso de la diabetes de tipo 2, o un seguimiento cuidadoso durante el embarazo en el caso de la diabetes gestacional. Esta diversidad de formas de diabetes subraya la necesidad de que los cuidadores conozcan a fondo la enfermedad para responder mejor a las necesidades específicas de cada paciente.

○ Fisiopatología de la diabetes: mecanismos y disfunciones

La fisiopatología de la diabetes se basa en una serie de mecanismos complejos que alteran el equilibrio normal del metabolismo de la glucosa en el organismo. Tanto en la diabetes de tipo 1 como en la de tipo 2 o la diabetes gestacional, el factor común es la incapacidad de regular correctamente los niveles de azúcar en sangre, debido a un mal funcionamiento en la producción o el uso de la insulina. Esta hormona, producida por las células beta del páncreas, desempeña un papel fundamental en la homeostasis glucémica, ya que permite a las células absorber la glucosa para utilizarla como energía o almacenarla en forma de glucógeno en el hígado. Cuando se produce un defecto en este mecanismo, aparece la hiperglucemia, que provoca desequilibrios metabólicos con graves consecuencias.

La fisiopatología de la **diabetes de tipo 1** se basa principalmente en un proceso autoinmune. El sistema inmunitario, que se supone que protege al organismo contra infecciones e intrusos extraños, ataca por error las células beta del páncreas, responsables de la producción de insulina. Esta destrucción progresiva de las células pancreáticas conduce a un descenso de la producción de insulina, hasta que no hay insulina en absoluto. Sin insulina, las células del organismo no pueden absorber la glucosa de la sangre, lo que provoca una acumulación de azúcar en el torrente sanguíneo. Privadas de su principal fuente de energía, las células desencadenan una serie de respuestas compensatorias, como la descomposición de grasas y proteínas para generar energía. Sin embargo, esta descomposición excesiva produce cuerpos cetónicos, sustancias tóxicas que pueden provocar una complicación grave denominada cetoacidosis diabética, una urgencia médica que requiere tratamiento inmediato. Si no se trata, la cetoacidosis puede conducir al coma e incluso a la muerte. La diabetes de tipo 1 se manifiesta como una hiperglucemia crónica acompañada de síntomas como sed excesiva, poliuria (micción frecuente y abundante), pérdida de peso involuntaria y fatiga intensa. Este tipo de diabetes requiere una ingesta diaria de insulina exógena para mantener el control glucémico.

La fisiopatología de la diabetes de tipo 2 se caracteriza por dos mecanismos principales: la resistencia a la insulina y la insuficiencia pancreática relativa. La resistencia a la insulina se produce cuando las células de los músculos, el hígado y el tejido adiposo se vuelven menos sensibles a la acción de la insulina, lo que significa que ya no absorben eficazmente la glucosa de la sangre. El páncreas intenta compensar esta resistencia produciendo más insulina, pero con el tiempo esta sobreproducción agota las células beta, que ya no son capaces de mantener niveles suficientes de insulina. Este desequilibrio entre la necesidad de insulina y la capacidad de producirla conduce a una hiperglucemia progresiva. El mecanismo exacto de la resistencia a la insulina sigue siendo poco conocido, pero en él influyen en gran medida factores como la obesidad, en particular la acumulación de grasa visceral, que libera sustancias inflamatorias que alteran el metabolismo de la glucosa. En este contexto, el hígado desempeña un papel fundamental, ya que en caso de resistencia a la insulina, sigue liberando glucosa en la sangre incluso en ayunas, lo que agrava aún más la hiperglucemia. La diabetes de tipo 2 se desarrolla lentamente, a menudo de forma asintomática al principio, pero a largo plazo puede provocar complicaciones graves, sobre todo en los sistemas cardiovascular, renal, nervioso y ocular, si no se mantienen bajo control los niveles de azúcar en sangre.

La diabetes gestacional, aunque temporal, tiene una fisiopatología similar a la diabetes de tipo 2, pero se desencadena por los cambios hormonales que se producen durante el embarazo. Las hormonas producidas por la placenta, como el lactógeno placentario y el cortisol, interfieren con la acción de la insulina, induciendo una resistencia periférica a la insulina. En respuesta, el páncreas materno debe aumentar su producción de insulina para mantener los niveles de azúcar en sangre dentro de los límites normales. Sin embargo, en algunas mujeres, el páncreas es incapaz de compensar este aumento de la resistencia, lo que provoca hiperglucemia. La diabetes gestacional es un importante factor de riesgo para la salud del feto y de la madre, ya que puede provocar complicaciones como un peso excesivo al nacer, un parto prematuro y una futura predisposición a la diabetes de tipo 2 tanto en la madre como en el hijo.

La característica central de los tres tipos de diabetes es la desregulación de la insulina, ya sea por deficiencia absoluta, como en la diabetes de tipo 1, o por producción insuficiente en relación con la demanda, como en la resistencia a la insulina en la diabetes de tipo 2 y gestacional. A largo plazo, la hiperglucemia crónica provoca lesiones microvasculares y macrovasculares, dañando los pequeños vasos sanguíneos de los riñones, los ojos y los nervios, así como las grandes arterias del corazón, lo que aumenta el riesgo de enfermedades cardiovasculares. Por tanto, el tratamiento eficaz de la diabetes se basa en un control constante de los niveles de azúcar en sangre, la administración de tratamientos adecuados y cambios en el estilo de vida para regular mejor la producción y el uso de insulina, con el fin de prevenir estas complicaciones a largo plazo.

◦   Prevalencia y factores de riesgo
La prevalencia de la diabetes ha aumentado drásticamente en las últimas décadas, convirtiéndose en uno de los problemas de salud pública más acuciantes del mundo. En la actualidad, cientos de millones de personas padecen esta enfermedad, una cifra que sigue aumentando como consecuencia de los cambios en el estilo de vida, el envejecimiento de la población y la creciente urbanización. Las estadísticas muestran que la diabetes de tipo 2 es con mucho la forma más común, representando alrededor del

90% de los casos de diabetes, mientras que la diabetes de tipo 1 y la diabetes gestacional afectan a poblaciones más específicas. Esta explosión del número de casos ha suscitado un mayor interés por conocer no sólo la enfermedad en sí, sino también los factores de riesgo que contribuyen a su desarrollo.

Aún no se conocen bien los **factores de riesgo de la diabetes de tipo 1,** pero se sabe que son principalmente de origen genético y autoinmune. Los individuos con antecedentes familiares de diabetes tipo 1 tienen un mayor riesgo de desarrollar la enfermedad, aunque también puede aparecer en ausencia de una predisposición familiar directa. También se sospecha que factores ambientales, como las infecciones víricas, desencadenan la reacción autoinmune que destruye las células beta del páncreas, responsables de la producción de insulina. Sin embargo, es importante señalar que, a diferencia de la diabetes de tipo 2, los hábitos de vida apenas influyen en la aparición de la diabetes de tipo 1.

En cambio, en el caso de **la diabetes de tipo 2**, los factores de riesgo están bien documentados y son en gran medida modificables. El principal factor de riesgo es **la obesidad**, en particular la acumulación de grasa visceral alrededor del abdomen. Este tipo de grasa es especialmente perjudicial porque libera sustancias inflamatorias que alteran la respuesta de las células a la insulina, favoreciendo así la resistencia a ésta. El sedentarismo también es un factor de riesgo importante: la falta de actividad física regular reduce la capacidad de los músculos para utilizar la glucosa sanguínea, lo que agrava la hiperglucemia. La alimentación desempeña un papel crucial, sobre todo el consumo excesivo de azúcares refinados y grasas saturadas, que desequilibra el metabolismo de la glucosa y aumenta el riesgo de sobrepeso. Otros factores, como el **envejecimiento**, también aumentan la probabilidad de desarrollar diabetes de tipo 2, debido a la disminución progresiva de la sensibilidad a la insulina y de la capacidad del páncreas para producir insulina con la edad.

Los antecedentes familiares y la **genética** también influyen en el riesgo de diabetes tipo 2. Tener un familiar cercano con diabetes duplica las probabilidades de desarrollar la enfermedad, lo que sugiere una predisposición genética a la resistencia a la insulina. Sin embargo, es importante destacar que esta predisposición genética suele interactuar con factores relacionados con el estilo de vida. Una persona genéticamente de riesgo puede no desarrollar nunca diabetes si adopta un estilo de vida saludable, mientras que otra sin antecedentes familiares puede convertirse en diabética si combina unos hábitos alimentarios desequilibrados con una actividad física insuficiente.

La diabetes gestacional, por su parte, tiene factores de riesgo específicos, aunque algunos se solapan con los de la diabetes de tipo 2. Las mujeres con sobrepeso antes o durante el embarazo tienen más riesgo de desarrollar diabetes gestacional. La **edad de** la madre también es un factor importante, ya que las embarazadas mayores de 35 años tienen más probabilidades de padecer esta forma de diabetes. Los antecedentes de diabetes gestacional en embarazos anteriores, así como el nacimiento de un bebé macrosómico (que pese más de 4 kg), también aumentan las probabilidades de recurrencia en embarazos posteriores. Los factores étnicos también influyen: determinadas poblaciones, como las mujeres del sur de Asia, África o el Caribe, están más predispuestas a desarrollar diabetes gestacional.

Las desigualdades sociales y geográficas también aumentan la prevalencia de la diabetes, sobre todo la de tipo 2. En muchas partes del mundo, las personas que viven en zonas urbanas, que suelen estar expuestas a una dieta industrializada rica en azúcares y grasas, y que tienen un acceso limitado a la actividad física, son más vulnerables. Además, las personas con un estatus socioeconómico bajo suelen correr un mayor riesgo debido a dietas de peor calidad, falta de acceso a la atención sanitaria preventiva y mayor exposición al estrés crónico, que altera los mecanismos metabólicos.

Los factores étnicos también influyen en la prevalencia de la diabetes. Algunas comunidades tienen un mayor riesgo de desarrollar diabetes de tipo 2. Por ejemplo, las personas de origen africano, hispano, nativo americano y asiático tienen una prevalencia de diabetes mucho mayor que los caucásicos. Estas disparidades étnicas pueden explicarse tanto por factores genéticos como por determinantes sociales de la salud, en particular el acceso a la atención sanitaria y las condiciones de vida.

La tendencia mundial de la diabetes también es alarmante. Los estilos de vida modernos, caracterizados por el sedentarismo y una dieta hipercalórica, han convertido la diabetes en una auténtica epidemia silenciosa. La rápida urbanización de los países en vías de desarrollo, combinada con la occidentalización de los hábitos alimentarios, ha contribuido significativamente al aumento de los casos de diabetes. Al mismo tiempo, el aumento de la esperanza de vida hace que cada vez más personas lleguen a una edad en la que el riesgo de desarrollar diabetes aumenta de forma natural.

- **Subparte 2: Complicaciones de la diabetes**
  ○ Hiperglucemia e hipoglucemia: signos y riesgos

La hiperglucemia y la hipoglucemia son dos desequilibrios importantes en el metabolismo de la glucosa que son frecuentes en las personas con diabetes. Estas variaciones de los niveles de azúcar en sangre, ya sean demasiado altas (hiperglucemia) o demasiado bajas (hipoglucemia), requieren una atención especial, ya que pueden provocar complicaciones graves a corto y largo plazo si no se controlan adecuadamente. Estas dos afecciones, aunque diferentes, reflejan un defecto en la regulación de la glucosa, una cuestión central en el control de la diabetes.

La hiperglucemia, definida como un nivel de glucosa en sangre superior al normal (generalmente por encima de 1,26 g/L en ayunas), es consecuencia directa de la falta o ineficacia de la insulina, que impide que la glucosa entre en las células. En las personas diabéticas, la hiperglucemia puede producirse por varias razones: una dieta demasiado rica en hidratos de carbono, una dosis insuficiente de insulina, estrés emocional o físico, o una infección. Los síntomas de la hiperglucemia no siempre son evidentes de inmediato, sobre todo cuando se desarrolla gradualmente, pero hay ciertas señales de alarma. Por ejemplo, **sed intensa** (polidipsia), **micción frecuente** (poliuria), **cansancio inusual**, **visión borrosa** y, a veces, **pérdida de peso involuntaria**.

Si no se controla, la hiperglucemia puede provocar complicaciones graves. A corto plazo, la hiperglucemia prolongada puede provocar **cetosis**, en la que el organismo, al carecer de glucosa disponible en las células, empieza a descomponer la grasa para obtener energía. Este proceso produce cuerpos cetónicos, sustancias ácidas que se acumulan en la sangre. Cuando la cetosis alcanza niveles peligrosos, puede convertirse en **cetoacidosis diabética**, una emergencia médica grave. Esta complicación se manifiesta con náuseas, vómitos, dolor abdominal, respiración acelerada, aliento con olor a acetona y, en casos extremos, pérdida del conocimiento. Si no se trata rápidamente, la cetoacidosis puede ser mortal.

A largo plazo, los episodios repetidos o mal controlados de hiperglucemia aumentan el riesgo de complicaciones crónicas. Entre ellas se encuentran **las enfermedades cardiovasculares**, como la hipertensión, el infarto de miocardio y el ictus, así como las lesiones de los pequeños vasos sanguíneos, que provocan daños en los ojos (retinopatía), los riñones (nefropatía) y los nervios (neuropatía). Estas complicaciones son el resultado de la agresión continua que el exceso de glucosa impone a las paredes de los vasos sanguíneos, provocando inflamación y endurecimiento progresivo de las arterias. Así pues, controlar la hiperglucemia no sólo es importante para evitar los síntomas inmediatos, sino también para prevenir estas graves complicaciones a largo plazo.

Por el contrario, la **hipoglucemia** se produce cuando los niveles de azúcar en sangre descienden por debajo de 0,7 g/L, una situación igual de preocupante. A diferencia de la hiperglucemia, que suele desarrollarse lentamente, la hipoglucemia puede aparecer de repente, y sus efectos se dejan sentir con rapidez. Generalmente está causada por un exceso de insulina, una dosis demasiado alta de medicamentos antidiabéticos o un desajuste entre la actividad física y la ingesta de alimentos. En los diabéticos tratados con insulina o determinados medicamentos, como las sulfonamidas hipoglucemiantes, la hipoglucemia representa un riesgo permanente si la dosis de tratamiento no se ajusta en función de la ingesta de glucosa.

Las señales de alarma de la hipoglucemia suelen ser más inmediatas que las de la hiperglucemia. Como el cerebro es especialmente sensible a los niveles bajos de glucosa, los primeros síntomas son **temblores, sudoración excesiva, palpitaciones, hambre intensa, cansancio repentino, dolores de cabeza** y **dificultad para concentrarse.** Si estos síntomas no se corrigen rápidamente, la hipoglucemia puede evolucionar hacia signos más graves, como **confusión mental, dificultad para hablar, dificultad para coordinar los movimientos** e incluso **convulsiones.** En casos extremos, la hipoglucemia grave puede conducir al **coma** y ser potencialmente mortal.

La hipoglucemia debe tratarse inmediatamente. En caso de síntomas leves o moderados, es aconsejable consumir rápidamente una fuente de azúcar de absorción rápida, como zumo de fruta, caramelos o solución de glucosa. Si los síntomas son más graves, puede ser necesaria una inyección de glucagón, una hormona que aumenta los niveles de glucosa en sangre. Esta situación pone de relieve la importancia de que los diabéticos lleven siempre consigo tentempiés dulces y, si están en tratamiento con insulina, conozcan las señales de alarma para poder reaccionar con rapidez.

El principal riesgo de la hipoglucemia es que se produzca por la noche, durante el sueño, cuando los síntomas pueden pasar desapercibidos. Esto puede provocar trastornos del sueño, pesadillas o despertarse sudando, pero en algunos casos la hipoglucemia nocturna puede ser tan grave que provoque la pérdida del conocimiento. Por eso es esencial que los pacientes aprendan a ajustar sus dosis de medicación en función de su actividad física y su dieta, y que adapten siempre su tratamiento a sus necesidades diarias.

- ○ Complicaciones a corto y largo plazo: neuropatía, nefropatía, retinopatía

La diabetes, si no se controla adecuadamente, puede dar lugar a complicaciones graves que afectan a diversos órganos y sistemas del cuerpo. Estas complicaciones se desarrollan como resultado del daño causado por la hiperglucemia crónica, que erosiona progresivamente los vasos sanguíneos y los nervios. Tres de las complicaciones más frecuentes y devastadoras en los pacientes diabéticos son la neuropatía, la nefropatía y la retinopatía. Cada una de estas afecciones afecta a órganos vitales y puede repercutir tanto en la calidad como en la esperanza de vida de los pacientes.

La neuropatía **diabética** es una de las complicaciones más frecuentes y afecta a casi el 50% de los diabéticos en algún momento de su vida. Daña los nervios, sobre todo los periféricos, que transmiten señales entre el cerebro, la médula espinal y distintas partes del cuerpo. Cuando los niveles de azúcar en sangre son constantemente altos, los nervios resultan dañados por la rotura de los pequeños vasos sanguíneos que les suministran oxígeno y nutrientes. Esto conduce a un daño nervioso progresivo.

La neuropatía diabética puede adoptar varias formas, pero la más común es la **neuropatía periférica**, que afecta principalmente a los nervios de los pies y las manos. Los síntomas son **entumecimiento, hormigueo, dolor** y **pérdida de sensibilidad** en las extremidades. Esta pérdida de sensibilidad es especialmente peligrosa en los pies, ya que aumenta el riesgo de lesiones e infecciones, a menudo no detectadas por el paciente.

Un simple roce o un corte que pasa desapercibido pueden infectarse y, si no se tratan, derivar en **úlceras** o **infecciones graves**. En los casos más graves, estas infecciones pueden llevar a la **amputación**.

Otra forma de neuropatía es **la neuropatía autonómica**, que afecta a los nervios que controlan funciones corporales involuntarias como la digestión, la sudoración o los latidos del corazón. Puede provocar problemas digestivos (estreñimiento, diarrea), problemas de regulación de la tensión arterial e incluso disfunción cardiaca. Los pacientes que padecen neuropatía autonómica también pueden perder la capacidad de sentir los síntomas clásicos de la hipoglucemia, como temblores o palpitaciones, lo que complica aún más el control de su diabetes.

La nefropatía diabética, o daño renal, es otra complicación formidable. Los riñones, responsables de filtrar la sangre y eliminar los productos de desecho a través de la orina, son especialmente vulnerables a los efectos de la hiperglucemia prolongada. Esta afección daña los pequeños vasos sanguíneos de los riñones, llamados glomérulos, alterando su función de filtración. Gradualmente, los riñones pierden su capacidad de eliminar adecuadamente los productos de desecho y el exceso de líquidos del organismo, lo que conduce a la **insuficiencia renal**.

La nefropatía diabética suele evolucionar en varias fases. En las primeras fases, empiezan a aparecer **proteínas** (principalmente albúmina) en la orina, lo que indica daños en los filtros renales. Este fenómeno se conoce como **microalbuminuria** y es un signo de alerta precoz. A medida que la enfermedad renal progresa, aumenta la cantidad de proteínas en la orina, lo que indica un deterioro continuo de la función renal. Sin intervención, este deterioro puede progresar a **insuficiencia renal crónica**, una enfermedad en la que los riñones ya no son capaces de funcionar con normalidad y que a menudo requiere **diálisis** o un **trasplante de riñón para** sobrevivir. La nefropatía diabética es una de las principales causas de insuficiencia renal terminal en todo el mundo, lo que subraya la importancia crucial del control glucémico en los pacientes diabéticos.

La retinopatía diabética, por su parte, afecta a los ojos y es una de las principales causas de **ceguera** en adultos con diabetes. Se produce cuando la hiperglucemia crónica daña los pequeños vasos sanguíneos de la retina, la fina capa de tejido de la parte posterior del ojo que capta la luz y envía señales visuales al cerebro. Los vasos sanguíneos debilitados de la retina pueden tener fugas, provocando **hemorragias** o una **acumulación de líquido** en la retina, lo que afecta a la visión. Esta fase inicial se denomina **retinopatía no proliferativa** y a menudo puede ser asintomática.

Si la retinopatía progresa, puede convertirse en una forma más grave, la **retinopatía proliferativa**, en la que se desarrollan nuevos vasos sanguíneos anormales en la superficie de la retina. Estos vasos son muy frágiles y pueden sangrar en el cuerpo vítreo (la sustancia gelatinosa que rellena el ojo), provocando visión borrosa o manchas oscuras. Estos nuevos vasos también pueden provocar un **desprendimiento de retina**, una urgencia médica que puede conducir a la ceguera permanente si no se trata rápidamente. **El edema macular**, una inflamación de la mácula (la parte central de la retina responsable de la visión fina), es otra complicación frecuente, que causa visión central borrosa y afecta a la capacidad de leer, conducir o reconocer caras.

Para prevenir o ralentizar la progresión de la retinopatía diabética, es esencial un control estricto de los niveles de azúcar en sangre y exámenes oftalmológicos periódicos. Tratamientos como **la fotocoagulación con láser**, que sella los vasos sanguíneos permeables, o las inyecciones intraoculares de fármacos anti-VEGF pueden ayudar a estabilizar la enfermedad, pero no pueden restaurar la visión perdida.

○   Pie diabético: cuidados y prevención

El **pie diabético** es una de las complicaciones más temidas de la diabetes, por sus consecuencias potencialmente graves, que pueden llegar hasta la amputación. Esta afección es el resultado de dos mecanismos principales ligados a la diabetes: **la neuropatía periférica** y **la arteriopatía**. Juntos, estos factores crean un caldo de cultivo para heridas e infecciones que, si no se tratan rápida y correctamente, pueden convertirse en úlceras y gangrena. Por ello, el cuidado y la prevención del pie diabético son prioridades absolutas en el tratamiento de las personas con diabetes, ya que una vigilancia constante puede reducir considerablemente el riesgo de complicaciones.

El pie diabético se desarrolla principalmente como consecuencia de una **neuropatía periférica**. Esto reduce la sensibilidad de los pies, de modo que los pacientes ya no pueden sentir el dolor, la presión o lesiones menores como ampollas o cortes. En ausencia de sensibilidad, estas lesiones pueden pasar desapercibidas durante algún tiempo y empeorar sin que el paciente se dé cuenta. Al mismo tiempo, la **menor circulación sanguínea** causada por la arteriopatía diabética -una reducción del flujo sanguíneo debida a daños en los vasos sanguíneos- ralentiza la cicatrización de las heridas. Con un aporte sanguíneo deficiente, los tejidos del pie reciben menos oxígeno y nutrientes, lo que hace más lenta la reparación de las heridas y deja los pies más vulnerables a las infecciones.

Estos dos factores, combinados, explican por qué pequeñas lesiones, como una rozadura mal curada o un corte, pueden degenerar rápidamente en **úlceras diabéticas**, heridas abiertas difíciles de curar. Si no se tratan, estas úlceras pueden infectarse y provocar **gangrena** (necrosis tisular) que, en los casos más graves, puede requerir la **amputación** parcial o total del pie para evitar que la infección se extienda. Las infecciones también pueden extenderse a los huesos (osteomielitis), lo que añade otra compleja dimensión a los cuidados necesarios.

Para evitar llegar a estos extremos, **la prevención del** pie diabético debe ser un pilar central del tratamiento de la diabetes. Esto empieza con la **vigilancia diaria de** los pies. Se aconseja a las personas con diabetes que se inspeccionen los pies todos los días en busca de llagas, ampollas, enrojecimiento, hinchazón o cualquier anomalía. Debido a la pérdida de sensibilidad, los pacientes pueden no sentir una herida, por lo que esta inspección visual es crucial. También es aconsejable revisar los espacios entre los dedos y las plantas de los pies, donde pueden desarrollarse infecciones sin ser detectadas. Si a los pacientes les resulta difícil inspeccionarse ellos mismos los pies, pueden recurrir a un familiar o a un profesional sanitario.

Otro aspecto fundamental de la prevención es llevar **un calzado adecuado**. Los pacientes diabéticos deben evitar los zapatos que rozan, demasiado estrechos o demasiado anchos, ya que esta presión repetida en determinadas zonas de los pies puede causar ampollas o callosidades. Los zapatos deben ajustarse bien, ser cómodos y, si es posible, estar diseñados específicamente para personas con diabetes, para minimizar el riesgo de rozaduras. También es importante llevar **calcetines adecuados**, evitando los que aprietan demasiado alrededor de los tobillos y podrían impedir la circulación sanguínea.

La higiene de los pies también es esencial. Las personas con diabetes deben lavarse los pies a diario con agua tibia (no caliente para evitar quemaduras, debido a la menor sensibilidad) y un jabón suave, y después secarlos con cuidado, prestando especial atención a los espacios entre los dedos para evitar la humedad que podría favorecer el desarrollo de hongos. Tras el lavado, es aconsejable hidratar los pies con una crema adecuada, ya que la piel seca es más propensa a las grietas, que pueden convertirse en puntos de entrada de infecciones. Sin embargo, evite aplicar la crema entre los dedos de los pies, ya que el exceso de humedad en esta zona también puede provocar infecciones por hongos.

Además del autocuidado, son muy recomendables las **visitas periódicas** a un podólogo. Los podólogos pueden identificar los primeros signos de complicaciones, como callosidades o uñas encarnadas, y tratarlos antes de que se conviertan en problemas más graves. También pueden ayudar a ajustar el calzado o prescribir órtesis (plantillas ortopédicas) para distribuir mejor la presión en los pies y evitar puntos de fricción excesivos. Además, los pacientes de alto riesgo -aquellos con antecedentes de úlceras, neuropatía avanzada o enfermedad arterial grave- deben someterse a un seguimiento podológico más frecuente para prevenir recidivas.

En caso de herida, el **tratamiento rápido** es crucial. En cuanto se detecta una herida, aunque sea leve, hay que limpiarla y desinfectarla, y consultar a un profesional sanitario para que evalúe su gravedad e inicie el tratamiento. Las heridas deben vigilarse cuidadosamente para garantizar que cicatricen correctamente y no se infecten. Si se desarrolla una úlcera, suele ser necesario un tratamiento intensivo, que incluye apósitos especializados y a veces antibióticos. En algunos casos, un tratamiento más avanzado puede incluir **cirugía** para eliminar el tejido infectado o muerto (desbridamiento) y favorecer la cicatrización.

No hay que subestimar la importancia de la **prevención del pie diabético**, ya que puede evitar complicaciones incapacitantes e incluso amputaciones. Se trata de educar a los pacientes, que deben ser plenamente conscientes de los riesgos y de lo que pueden hacer para proteger sus pies. El papel de los profesionales sanitarios, en particular podólogos, enfermeras y auxiliares sanitarios, es crucial para ayudar a los pacientes ofreciéndoles consejos, vigilando regularmente el estado de sus pies e interviniendo rápidamente al menor signo de alarma.

- **Parte 3: El impacto de la diabetes en la calidad de vida**
  - Consecuencias físicas, psicológicas y sociales

Como enfermedad crónica, la diabetes tiene profundas repercusiones en la vida de los afectados, no sólo físicas, sino también psicológicas y sociales. Estas consecuencias suelen estar interconectadas y pueden afectar significativamente a la calidad de vida, por lo que requieren un tratamiento integral que va mucho más allá del simple control de los niveles de azúcar en sangre. Todos los aspectos de la vida de un paciente diabético pueden verse afectados, creando retos diarios que requieren atención y apoyo constantes.

Las **consecuencias físicas** de la diabetes suelen ser las más obvias y directas. Controlar los niveles de azúcar en sangre es una batalla diaria, que requiere ajustes constantes de la dieta, la actividad física y el tratamiento. La enfermedad puede causar síntomas físicos agotadores, como fatiga crónica, sed excesiva, visión borrosa y problemas de cicatrización. Pero más allá de estos síntomas inmediatos, las complicaciones a largo plazo de la diabetes, como la neuropatía, la retinopatía y la nefropatía, pueden dañar gravemente la salud. Estas complicaciones, causadas por una hiperglucemia mal controlada, aumentan el riesgo de amputación, ceguera, insuficiencia renal y enfermedades cardiovasculares. A medida que la enfermedad avanza, algunos pacientes pueden perder la movilidad o la independencia, lo que dificulta las actividades cotidianas. Además, la diabetes suele afectar a la función sexual, provocando disfunción eréctil en los hombres o disminución de la libido, lo que puede repercutir en las relaciones íntimas.

Psicológicamente, la diabetes ejerce una presión constante sobre los pacientes. El mero hecho de tener que controlar los niveles de azúcar en sangre, planificar cuidadosamente las comidas y ajustar los tratamientos puede ser una fuente constante de estrés. El miedo a la hipoglucemia, que puede producirse en cualquier momento, sobre todo por la noche, provoca una **ansiedad** que se acumula con el tiempo. Muchos pacientes diabéticos también viven con sentimientos de **culpa**, sobre todo en la diabetes de tipo 2, ya que a veces se percibe que la enfermedad está relacionada con un estilo de vida inadecuado. Este sentimiento de culpa puede llevarles a dudar de su capacidad para controlar bien su enfermedad, lo que se suma a su estrés diario. La diabetes también se asocia a un mayor riesgo de **depresión**. La gestión continua y repetida de la enfermedad, las complicaciones físicas y la sensación de no poder despreocuparse nunca conducen a una fatiga emocional que puede derivar en depresión. Los pacientes suelen sentirse aislados o incomprendidos, lo que alimenta esta sensación de agotamiento mental.

Las consecuencias psicológicas también pueden incluir el **rechazo a aceptar la enfermedad**, y algunos pacientes evitan seguir las recomendaciones médicas por negación o desesperación. Este fenómeno, conocido como "síndrome del diabético quemado", hace que los pacientes renuncien a controlar su enfermedad, un comportamiento peligroso que conduce inevitablemente a un deterioro de su salud. Por tanto, el apoyo psicológico es crucial para ayudar a estos pacientes a encontrar su equilibrio mental y retomar su tratamiento.

Las **repercusiones sociales** de la diabetes son igual de importantes, ya que la enfermedad exige constantes ajustes en la vida social del paciente. Salir a comer o asistir a actos familiares o sociales puede convertirse en una fuente de estrés o incomodidad. Las personas con diabetes a menudo tienen que explicar su enfermedad o rechazar ciertos alimentos, lo que puede aislarlas socialmente o hacer que la interacción social resulte incómoda. Esta constante restricción de la elección de alimentos y la necesidad de controlar constantemente los niveles de azúcar en sangre, incluso en ocasiones festivas, puede conducir a una forma de **estigmatización**. Algunos pacientes se sienten juzgados por quienes les rodean, sobre todo en lo que se refiere a su dieta, lo que alimenta la presión social que puede hacer que se sientan aún más ansiosos por asistir a comidas o fiestas. Esta **restricción de la libertad** en momentos que suelen ser sinónimo de relajación y placer puede provocar sentimientos de frustración y aislamiento social.

En el lugar de trabajo, la diabetes también puede tener un impacto significativo. Las limitaciones asociadas a los horarios de las comidas, la administración de inyecciones de insulina o el control de los niveles de glucosa en sangre pueden **dificultar la adaptación** en el trabajo. Algunos pacientes pueden tener dificultades para seguir un ritmo de trabajo intenso o imprevisible, sobre todo si sufren complicaciones relacionadas con la diabetes. Esta presión puede provocar **una disminución del rendimiento laboral** e incluso **ausencias repetidas** por complicaciones u hospitalización. En algunos casos, los pacientes diabéticos pueden incluso sufrir discriminación cuando tienen que explicar sus necesidades médicas o solicitar adaptaciones en el trabajo.

No hay que subestimar el impacto de la diabetes en **la dinámica familiar**. Vivir con un paciente diabético puede ser una fuente de estrés para los familiares, que pueden tener que adaptar sus propios estilos de vida para apoyar al paciente. La preocupación por el riesgo de complicaciones agudas, como una hipoglucemia grave, también puede pesar mucho sobre los familiares. A menudo, los familiares tienen que compaginar su papel de apoyo con sus propias preocupaciones, lo que puede generar tensiones y agotamiento moral en el círculo familiar.

○   Retos cotidianos para los pacientes

Los pacientes diabéticos se enfrentan a una serie de retos diarios que requieren una atención constante y una disciplina rigurosa. Vivir con esta enfermedad crónica significa aprender a gestionar aspectos complejos de la vida cotidiana, a menudo invisibles para quienes no padecen la afección. Cada día se convierte en un acto de equilibrio, en el que el control de la glucemia, la dieta, la actividad física y la medicación deben ajustarse meticulosamente para mantener un estado de salud estable.

Uno de los primeros retos diarios para los pacientes es el **control continuo de los niveles de azúcar en sangre**. Para muchas personas, esto significa pincharse el dedo varias veces al día para medir sus niveles de azúcar en sangre. Aunque esta rutina se convierte rápidamente en automática, no deja de ser restrictiva. El estrés de no tener los niveles de azúcar en sangre dentro del intervalo objetivo puede pesar mucho en la mente de un paciente. Cada variación, ya sea demasiado alta (hiperglucemia) o demasiado baja (hipoglucemia), requiere una reacción inmediata: ajustar una dosis de insulina, consumir carbohidratos adicionales o cambiar los planes de alimentación para el resto del día. Esta gestión instantánea crea una presión mental permanente, ya que cada decisión afecta directamente al estado de salud del paciente.

Otro reto importante es **controlar la dieta**. Para un diabético, cada comida requiere una planificación detallada. No se trata sólo de comer para saciar el hambre, sino de elegir los alimentos en función de su índice glucémico, su contenido en carbohidratos y su impacto en los niveles de azúcar en sangre. Las comidas deben ser equilibradas, a menudo divididas en pequeñas porciones repartidas a lo largo del día para evitar variaciones bruscas de los niveles de azúcar en sangre. Esta planificación alimentaria puede resultar tediosa, sobre todo en contextos sociales, donde las comidas en familia, en restaurantes o en actos festivos no siempre se adaptan a las necesidades específicas de los pacientes diabéticos. Rechazar platos o tener que explicar constantemente la propia situación puede provocar sentimientos de frustración y aislamiento. Este control constante de la ingesta de alimentos transforma una actividad cotidiana que suele ser sencilla y agradable para los demás en una fuente de estrés y cálculos constantes.

Tomar la medicación también es un reto importante, sobre todo para los pacientes que reciben insulina. Las inyecciones diarias de insulina o el manejo de una bomba de insulina requieren una gran vigilancia. No basta con administrar la dosis prescrita: hay que ajustarla para tener en cuenta la actividad física planificada, las comidas, el estrés o incluso otras enfermedades, como un resfriado, que pueden afectar a los niveles de azúcar en sangre. Los pacientes deben aprender a adaptar su tratamiento de forma autónoma, un proceso que requiere una formación rigurosa y una gran observación de su propio cuerpo. Esta gestión autónoma puede generar ansiedad, ya que los errores de dosificación pueden provocar una hipoglucemia peligrosa o una hiperglucemia persistente, con sus propias complicaciones.

El control de la actividad física es otro aspecto crucial de la vida diaria de los pacientes diabéticos. El ejercicio ayuda a mejorar la sensibilidad a la insulina y a estabilizar los niveles de azúcar en sangre, pero también requiere una planificación meticulosa. Los pacientes deben controlar sus niveles de azúcar en sangre antes, durante y después del ejercicio para evitar bajadas bruscas de azúcar. Así, una actividad tan sencilla como salir a correr o montar en bicicleta requiere una previsión constante: ¿hay que ajustar la dosis de insulina antes de empezar? ¿Es necesario tomar un tentempié de hidratos de carbono antes del ejercicio para evitar una hipoglucemia? Esta preparación transforma cada actividad física en una tarea que nunca puede ser espontánea. El paciente debe estar siempre preparado para interrumpir su actividad para comprobar su nivel de azúcar en sangre o para consumir una fuente de glucosa en caso de descenso repentino.

Junto a estas limitaciones fisiológicas, los pacientes también deben gestionar la **carga emocional** de la diabetes. La enfermedad impone un estado permanente de hipervigilancia, en el que cada gesto cotidiano se calcula meticulosamente para evitar complicaciones. Esta atención constante al cuerpo y sus reacciones puede generar **estrés crónico**. La ansiedad asociada al control de la diabetes, el miedo a futuras complicaciones y la perspectiva de tener que estar siempre "bajo control" pueden afectar a la salud mental de los pacientes. Pueden sentirse abrumados por la responsabilidad de mantener sus niveles de azúcar en sangre dentro de unos límites seguros, sobre todo cuando saben que cualquier incumplimiento podría tener consecuencias a largo plazo. Esta carga mental puede conducir a una forma de **agotamiento**, en la que los pacientes se sienten exhaustos por la gestión diaria de su enfermedad e incluso pueden abandonar temporalmente su tratamiento, poniendo en riesgo su salud.

Por último, están los retos **sociales** a los que se enfrentan los pacientes diabéticos. La diabetes, aunque omnipresente en la sociedad moderna, suele ser mal entendida. Las personas con diabetes pueden verse obligadas a explicar sus necesidades, justificar sus elecciones dietéticas o enfrentarse a las reacciones, a veces mal informadas, de quienes les rodean. Esta sensación de ser diferente, de tener que dar explicaciones constantemente o de tener que adaptar la vida social a la enfermedad, puede llevar a un cierto **aislamiento**. Los pacientes pueden sentirse incómodos hablando de su enfermedad, saliendo de su rutina o participando en eventos, por miedo a perder el control de sus niveles de azúcar en sangre o encontrarse en una situación incómoda.

Capítulo 2

El auxiliar sanitario: Una pieza clave en el control de la diabetes

- **Subparte 1 : El papel del asistente en el equipo multidisciplinar**
  - ○ Trabajar con enfermeras, médicos y dietistas

La colaboración entre auxiliares asistenciales, enfermeras, médicos y dietistas es esencial en el cuidado global de los pacientes diabéticos. Este trabajo en equipo multidisciplinar se basa en una comunicación fluida, un intercambio constante de información y una coordinación precisa para garantizar un seguimiento personalizado adaptado a las necesidades de cada paciente. El tratamiento de la diabetes, que es una enfermedad crónica compleja, requiere un enfoque holístico en el que cada profesional sanitario desempeña un papel específico y complementario, y el asistente sanitario ocupa un lugar central en este proceso.

Ante todo, la **colaboración con el personal de enfermería** es un pilar fundamental del trabajo en el departamento de diabetes. El auxiliar de enfermería trabaja a menudo en tándem con la enfermera, participando activamente en el cuidado diario de los pacientes. Esta estrecha relación de trabajo significa que las tareas se reparten, lo que hace que el departamento funcione mejor. Por ejemplo, el auxiliar de enfermería puede controlar las constantes vitales, como la glucemia capilar, e informar inmediatamente de cualquier anomalía a la enfermera, que ajustará el tratamiento en consecuencia. Esta vigilancia es aún más importante en las salas donde las fluctuaciones de la glucemia pueden ser rápidas y requerir una intervención inmediata, como la administración de insulina o glucagón en caso de hipoglucemia grave.

El auxiliar de enfermería es también un eslabón esencial en el apoyo que la enfermera presta a los pacientes. Al encargarse de determinados aspectos de los cuidados, como ayudar en la higiene, preparar a los pacientes para las exploraciones o acompañarlos durante las comidas, el auxiliar permite a la enfermera concentrarse en tareas más técnicas, como gestionar las infusiones o ajustar los tratamientos. Este reparto de funciones es vital para asegurar una atención integral al paciente, garantizando que cada profesional pueda intervenir en el momento oportuno con las competencias específicas requeridas.

Al mismo tiempo, la **colaboración con los médicos** es igual de importante. Los médicos, sobre todo los diabetólogos, son los responsables de tomar las decisiones clínicas sobre el tratamiento y el seguimiento de los pacientes. Hacen diagnósticos, prescriben medicación y definen objetivos terapéuticos. Sin embargo, el auxiliar de enfermería desempeña un papel crucial observando diariamente el estado general del paciente y sus reacciones al tratamiento, y comunicando esta información a los médicos. Por ejemplo, si un paciente muestra signos precoces de complicaciones, como una infección en el pie o síntomas de neuropatía, la atenta observación del cuidador puede transmitir esta información al médico. De este modo, se puede iniciar rápidamente el tratamiento adecuado y evitar que empeore el estado del paciente. Este papel de intermediario, basado en la proximidad diaria con el paciente, convierte al auxiliar de enfermería en una valiosa fuente de información para el médico, que le ofrece una visión en tiempo real de la evolución de la enfermedad.

La colaboración con los dietistas es otro aspecto crucial en el cuidado de los pacientes diabéticos. El tratamiento de la diabetes se basa en gran medida en una dieta equilibrada, y aquí es donde el papel del dietista es fundamental. Los dietistas elaboran planes nutricionales personalizados basados en las necesidades específicas de los pacientes, teniendo en cuenta su tipo de diabetes, tratamiento, estilo de vida y preferencias alimentarias. Sin embargo, para garantizar que estas recomendaciones se siguen eficazmente, los auxiliares de enfermería suelen prestar apoyo directo en el día a día. Se aseguran de que las comidas servidas correspondan a las recomendaciones dietéticas y animan a los pacientes a seguir las instrucciones dietéticas. Por ejemplo, en una planta de hospital, el cuidador puede desempeñar un papel clave para garantizar que el paciente consuma las raciones recomendadas y evitar excesos o errores dietéticos.

Además, los auxiliares de enfermería ayudan a los pacientes a aprender los fundamentos de una dieta adaptada a la diabetes. Al estar en contacto diario con los pacientes, pueden responder a sus preguntas más sencillas, recordarles la importancia de una distribución equilibrada de los hidratos de carbono a lo largo del día o ayudarles a ajustar sus comidas en función de sus resultados de glucemia. Este apoyo constante garantiza la continuidad de la educación terapéutica, refuerza el papel del dietista y anima a los pacientes a gestionar su dieta de forma independiente.

En este trabajo en equipo, la **escucha y la comunicación** son esenciales para que todo el personal asistencial trabaje de forma coherente. El auxiliar de enfermería actúa como interfaz entre los distintos profesionales, transmitiendo fielmente las observaciones, preguntas o preocupaciones de los pacientes a los enfermeros, médicos o dietistas. Esta transmisión de información es vital para ajustar los tratamientos, prevenir complicaciones y garantizar que los cuidados prestados se ajustan a las necesidades reales de los pacientes. Las reuniones de equipo, las sesiones informativas periódicas y los intercambios informales entre cuidadores contribuyen a mantener un alto nivel de coordinación, en el que el cuidador tiene una voz importante, ya que a menudo es quien tiene el contacto más directo con el paciente.

Por último, es importante subrayar que esta colaboración va más allá de la simple asistencia técnica. Al trabajar en estrecha colaboración con los pacientes, los auxiliares sanitarios también contribuyen a su **bienestar emocional**. La interacción regular con los pacientes les permite detectar signos de desánimo, estrés o depresión, a menudo relacionados con el complejo tratamiento de la diabetes. Al comentar estos aspectos psicológicos con el equipo sanitario, el auxiliar de enfermería ayuda a adaptar el enfoque terapéutico global, proporcionando apoyo moral u ofreciendo consultas con psicólogos si es necesario.

o Funciones complementarias: apoyo y cuidados básicos

En un servicio de diabetes, las funciones complementarias de los distintos miembros del equipo sanitario son esenciales para garantizar que los pacientes reciban una atención integral y eficaz. Cada profesional -ya sea auxiliar asistencial, enfermero, médico o dietista- aporta conocimientos y habilidades específicos que se complementan y refuerzan mutuamente. Esta colaboración no sólo satisface las necesidades médicas del paciente, sino que también le proporciona el apoyo físico, emocional y educativo que necesita para gestionar su enfermedad con mayor eficacia. El auxiliar asistencial desempeña un papel clave en esta dinámica, proporcionando cuidados básicos así como un apoyo esencial en el día a día, creando un vínculo vital entre los pacientes y el equipo asistencial.

Las funciones complementarias comienzan con una clara división de responsabilidades. El auxiliar de enfermería, por ejemplo, se concentra en los cuidados básicos, que incluyen la higiene, el confort y la asistencia en las tareas cotidianas. Puede parecer sencillo, pero estos cuidados son esenciales para el bienestar de los pacientes, sobre todo de los que sufren complicaciones de la diabetes, como neuropatía o retinopatía, que pueden haber perdido parte de su independencia. El cuidador ayuda a los pacientes a lavarse, vestirse, desplazarse y comer, cosas que pueden parecer rutinarias pero que son esenciales para su calidad de vida. Esta proximidad permite al cuidador establecer una relación de confianza con el paciente, observarle de cerca y detectar rápidamente cualquier signo de deterioro de su estado, como una infección incipiente o signos de infelicidad.

El **apoyo emocional** del cuidador al paciente también es vital. Vivir con diabetes puede ser un reto psicológico, sobre todo cuando la enfermedad conlleva restricciones dietéticas, dolor crónico o complicaciones graves. Gracias a su contacto diario con los pacientes, los cuidadores suelen convertirse en una persona de confianza para ellos. Hablando con ellos, escuchando sus preocupaciones y ofreciéndoles ánimos, el cuidador desempeña una función de apoyo moral que es tan importante como los cuidados físicos. Este apoyo es especialmente necesario para los pacientes que experimentan periodos de desánimo o frustración ante las constantes exigencias del control de la diabetes. La simple presencia benevolente del cuidador puede tener un efecto positivo en el estado de ánimo del paciente, ayudándole a superar las dificultades y a mantenerse motivado en su cuidado.

Al mismo tiempo, **las enfermeras** aportan conocimientos más técnicos, centrándose en aspectos como la gestión de la medicación, la administración de insulina y el control de parámetros vitales como los niveles de azúcar en sangre. El auxiliar de enfermería apoya esta dimensión controlando al paciente y realizando tareas complementarias. Por ejemplo, después de ayudar a un paciente a medir su nivel de azúcar en sangre, el cuidador puede informar de los resultados a la enfermera, lo que permite a esta última ajustar rápidamente el tratamiento si es necesario. Esta interacción continua garantiza que todos los miembros del equipo conozcan el estado del paciente y puedan responder rápidamente en caso necesario.

Los médicos, por su parte, definen el marco general del tratamiento y los objetivos terapéuticos, en función de las complicaciones y necesidades específicas del paciente. Para ello se basan en las observaciones y los informes proporcionados por todo el equipo, incluidos los auxiliares de enfermería. Al estar en contacto directo con el paciente, el auxiliar de enfermería proporciona información valiosa sobre el estado diario del paciente, ya sea su nivel de confort, su apetito o su capacidad para seguir las recomendaciones dietéticas. Estos datos permiten a los médicos adaptar los tratamientos de forma más precisa e individualizada. La complementariedad entre el auxiliar de enfermería y el médico radica en esta comunicación fluida: el auxiliar de enfermería observa, el médico interpreta y ajusta en consecuencia los protocolos de cuidados.

La **dimensión educativa del** trabajo en diabetología también pone de relieve la complementariedad de funciones. El dietista, por ejemplo, desempeña un papel crucial en la educación de los pacientes sobre la importancia de una dieta equilibrada adaptada a su enfermedad. El auxiliar de enfermería apoya este proceso de aprendizaje asegurándose de que los pacientes entienden y aplican estos consejos en su vida diaria. Al asistir a las comidas, el cuidador puede recordar a los pacientes las recomendaciones del dietista, ayudarles a elegir los alimentos adecuados y asegurarse de que no cometan errores involuntarios que puedan afectar negativamente a su control glucémico. Esto refuerza el impacto de las intervenciones del dietista y ayuda a garantizar una mejor adherencia a las dietas recomendadas.

La prevención de complicaciones es otro ámbito en el que las funciones complementarias son cruciales. Gracias a su presencia constante, los auxiliares sanitarios pueden detectar signos precoces de complicaciones de la diabetes, como infecciones de los pies, signos de retinopatía o problemas de cicatrización de heridas. Al alertar al enfermero o al médico de estos problemas en una fase temprana, éste puede tomar medidas inmediatas para evitar que empeore el estado del paciente. Por ejemplo, en el caso de los pies diabéticos, el auxiliar de enfermería puede inspeccionar periódicamente los pies de los pacientes para detectar enrojecimientos, llagas o ampollas, antes de que se conviertan en úlceras. Esta vigilancia diaria es esencial para prevenir complicaciones graves que de otro modo podrían pasar desapercibidas.

La complementariedad de funciones se basa, por tanto, en una **estrecha colaboración** y una comunicación constante entre todos los miembros del equipo. Cada profesional tiene un área específica de especialización, pero estas funciones se solapan y se refuerzan mutuamente, formando un enfoque coherente e integrado de los cuidados. Al centrarse en los cuidados básicos y el apoyo diario, el auxiliar de enfermería es un eslabón esencial de esta cadena. Su labor no sólo garantiza el bienestar inmediato del paciente, sino que también proporciona un seguimiento continuo que respalda todas las intervenciones médicas, de enfermería y dietéticas.

- **Subsección 2: Competencias técnicas específicas de la diabetología**
  - ○ Monitorización de los niveles de glucosa en sangre capilar: técnica e importancia de la precisión

La monitorización de la glucemia capilar es una parte fundamental del tratamiento de la diabetes, ya que permite controlar los niveles de glucosa en sangre en tiempo real y ajustar el tratamiento en consecuencia. Esta técnica aparentemente sencilla desempeña un papel crucial en la prevención de complicaciones agudas como la hiperglucemia y la hipoglucemia, y proporciona una imagen precisa del estado metabólico del paciente a lo largo del día. Una medición precisa es esencial, ya que cada resultado de glucemia influye directamente en las decisiones terapéuticas, ya se trate de administrar insulina, modificar la dieta o recomendar un ajuste de la actividad física.

La **técnica para controlar los niveles de glucosa en sangre capilar** se basa en un procedimiento sencillo, pero que requiere precisión y rigor para garantizar unos resultados fiables. Se extrae una pequeña gota de sangre de la yema del dedo mediante un dispositivo de punción y, a continuación, se utiliza un medidor de glucosa para medir instantáneamente el nivel de glucosa en esta gota de sangre capilar. Antes de llevar a cabo este procedimiento, es importante que el paciente o el asistente sanitario se aseguren de que el equipo está limpio y en buen estado de funcionamiento. La elección de la lanceta también es importante, ya que un modelo adecuado puede reducir las molestias, sobre todo para los pacientes que tienen que realizar este procedimiento varias veces al día.

Uno de los pasos esenciales de esta técnica es **lavarse bien las manos** antes de medir. Los restos de alimentos o sustancias en los dedos, incluso en cantidades muy pequeñas, pueden distorsionar los resultados. Además, es aconsejable no apretar demasiado el dedo para sacar la sangre, ya que esto puede diluir la gota con líquido intersticial, lo que daría lugar a una medición inexacta. Es preferible dejar que la sangre drene de forma natural tras una suave presión. Cada paso, por sencillo que sea, contribuye a la precisión de la medición.

La precisión de los resultados obtenidos mediante la medición capilar es de **vital importancia**, ya que determina todo el manejo terapéutico de la diabetes. Un resultado incorrecto podría llevar al paciente o al equipo sanitario a tomar decisiones inadecuadas, con consecuencias potencialmente graves. Por ejemplo, una falsa hiperglucemia podría conducir a inyecciones innecesarias de insulina, con la consiguiente hipoglucemia grave. A la inversa, subestimar los niveles de glucosa en sangre en caso de hiperglucemia podría retrasar la intervención necesaria, aumentando el riesgo de complicaciones a corto plazo como la cetoacidosis diabética, una emergencia médica. Por eso siempre es importante garantizar la exactitud de las mediciones, asegurándose de que se siguen los protocolos y calibrando periódicamente el glucómetro.

La monitorización de la glucemia capilar también permite conocer mejor las **fluctuaciones de la glucemia** a lo largo del día, en función de las comidas, la actividad física o el estrés. Para los pacientes diabéticos, especialmente los que reciben tratamiento con insulina, esta monitorización es esencial para ajustar las dosis de insulina y evitar variaciones excesivas de los niveles de azúcar en sangre. Cuando se encarga de esta tarea, el auxiliar de enfermería no sólo debe realizar la medición correctamente, sino también saber interpretar los resultados para poder alertar rápidamente a la enfermera o al médico en caso necesario.

Además de realizar ajustes inmediatos, el control periódico de la glucemia capilar permite establecer el **perfil de glucemia** de un paciente, una especie de mapa de su metabolismo a lo largo de varios días o semanas. Esto permite a los médicos ajustar los tratamientos a largo plazo. Por ejemplo, si detectan hiperglucemias frecuentes después de las comidas o hipoglucemias nocturnas recurrentes, pueden modificar las dosis de insulina o reorganizar los horarios de las comidas y las inyecciones. Sin un seguimiento periódico y preciso, estos ajustes serían mucho más difíciles de realizar, y el riesgo de complicaciones a largo plazo, como lesiones renales, nerviosas u oculares, aumentaría considerablemente.

Para los pacientes, la **dimensión educativa** del control de la glucemia capilar es igual de importante. Aprender a medir los niveles de glucosa en sangre de forma independiente les permite hacerse cargo de su propia salud. El asistente sanitario desempeña aquí un papel clave, guiando a los pacientes en el dominio de la técnica, explicándoles la importancia de los resultados y ayudándoles a interpretar las fluctuaciones de la glucemia en su vida cotidiana. Esta autonomía permite a los pacientes comprender mejor los efectos de su dieta, actividad física y tratamiento en sus niveles de azúcar en sangre, animándoles a adaptar su estilo de vida en consecuencia.

Sin embargo, a pesar de su utilidad, la repetición diaria de las mediciones puede convertirse en una **fuente de estrés** y cansancio para algunos pacientes, especialmente para aquellos que tienen que comprobar sus niveles de azúcar en sangre varias veces al día. Trabajando en estrecha colaboración con los pacientes, los auxiliares sanitarios pueden proporcionarles apoyo moral, ayudándoles a integrar esta tarea en su rutina con mayor serenidad y asegurándose de que no se desanimen por el carácter repetitivo de estas tareas. Además, los avances tecnológicos, como los monitores continuos de glucosa, ofrecen soluciones menos restrictivas para algunos pacientes, pero estos dispositivos también requieren una curva de aprendizaje que el asistente sanitario puede facilitar.

○ Administración de insulina y otros fármacos: control de los efectos secundarios

La administración de insulina y otros fármacos antidiabéticos es un componente esencial del tratamiento de la diabetes, sobre todo para los pacientes con diabetes de tipo 1 y los de tipo 2 que requieren un control más estricto de sus niveles de azúcar en sangre. Esta gestión terapéutica, aunque habitual, requiere un seguimiento cuidadoso, tanto para garantizar la eficacia del tratamiento como para prevenir y gestionar los posibles efectos secundarios. Cada inyección de insulina o toma de medicación conlleva una serie de responsabilidades y precauciones por parte de los cuidadores, en particular los auxiliares de enfermería, que desempeñan un papel de ayuda crucial en este proceso.

La administración de insulina suele ser una rutina diaria para los pacientes diabéticos, especialmente los de tipo 1, que dependen totalmente de esta hormona para regular sus niveles de azúcar en sangre. La insulina debe inyectarse bajo la piel (normalmente en el abdomen, los muslos o los brazos) utilizando una jeringuilla, una pluma inyectora o una bomba de insulina. La precisión en la técnica de inyección es crucial, ya que un error en la dosis, el lugar o la técnica puede afectar a la eficacia del tratamiento y exponer al paciente al riesgo de complicaciones.

El auxiliar de enfermería puede participar en el acompañamiento de los pacientes durante la inyección, recordándoles los gestos correctos para administrar correctamente la insulina. Esto incluye la **rotación de los puntos de inyección** para evitar complicaciones como la **lipodistrofia**, una alteración del tejido graso subcutáneo causada por inyecciones repetidas en el mismo lugar. Alternar los sitios preserva la integridad de la piel y garantiza una absorción óptima de la insulina.

Un aspecto clave de la administración de insulina es la **vigilancia de las dosis**. Las necesidades de insulina varían en función de las comidas, la actividad física, el estrés y el estado general de salud del paciente. Por lo tanto, es fundamental adaptar las dosis a estos factores para evitar desequilibrios de la glucemia. Un exceso de insulina puede provocar **una hipoglucemia**, mientras que una dosis demasiado baja puede dejar al paciente con una hiperglucemia prolongada. Al estar lo más cerca posible del paciente, el asistente sanitario puede vigilar los signos de desequilibrio glucémico y alertar al equipo médico si es necesario ajustar el tratamiento.

Además de la insulina, muchos pacientes diabéticos, sobre todo los de tipo 2, toman **medicamentos orales** como **metforminas**, **sulfonamidas hipoglucemiantes** o inhibidores de SGLT2 y DPP-4. Cada clase de fármacos actúa de forma diferente para controlar los niveles de azúcar en sangre: algunos mejoran la sensibilidad a la insulina, otros estimulan la secreción de insulina o aumentan la eliminación de glucosa por los riñones. Sin embargo, estos fármacos también pueden tener **efectos secundarios** que hay que vigilar.

La metformina, por ejemplo, es uno de los fármacos más recetados para el tratamiento de la diabetes de tipo 2. Actúa reduciendo la producción de glucosa por el hígado y mejorando la absorción de glucosa por los músculos. Actúa reduciendo la producción de glucosa por el hígado y mejorando su absorción por los músculos. Aunque en general se tolera bien, la metformina puede provocar **efectos secundarios gastrointestinales** como náuseas, diarrea y distensión abdominal, sobre todo al principio del tratamiento. En raras ocasiones, puede provocar **acidosis láctica**, una complicación grave caracterizada por la acumulación de ácido láctico en la sangre, que requiere atención médica inmediata. Los cuidadores deben estar atentos a la aparición de estos síntomas y asegurarse de que los pacientes informan de cualquier malestar persistente, para poder ajustar el tratamiento si es necesario.

Las sulfonamidas hipoglucemiantes, otra clase de fármacos, actúan estimulando la secreción de insulina por el páncreas. Su principal efecto secundario es la hipoglucemia, que puede producirse cuando la dosis de medicación no se corresponde con la ingesta de alimentos o la actividad física del paciente. El personal de enfermería desempeña un papel esencial en la prevención de la hipoglucemia, vigilando la aparición de signos precoces como sudoración, temblores, hambre o dificultad para concentrarse. En caso de sospecha de hipoglucemia, deben intervenir rápidamente administrando una fuente de azúcar rápida (como zumo de frutas o comprimidos de glucosa) e informar a la enfermera para que realice el tratamiento médico adecuado.

Los inhibidores de SGLT2, relativamente recientes, actúan aumentando la eliminación de glucosa a través de la orina. Aunque son muy eficaces para reducir los niveles de azúcar en sangre, pueden aumentar el riesgo de **infecciones urinarias** e **infecciones genitales por hongos**, debido al exceso de azúcar en las vías urinarias. Los cuidadores deben estar atentos a la aparición de síntomas como dolor al orinar, enrojecimiento o picor, e informar rápidamente al equipo asistencial para poder tratarlos adecuadamente. Además, estos medicamentos pueden provocar **deshidratación**, debido al aumento de la diuresis, por lo que debe animarse a los pacientes a beber suficiente agua para compensar esta pérdida de líquidos.

Los inhibidores de la DPP-4, que aumentan la secreción de insulina en respuesta a las comidas, suelen tolerarse bien, pero pueden causar **dolor abdominal** y, en casos raros, reacciones alérgicas graves como el **angioedema**. Una vez más, el cuidador, al estar atento a las reacciones del paciente, puede desempeñar un papel clave en la detección precoz de estos efectos indeseables y en la derivación del paciente para que reciba tratamiento médico.

La vigilancia de los efectos secundarios es, por tanto, un aspecto central del papel del cuidador en la administración de insulina y otros fármacos antidiabéticos. Los pacientes diabéticos, especialmente los que toman varios medicamentos, son propensos a desarrollar efectos secundarios que pueden pasar desapercibidos sin una vigilancia constante. Además de escuchar las quejas de los pacientes, los auxiliares sanitarios deben ser proactivos a la hora de observar cambios sutiles en su estado de salud, ya sean signos de hipoglucemia, molestias gastrointestinales o síntomas de infección.

○ Monitorización de los parámetros vitales: interpretación y seguimiento de las anomalías

La monitorización de los parámetros vitales es un aspecto fundamental del tratamiento de los pacientes diabéticos, ya que permite detectar precozmente signos de desequilibrio metabólico o complicaciones graves. Esta monitorización no se limita a una simple medición puntual, sino que requiere una interpretación detallada y un seguimiento periódico para identificar anomalías que puedan indicar un riesgo para la salud del paciente. Los auxiliares sanitarios, en colaboración con enfermeros y médicos, desempeñan un papel clave en este proceso al garantizar la vigilancia diaria, sobre todo en los servicios de diabetes, donde la estabilidad de los parámetros vitales es esencial para mantener un buen control de la enfermedad.

Los **parámetros vitales** que más se controlan en los pacientes diabéticos son la glucemia, la tensión arterial, la frecuencia cardiaca, la temperatura corporal y la frecuencia respiratoria. Estos indicadores no sólo son marcadores del estado general de salud del paciente, sino también señales de alerta temprana de complicaciones agudas o crónicas de la diabetes.

La glucemia, por supuesto, es un parámetro clave. Además de los análisis capilares periódicos que los pacientes se realizan ellos mismos o que supervisa el equipo sanitario, el control de la glucemia ayuda a prevenir episodios de hiperglucemia o hipoglucemia. Estos dos extremos pueden tener consecuencias inmediatas y graves si no se detectan a tiempo. Unos niveles de azúcar en sangre excesivamente altos (hiperglucemia) durante un periodo prolongado pueden provocar **cetoacidosis diabética** en pacientes de tipo 1, o **síndrome hiperosmolar** en pacientes de tipo 2, complicaciones que requieren una intervención médica urgente. Por el contrario, un nivel bajo de azúcar en sangre (hipoglucemia), que puede producirse como resultado de un exceso de insulina o una ingesta insuficiente de hidratos de carbono, puede provocar pérdida de conciencia, convulsiones e incluso coma. Los cuidadores deben saber interpretar estos resultados de glucemia y, sobre todo, detectar los signos físicos asociados, como confusión, sudoración excesiva o temblores, para intervenir rápidamente y evitar consecuencias graves.

La tensión arterial es otro parámetro vital especialmente importante en los pacientes diabéticos. Éstos corren un mayor riesgo de desarrollar **hipertensión**, una enfermedad que aumenta considerablemente el riesgo de complicaciones cardiovasculares como el infarto de miocardio o el ictus. El control periódico de la tensión arterial garantiza la eficacia de los tratamientos antihipertensivos prescritos y evita subidas incontroladas de la tensión, que podrían empeorar el estado de salud del paciente. En caso de tensión arterial anormalmente alta, los cuidadores deben estar atentos a los síntomas asociados, como dolores de cabeza, mareos o visión borrosa, que pueden indicar una urgencia hipertensiva que requiera intervención médica inmediata.

Por otra parte, la **hipotensión** (tensión arterial demasiado baja) puede darse en algunos pacientes diabéticos, sobre todo en casos de deshidratación o efectos secundarios de la medicación. Esta bajada de tensión, que a veces está relacionada con un descenso excesivo de los niveles de azúcar en sangre o con medicamentos que actúan regulando la tensión arterial, puede provocar desmayos o caídas, sobre todo en las personas mayores. Por tanto, los cuidadores deben vigilar de cerca cualquier cambio en la presión arterial del paciente e informar de cualquier anomalía persistente a la enfermera o al médico para poder ajustar el tratamiento.

La frecuencia cardiaca también es un parámetro que debe controlarse rigurosamente en los pacientes diabéticos. **La taquicardia** (frecuencia cardiaca elevada) puede ser un signo de hiperglucemia grave, estrés o infección, mientras que la **bradicardia** (frecuencia cardiaca baja) puede indicar efectos secundarios de los fármacos o complicaciones cardiacas. Los diabéticos tienen un mayor riesgo de sufrir enfermedades cardiovasculares, por lo que cualquier cambio significativo en la frecuencia cardiaca debe tomarse en serio. Al medir regularmente la frecuencia cardiaca, los cuidadores deben estar alerta ante la aparición de síntomas como dolor torácico, palpitaciones o falta de aire, que pueden indicar daño cardiaco o desequilibrio de la glucemia.

La temperatura corporal es otro parámetro a vigilar, ya que puede indicar la presencia de una infección. Los pacientes con diabetes son especialmente vulnerables a las infecciones debido al efecto de la hiperglucemia crónica sobre el sistema inmunitario y la cicatrización de las heridas. Un aumento de la temperatura (fiebre) puede ser el primer signo de una infección en los pies, en las vías urinarias o en las vías respiratorias, todas ellas más frecuentes en las personas con diabetes. Mediante el control de la temperatura corporal del paciente, el auxiliar de enfermería puede detectar estas infecciones en una fase temprana e informar rápidamente de la anomalía para que pueda iniciarse el tratamiento antibiótico o los cuidados específicos.

Por último, **la frecuencia respiratoria** es un parámetro que se controla con menos frecuencia, pero que puede proporcionar indicaciones cruciales sobre el estado metabólico del paciente. Un aumento de la frecuencia respiratoria (taquipnea) puede ser un signo de **cetoacidosis diabética**, sobre todo si se asocia a una respiración profunda y rápida (respiración de Kussmaul), signo típico de compensación respiratoria de la acidosis metabólica. Esta situación es una urgencia médica y requiere tratamiento inmediato. Del mismo modo, una frecuencia respiratoria anormalmente baja puede estar asociada a una hipoglucemia grave o a una descompensación cardiovascular, y debe vigilarse cuidadosamente.

La monitorización de los parámetros vitales en los pacientes diabéticos no es una simple rutina: es un acto fundamental que ayuda a prevenir complicaciones, controlar la eficacia de los tratamientos y garantizar una atención adecuada en todo momento. El auxiliar de enfermería desempeña un papel esencial en este seguimiento, midiendo regularmente estos parámetros e interpretándolos cuidadosamente. Su estrecha relación con el paciente les permite detectar anomalías en una fase temprana, antes de que empeoren y pongan en peligro la vida del paciente. Al informar de estas anomalías a la enfermera o al médico, el auxiliar sanitario contribuye directamente a adaptar los tratamientos, prevenir las complicaciones y mejorar la calidad de vida de los pacientes diabéticos.

- **Subsección 3: Educación terapéutica y apoyo a los pacientes**
  - Participar en la educación del paciente: estilo de vida saludable, dieta, etc.

Participar en la educación del paciente es un aspecto fundamental del papel del cuidador de diabéticos. Además de la atención técnica, la educación terapéutica desempeña un papel crucial en la gestión diaria de la diabetes. Los pacientes necesitan comprender su enfermedad, aprender a ajustar su estilo de vida y asumir el control de su tratamiento para evitar complicaciones a largo plazo. Los cuidadores, que están en contacto directo con los pacientes, suelen ser los más indicados para transmitirles conocimientos prácticos sobre el estilo de vida y la dieta, dos elementos esenciales para controlar la diabetes.

Un **estilo de vida sano** es la piedra angular del control de la diabetes, ya que influye directamente en el control glucémico y en el estado general de salud del paciente. Para una persona con diabetes, no se trata sólo de tomar la medicación o administrarse insulina; hay que adaptar toda una serie de comportamientos cotidianos para mantener estables los niveles de azúcar en sangre y prevenir complicaciones. Los auxiliares sanitarios desempeñan un papel clave en esta educación, concienciando a los pacientes de la importancia de la actividad física, la gestión del estrés y el cumplimiento de las rutinas de cuidados.

La actividad física es una de las palancas más poderosas para mejorar la sensibilidad a la insulina y controlar los niveles de glucosa en sangre. Sin embargo, muchos pacientes diabéticos, sobre todo los que no han estado acostumbrados a una actividad regular, pueden ser reacios a incorporar el ejercicio a su rutina diaria, o no saben cómo empezar. El cuidador puede animarles a adoptar actividades físicas adaptadas a sus capacidades, como caminar, montar en bicicleta o nadar, explicándoles al mismo tiempo cómo estos esfuerzos físicos contribuyen a reducir los niveles de azúcar en sangre y a mejorar su bienestar general. Al asegurarse de que los pacientes comprenden la importancia de hacer ejercicio con regularidad, el cuidador les ayuda a incorporar hábitos sostenibles a su vida cotidiana.

La gestión del estrés es otro aspecto clave de una vida sana. El estrés crónico, que suele estar presente en pacientes con enfermedades crónicas como la diabetes, puede alterar la regulación de la glucemia al estimular la producción de cortisol, una hormona que eleva los niveles de azúcar en sangre. Los cuidadores pueden concienciar a los pacientes sobre los efectos del estrés en su salud y sugerirles estrategias sencillas para gestionarlo de forma más eficaz, como técnicas de relajación, meditación o respiración. Apoyándoles en este proceso, el asistente sanitario ayuda a los pacientes a reducir un factor que agrava la diabetes y a mejorar su calidad de vida.

La higiene personal también es esencial, sobre todo para prevenir las complicaciones relacionadas con la neuropatía y la mala cicatrización de las heridas. Los pacientes diabéticos deben tener especial cuidado con sus pies, ya que una pequeña herida, a menudo indolora debido a la neuropatía periférica, puede convertirse rápidamente en una úlcera o infección. Los cuidadores ayudan a educar a los pacientes mostrándoles cómo inspeccionarse los pies a diario, informándoles de la importancia de hidratar la piel con regularidad y enseñándoles qué deben evitar, como caminar descalzos o llevar calzado inadecuado. Siguiendo regularmente estas recomendaciones, el cuidador ayuda a prevenir complicaciones graves, como el pie diabético, que puede provocar amputaciones.

El otro aspecto central de la educación del paciente se refiere a **la dieta**, que es uno de los pilares del control de la diabetes. La dieta desempeña un papel directo en los niveles de azúcar en sangre, y los pacientes diabéticos tienen que aprender a ajustar su dieta para evitar subidas o bajadas repentinas de los niveles de azúcar en sangre. El auxiliar de enfermería interviene aquí para guiar a los pacientes en la comprensión de los principios básicos de una dieta adaptada a la diabetes.

Uno de los primeros puntos a tratar es **la gestión de los hidratos de carbono**. Contrariamente a la creencia popular, los pacientes diabéticos no tienen que eliminar completamente los carbohidratos de su dieta, pero sí tienen que aprender a comerlos de forma equilibrada y a repartir su ingesta a lo largo del día. El cuidador puede explicarles cómo calcular y distribuir los hidratos de carbono según las comidas, teniendo en cuenta los consejos del dietista. También puede enseñarles a elegir hidratos de carbono con un índice glucémico bajo, es decir, aquellos que el organismo absorbe más lentamente, como las verduras, las legumbres o los cereales integrales. Estos alimentos ayudan a evitar los picos bruscos de azúcar en sangre, al tiempo que aportan energía durante más tiempo.

El asistente sanitario también puede enseñar a los pacientes diabéticos a reconocer **las trampas alimentarias** habituales, como las bebidas azucaradas o los productos ultraprocesados, que suelen ser ricos en azúcares ocultos. Hablando con los pacientes sobre sus hábitos alimentarios y enseñándoles a leer las etiquetas nutricionales de los productos, el asistente sanitario les ayuda a tomar decisiones más informadas y a evitar errores dietéticos que podrían comprometer su control glucémico.

Además, el cuidador desempeña un papel de concienciación sobre la **importancia de las comidas regulares**. Los pacientes diabéticos suelen necesitar comer a horas regulares para evitar fluctuaciones en los niveles de azúcar en sangre, sobre todo si están en tratamiento con insulina o ciertos fármacos que aumentan el riesgo de hipoglucemia. El cuidador puede recordarles estas instrucciones, ayudarles a planificar sus comidas y animarles a tomar tentempiés adecuados para mantener estables sus niveles de azúcar en sangre a lo largo del día.

Por último, el auxiliar de enfermería también participa en la prestación de **apoyo psicológico** a los pacientes mientras se adaptan a esta nueva dieta. La diabetes suele imponer cambios dietéticos radicales que pueden resultar difíciles de aceptar para algunos pacientes, sobre todo para los que están acostumbrados a una dieta rica en azúcares o grasas saturadas. Escuchando y proporcionando apoyo diario, el asistente sanitario puede ayudar a los pacientes a superar las frustraciones y los sentimientos de privación que a veces acompañan a estos cambios. También puede recompensar los esfuerzos realizados por los pacientes para adaptar su dieta, reforzando así su motivación para seguir por este camino.

○ Apoyo moral y motivación de los pacientes para controlar su enfermedad

El apoyo moral y la motivación de los pacientes diabéticos son fundamentales para la gestión global de esta enfermedad crónica. Vivir con diabetes requiere no sólo una vigilancia médica constante, sino también una fortaleza mental y emocional constante para hacer frente a los retos diarios. Gracias a su estrecha relación con los pacientes y a su papel de acompañantes, los auxiliares sanitarios desempeñan un papel clave a la hora de proporcionar un apoyo moral esencial y mantener a los pacientes motivados para controlar su enfermedad. Este apoyo va mucho más allá de los gestos técnicos: se trata de crear una relación de confianza, escucha y aliento, para que los pacientes se sientan comprendidos, apoyados y capaces de superar las dificultades asociadas a su enfermedad.

El **apoyo moral** que puede prestar el cuidador empieza por una escucha activa y comprensiva. La diabetes, sobre todo cuando provoca complicaciones o restricciones importantes en el estilo de vida, puede ser una fuente de estrés, ansiedad e incluso desánimo. Muchos pacientes sienten la carga psicológica de controlar constantemente sus niveles de azúcar en sangre, controlar su dieta y tomar regularmente medicación o insulina. El asistente sanitario suele ser la primera persona a la que acuden los pacientes cuando expresan sus temores, frustraciones o cansancio ante estas limitaciones diarias. Al prestar un oído atento, validar las emociones de los pacientes y reafirmarles en su capacidad para gestionar su enfermedad, el cuidador desempeña un papel crucial en el alivio de esta carga emocional.

Este apoyo moral es especialmente importante para los pacientes a los que acaban de diagnosticar diabetes. El shock del diagnóstico puede ser intenso, y la idea de tener que gestionar una enfermedad crónica de por vida suele ser abrumadora. Los cuidadores pueden ayudar a los pacientes a superar esta fase inicial de ansiedad proporcionándoles información clara y accesible sobre la enfermedad, al tiempo que les aseguran que no están solos en esta batalla. Guiándoles paso a paso en la comprensión de su tratamiento y ofreciéndoles un apoyo constante, les ayuda a ganar confianza en sí mismos y a aprender a gestionar su diabetes a diario.

Motivar a los pacientes para que controlen bien su enfermedad es otro aspecto esencial de este apoyo. El control de la diabetes se basa en hábitos cotidianos que suelen ser repetitivos y restrictivos, y a largo plazo pueden conducir a la fatiga del diabético o incluso a su agotamiento. Algunos pacientes, ante los fracasos en el control de sus niveles de azúcar en sangre o las complicaciones inesperadas, pueden desanimarse y adoptar un enfoque laxo de su tratamiento, lo que empeora su estado. El auxiliar de enfermería, a través de su contacto regular con los pacientes, tiene la capacidad de mantener su motivación recompensando sus esfuerzos y recordándoles la importancia de la perseverancia.

Este apoyo motivacional adopta la forma de un estímulo positivo, incluso ante pequeños éxitos. Por ejemplo, cuando los pacientes consiguen estabilizar sus niveles de azúcar en sangre durante varios días, siguen las recomendaciones dietéticas o incorporan la actividad física a su rutina, el cuidador puede felicitarles por sus progresos, reforzando así su confianza en su capacidad para controlar la enfermedad. Este reconocimiento de los esfuerzos, por modestos que sean, es crucial para que el paciente se sienta valorado y animado a seguir en la buena dirección. Es importante recordar que la diabetes es una enfermedad que requiere un control constante, y el cuidador, con su actitud positiva y alentadora, ayuda a prevenir el agotamiento mental y emocional.

En situaciones más difíciles, cuando el paciente atraviesa fases de desmotivación o abandono, el auxiliar de enfermería puede desempeñar un papel de **estímulo moral**. Se trata de recordar al paciente la importancia de cada acción en la gestión de su enfermedad, sin dejar de ser empático con sus dificultades. En lugar de culpar o sermonear, el cuidador puede adoptar un enfoque comprensivo, hablando de los obstáculos que encuentra el paciente y trabajando juntos para encontrar soluciones realistas y adecuadas. Por ejemplo, si al paciente le resulta difícil seguir su dieta, el cuidador puede sugerir ajustes prácticos o proponer alternativas más fáciles de poner en práctica. Trabajando con el paciente para encontrar soluciones a medida, puede recuperar la sensación de control y autonomía.

El apoyo moral también incluye ayuda para controlar el **estrés** y **la ansiedad**, factores que a menudo empeoran el control de la diabetes. El estrés crónico puede alterar los niveles de azúcar en sangre y dificultar el cumplimiento de las rutinas de cuidado. Los cuidadores pueden introducir técnicas sencillas de control del estrés, como ejercicios de respiración, relajación y paseos regulares. También pueden animar a los pacientes a expresar y verbalizar sus preocupaciones, lo que en sí mismo puede tener un efecto calmante. Al ayudar a los pacientes a controlar su ansiedad, el cuidador les permite concentrarse mejor en la gestión de su diabetes y no dejarse abrumar por sus emociones.

Además, los cuidadores actúan a menudo como **mediadores** entre los pacientes y sus familias. El apoyo familiar es esencial para controlar la diabetes, pero también puede ser una fuente de tensiones, sobre todo si los familiares no comprenden bien la enfermedad o están demasiado preocupados. El cuidador puede contribuir a aclarar la situación, explicar los aspectos prácticos del tratamiento y facilitar las relaciones, ayudando a la familia a adoptar una actitud de apoyo sin imponer una presión adicional al paciente. Al facilitar la comunicación entre el paciente y su familia, el cuidador contribuye a crear un entorno más tranquilo y propicio para un control eficaz de la diabetes.

○ Tener en cuenta las necesidades individuales

Tener en cuenta las necesidades individuales es la base de un tratamiento eficaz y humano de la diabetes. Cada paciente es único, y aunque la enfermedad impone normas generales de gestión, como la monitorización de la glucemia, la dieta controlada y el ejercicio regular, las respuestas individuales a estos tratamientos pueden variar considerablemente. Así pues, para optimizar la calidad de la atención y garantizar una gestión sostenible de la enfermedad, es esencial adaptar los cuidados a las especificidades, preferencias y realidades de cada individuo. El auxiliar de enfermería desempeña un papel clave en este enfoque personalizado, escuchando las particularidades de cada paciente y ajustando sus cuidados para satisfacer sus necesidades individuales.

El primer paso para tener en cuenta las necesidades individuales es **escuchar atentamente** al paciente. Hablando con los pacientes de forma regular, el asistente sanitario puede comprender su estilo de vida, sus limitaciones personales y las dificultades que encuentran para controlar su diabetes. Algunos pacientes pueden tener rutinas bien establecidas, mientras que otros pueden encontrarse desestabilizados por las exigencias de la enfermedad. Por tanto, el cuidador debe adaptarse a estos diferentes perfiles proponiendo soluciones que se ajusten al ritmo de vida y a las capacidades de cada individuo. Por ejemplo, en el caso de un paciente anciano que vive solo, el cuidador puede proporcionarle un apoyo más regular para garantizar la administración de las dosis de insulina y el control correcto de los niveles de azúcar en sangre. En cambio, un paciente más joven e independiente puede necesitar simplemente consejos ocasionales para ajustar su dieta o su actividad física.

Las preferencias alimentarias también son un aspecto fundamental a tener en cuenta. Cada paciente tiene sus propios gustos, hábitos culinarios y, a veces, restricciones culturales o religiosas. En lugar de imponer dietas rígidas que podrían frustrar o desanimar a los pacientes, es importante adaptar el plan de comidas a sus preferencias, respetando al mismo tiempo las recomendaciones dietéticas para la diabetes. El cuidador puede actuar como mediador entre el dietista y el paciente, asegurándose de que los consejos dietéticos se apliquen de forma que reflejen la realidad del paciente, sin dejar de ser beneficiosos para el control de sus niveles de glucosa en sangre. Por ejemplo, si a un paciente le gusta especialmente un alimento rico en hidratos de carbono, el cuidador puede ayudarle a encontrar alternativas más sanas o a comerlo en porciones moderadas, en lugar de excluirlo por completo de su dieta.

La actividad física es otra área en la que las necesidades individuales varían mucho. Algunos pacientes son activos y pueden incorporar fácilmente el ejercicio regular a su rutina, mientras que otros, por limitaciones físicas, edad o complicaciones de la diabetes, necesitan adoptar un enfoque más moderado. Los cuidadores deben ser conscientes de estas diferencias y fomentar una actividad física adaptada a cada paciente. Para una persona con movilidad reducida, esto puede significar ejercicios suaves como estiramientos o caminar, mientras que a un paciente más joven se le puede animar a realizar actividades más extenuantes como correr o nadar. El objetivo es encontrar un equilibrio entre las capacidades físicas del paciente y las recomendaciones para mantener un control óptimo de la glucemia.

Otro aspecto clave a la hora de tener en cuenta las necesidades individuales tiene que ver con las **emociones y la psicología** del paciente. Cada persona reacciona de forma diferente ante la idea de vivir con una enfermedad crónica como la diabetes. Algunos pacientes aceptan rápidamente las exigencias de la enfermedad y se adaptan con rigor, mientras que otros pueden sentir un profundo desánimo o incluso negación ante esta nueva realidad. Los cuidadores deben ser capaces de reconocer estos estados emocionales y responder a las necesidades psicológicas de cada paciente. En el caso de los pacientes con trastornos emocionales, es importante adoptar un enfoque más suave, ayudándoles a aceptar la enfermedad y a dar los primeros pasos para recuperar el control de su salud. Esta consideración del estado mental y emocional del paciente es crucial, porque el control de la diabetes no es sólo una cuestión de cuidados físicos: también requiere resiliencia psicológica, que cada individuo desarrolla a su propio ritmo.

Las **necesidades familiares** del paciente también son una consideración importante. Algunos pacientes, sobre todo los que viven con su familia, pueden contar con un gran apoyo de sus seres queridos, mientras que otros, que viven solos, pueden sentirse aislados e impotentes a la hora de controlar su diabetes. Los cuidadores deben ajustar su enfoque para tener en cuenta esta realidad. En algunos casos, puede ser necesario incluir a la familia en la educación terapéutica, haciéndoles conscientes de las necesidades del paciente y explicándoles cómo proporcionar apoyo sin ser intrusivos. En otras situaciones, en el caso de pacientes que no disponen de una red de apoyo, el cuidador debe estar aún más presente y atento para que el paciente no se sienta abandonado en la gestión de su enfermedad.

Por último, tener en cuenta las necesidades individuales también significa adaptar **los cuidados en función de las complicaciones** de la diabetes que pueda sufrir el paciente. Un paciente con neuropatía, por ejemplo, necesitará una atención especial para evitar lesiones en los pies, mientras que un paciente con retinopatía requerirá una vigilancia más estrecha de su visión. Al observar de cerca la evolución de las complicaciones, los auxiliares asistenciales pueden adaptar los cuidados diarios para satisfacer las nuevas necesidades que vayan surgiendo. También pueden, gracias a su función de divulgación, detectar los primeros signos de deterioro y remitir al paciente a consultas especializadas antes de que la situación empeore.

Capítulo 3

Atención diaria en el servicio de diabetes

- **Subsección 1: Acogida y seguimiento de los pacientes diabéticos**
  - ∘ La importancia de una buena acogida: establecer una relación de confianza

No hay que subestimar la importancia de una buena acogida en un servicio sanitario, sobre todo en diabetes. Desde el primer contacto, la acogida que reciben los pacientes sienta las bases de una relación de confianza, esencial para una asistencia eficaz y atenta. Para los pacientes diabéticos, que tienen que hacer frente a una enfermedad crónica y a menudo compleja, sentirse escuchados, respetados y apoyados desde el primer momento es un factor decisivo para la adherencia a los cuidados y el éxito de su tratamiento. Al ser una de las primeras personas en entrar en contacto con el paciente, el asistente sanitario desempeña un papel clave en esta acogida, creando un ambiente tranquilizador y estableciendo una comunicación abierta y sincera.

Una **buena acogida** empieza por estar disponible y escuchar. Cuando los pacientes llegan a un servicio médico, pueden estar ansiosos o preocupados por su estado de salud, sobre todo si es la primera vez que reciben tratamiento para la diabetes. El auxiliar de enfermería, con su actitud atenta y su sonrisa, puede aliviar esta ansiedad y ofrecer un momento de consuelo. Tomarse el tiempo de saludar individualmente a cada paciente, preguntarle cómo se siente e invitarle a expresar sus necesidades o preocupaciones, ayuda a crear un vínculo inmediato de confianza. Este primer intercambio suele ser decisivo: demuestra al paciente que se le tiene en cuenta como persona, y no sólo como "caso médico".

La **comunicación clara** es también una parte crucial de la bienvenida. Los pacientes con diabetes, sobre todo los recién diagnosticados, suelen sentirse abrumados por la complejidad de la información médica. El asistente sanitario actúa como intermediario, explicando los procedimientos de forma sencilla y accesible, respondiendo a las preguntas del paciente y aclarando cualquier malentendido. Al asegurarse de que el paciente entiende lo que se le dice, el asistente sanitario ayuda a reducir el estrés asociado a lo desconocido y fomenta un mayor cumplimiento del tratamiento. Una comunicación transparente desde el principio ayuda a establecer un clima de confianza, en el que los pacientes se sienten seguros y capaces de hacer preguntas sin temor a ser juzgados.

La empatía es otro pilar de la buena acogida. Los pacientes diabéticos viven a menudo con frustraciones relacionadas con la gestión diaria de su enfermedad, las restricciones dietéticas o las complicaciones que pueden encontrar. Una acogida empática implica reconocer estas dificultades y validar las emociones del paciente. En lugar de minimizar sus preocupaciones o imponer soluciones prefabricadas, los cuidadores deben escuchar atentamente y demostrar que comprenden los retos a los que se enfrenta el paciente. Esta actitud empática refuerza el vínculo de confianza, ya que los pacientes sienten que se toman en serio sus preocupaciones y que se les apoya en su cuidado.

El respeto a la **individualidad** del paciente es también parte integrante de una buena acogida. Cada paciente llega con su propio historial, sus necesidades específicas y sus preferencias personales. Estando atento a estas particularidades, el auxiliar de enfermería puede adaptar su enfoque para que el paciente se sienta realmente atendido de forma personalizada. Por ejemplo, algunos pacientes pueden ser más reservados o tener dificultades para expresar sus preocupaciones. En estos casos, el cuidador debe ser paciente y respetuoso, creando un entorno que anime a hablar sin ser intrusivo. Por el contrario, otros pacientes pueden necesitar más detalles o tranquilidad antes de sentirse cómodos. Adaptar el estilo de comunicación y acogida a la personalidad del paciente es una muestra de respeto que contribuye a reforzar la relación de confianza.

Tener en cuenta el entorno familiar del paciente también puede influir en la calidad de la acogida. Cuando el paciente está acompañado por un familiar, el asistente sanitario puede incluir a esta persona en la conversación, asegurándose de que la información facilitada sea claramente comprendida por todos. El apoyo de los familiares suele ser un elemento clave en el tratamiento de la diabetes, e incluirlos desde el principio en el proceso asistencial puede contribuir a un mejor seguimiento en casa y a una sensación de seguridad para el paciente.

La importancia de una buena recepción también se refleja en la **creación de un entorno asistencial cálido y tranquilizador**. A veces, el entorno hospitalario puede parecer frío e impersonal, lo que puede aumentar la ansiedad del paciente. Aportando un toque cálido y humano a su acogida, los asistentes sanitarios pueden contrarrestar esta impresión. Esto puede hacerse con gestos sencillos: ofreciendo una sonrisa, dirigiéndose al paciente por su nombre o explicándole claramente lo que va a ocurrir durante la estancia o la consulta. Esta atención al detalle demuestra a los pacientes que son el centro de las preocupaciones del equipo sanitario, y no un caso más.

Una vez establecida esta **relación de confianza** gracias a una cálida acogida, los pacientes están más dispuestos a seguir las recomendaciones, hacer preguntas e implicarse plenamente en el control de su enfermedad. Esta confianza también favorece una comunicación más abierta: al sentirse respetados y escuchados, los pacientes son más propensos a compartir sus preocupaciones, dudas y dificultades en el control de su diabetes. Así se consigue una atención más eficaz, ya que los cuidadores pueden ajustar los tratamientos y los consejos en función de las realidades vividas por el paciente.

○   Evaluar las necesidades y el estado general del paciente al ingreso

La evaluación de las necesidades y el estado general de un paciente en el momento de su ingreso es una etapa crucial en la atención al paciente, especialmente en un servicio de diabetes. Esta evaluación inicial permite sentar las bases de un seguimiento personalizado, anticipar los cuidados necesarios e identificar las complicaciones o puntos débiles que pueda presentar el paciente. Para el auxiliar de enfermería, es un momento clave para la observación, el diálogo y la escucha activa, con el fin de recopilar información esencial que guiará los cuidados futuros. La evaluación en el momento del ingreso no se limita a recoger datos médicos, sino que también tiene en cuenta los aspectos psicológicos, sociales y emocionales del paciente, que desempeñan un papel fundamental en su atención global.

El primer paso en esta evaluación es conocer el **estado general de salud** del paciente. En el caso de un paciente diabético, esto significa comprobar su **equilibrio de azúcar en** sangre e identificar inmediatamente si su nivel de azúcar en sangre es demasiado alto (hiperglucemia) o demasiado bajo (hipoglucemia). Esta medición proporciona una primera indicación de la gravedad de la situación y permite actuar rápidamente en caso de desequilibrio. Además de esta medición inmediata, el asistente sanitario también debe hacer preguntas para saber cómo gestiona habitualmente el paciente su diabetes: ¿sigue una dieta adecuada? ¿Está tomando alguna medicación, como insulina o fármacos antidiabéticos? ¿Ha experimentado recientemente alguna dificultad para mantener sus niveles de azúcar en sangre dentro de los límites deseados? Esta conversación brinda la oportunidad de hacer balance de los hábitos del paciente e identificar cualquier necesidad de ajustar el tratamiento.

La observación física del paciente es otro aspecto clave de la evaluación. Los cuidadores deben prestar atención a una serie de signos visibles que pueden indicar complicaciones relacionadas con la diabetes. Por ejemplo, el estado de la piel, sobre todo en los pies, es un indicador crucial. Los pacientes diabéticos son vulnerables a infecciones y ulceraciones, sobre todo en las extremidades, debido a la neuropatía y los trastornos circulatorios. Inspeccionando cuidadosamente los pies del paciente, el cuidador puede detectar signos de heridas, ampollas o enrojecimiento, que podrían convertirse en úlceras si no se tratan rápidamente. También hay que prestar especial atención a los casos de **retinopatía diabética, en** los que el paciente puede referir visión borrosa o manchas en el campo visual, que requieren un seguimiento oftalmológico.

La evaluación de los parámetros vitales también es esencial en el momento del ingreso. La medición de la tensión arterial, la frecuencia cardiaca, la temperatura corporal y la frecuencia respiratoria ofrece una imagen general del estado de salud del paciente. Los pacientes con diabetes suelen tener un mayor riesgo de enfermedad cardiovascular, por lo que es necesario un control cuidadoso de la tensión arterial para prevenir complicaciones como la hipertensión o la hipotensión, que pueden tener graves consecuencias. Una tensión arterial elevada puede indicar la necesidad de intensificar el tratamiento antihipertensivo, mientras que una frecuencia cardiaca anormal podría ser un signo de desequilibrio metabólico o deshidratación.

Los asistentes sanitarios también deben evaluar el **estado psicológico** del paciente en el momento del ingreso. La diabetes, especialmente cuando está mal controlada o va acompañada de complicaciones, puede ser una fuente de estrés, ansiedad o depresión. Algunos pacientes pueden sentirse desanimados por las exigencias diarias del control de la diabetes, mientras que otros pueden experimentar sentimientos de negación o enfado ante la enfermedad. Al dedicar tiempo a hablar con los pacientes sobre sus experiencias, sus emociones y las dificultades que puedan estar experimentando en el seguimiento de su tratamiento, los cuidadores pueden detectar señales de alarma que requieran atención psicológica o apoyo moral. Este enfoque permite adaptar el apoyo y proponer soluciones mejor adaptadas a las necesidades del paciente, en particular incluyendo el seguimiento con un psicólogo o fomentando la participación en grupos de apoyo.

La evaluación social también es esencial. La diabetes es una enfermedad que hay que gestionar a diario, y el apoyo de las personas que rodean al paciente desempeña un papel crucial en esta gestión. Por ello, el cuidador debe informarse sobre la red familiar y social del paciente: ¿vive solo o con familiares? ¿Cuenta con apoyo para sus cuidados o para gestionar sus comidas? Algunas personas, sobre todo ancianas o aisladas socialmente, pueden tener dificultades para cumplir su tratamiento o adoptar una dieta adecuada. Esta evaluación ayuda a prever necesidades adicionales, como proporcionar ayuda a domicilio, colaborar con los servicios sociales o educar a familiares y amigos sobre los cuidados que deben tener. Comprender el contexto social del paciente ayuda a evitar situaciones en las que el aislamiento o las limitaciones personales comprometan el cumplimiento del tratamiento.

La **colaboración con el equipo multidisciplinar** es otro aspecto esencial de la evaluación al ingreso. Al recabar información sobre el estado general de salud del paciente, sus hábitos de vida, su estado emocional y su contexto social, el auxiliar de enfermería transmite estas observaciones a los demás profesionales sanitarios: médicos, enfermeros, dietistas y psicólogos. Esta comunicación permite construir un enfoque global y coherente de los cuidados, en el que se tienen en cuenta todos los aspectos de la vida del paciente. La información compartida permite, por ejemplo, ajustar la medicación del paciente, sugerir un cambio de dieta o establecer un seguimiento más estrecho de los pacientes con complicaciones.

Por último, es esencial que esta evaluación se lleve a cabo en un **clima de confianza y respeto**. El paciente debe sentirse escuchado y comprendido, y no juzgado o estigmatizado por cualquier deficiencia en el control de su diabetes. Adoptando una actitud comprensiva, el asistente sanitario facilita la expresión de las preocupaciones del paciente y fomenta un diálogo abierto sobre sus necesidades reales. Esta confianza mutua es la base de una relación terapéutica eficaz y duradera, que permite atender al paciente de forma óptima.

- **Subparte 2: Cuidados del paciente diabético hospitalizado**
  ◦ Gestión de los cuidados de higiene y confort

Los cuidados de higiene y confort son un elemento central de la atención al paciente, sobre todo en la diabetes, donde la vigilancia diaria del estado físico del paciente es esencial para prevenir complicaciones. Estos cuidados, que van mucho más allá de simples gestos técnicos, desempeñan un papel clave en el bienestar y la dignidad de los pacientes. No sólo contribuye a mantener una higiene personal óptima, sino también a prevenir infecciones, garantizar el confort físico y reforzar la relación de confianza entre paciente y cuidador. Estos momentos de atención son valiosas oportunidades para observar el estado general del paciente, evaluar su nivel de confort y crear un entorno asistencial tranquilizador y respetuoso.

Los **cuidados higiénicos**, en particular, son esenciales para los pacientes diabéticos, ya que su piel suele ser más vulnerable a infecciones y lesiones, sobre todo debido a la neuropatía y los problemas circulatorios asociados a la enfermedad. Hay que prestar especial atención a la piel y las extremidades del cuerpo, como los pies, que están especialmente expuestos a complicaciones graves como úlceras e infecciones. Los cuidadores desempeñan un papel crucial a la hora de mantener la **piel limpia a diario**, asegurándose de que el paciente se lava a conciencia y, si es necesario, aplicando cremas hidratantes para evitar que la piel se seque, lo que podría provocar la aparición de grietas o llagas.

Uno de los aspectos más importantes del cuidado higiénico de los pacientes diabéticos es la **vigilancia y el cuidado de los pies**, lo que suele denominarse "pedicura diabética". Debido a los riesgos asociados a la neuropatía, que reduce la sensibilidad de los pies, es posible que los pacientes no noten las pequeñas heridas o ampollasque , pueden complicarse rápidamente y convertirse en úlceras infectadas si no se tratan. Por lo tanto, el cuidador debe inspeccionar regularmente los pies del paciente, buscando cualquier signo de enrojecimiento, hinchazón, llagas o infección.

Además, es fundamental enseñar a los pacientes, especialmente a los que acaban de iniciar el tratamiento, a vigilar ellos mismos sus pies todos los días y a adoptar medidas preventivas como llevar calzado adecuado y evitar caminar descalzos. Estas medidas, aparentemente sencillas, son en realidad esenciales para evitar complicaciones graves que pueden conducir a amputaciones.

El **cuidado de la higiene íntima** también forma parte de la gestión de los cuidados básicos. Los pacientes diabéticos, sobre todo los que tienen niveles elevados de azúcar en sangre, corren un mayor riesgo de desarrollar infecciones urinarias e infecciones fúngicas. Una buena higiene íntima ayuda a limitar estos riesgos. El auxiliar de enfermería debe velar por que el paciente mantenga una higiene rigurosa en esta zona sensible, respetando su intimidad y actuando con delicadeza. Este tipo de cuidados, aunque íntimos, requieren un enfoque atento y respetuoso, en el que el paciente se sienta cómodo y confiado.

Además de la higiene personal, **los cuidados de confort** desempeñan un papel esencial en la mejora del bienestar general de los pacientes. El confort físico implica una serie de pequeñas tareas, como asegurarse de que el paciente está correctamente colocado en la cama o en una silla, ajustar las almohadas para apoyar la espalda y prevenir las úlceras por presión en pacientes con movilidad reducida. Los cuidadores deben prestar mucha atención a la postura del paciente, asegurándose de que esté cómodo y no sienta dolor ni molestias prolongadas. El simple hecho de ajustar regularmente la postura del paciente, asegurarse de que tiene acceso a sus objetos personales o asegurarse de que está bien hidratado, contribuye a mejorar su comodidad y su calidad de vida en el día a día.

El confort también se consigue con **gestos de bienestar**, como el cuidado del cabello, el corte de uñas o la aplicación de cremas calmantes. Estos gestos aparentemente triviales tienen un gran impacto en la autoestima y la moral de los pacientes. Ayudan a mantener un sentimiento de dignidad y bienestar que a menudo se ve minado por la enfermedad. Para muchos pacientes, estos cuidados aportan bienestar físico y emocional, ya que se sienten valorados y atendidos con atención.

En la gestión de los cuidados de higiene y confort, la **relación de confianza** entre el paciente y el asistente es esencial. Estos momentos íntimos de atención requieren una gran delicadeza, tanto en los gestos como en la actitud. El cuidador debe escuchar las necesidades del paciente, respetar su ritmo y sus preferencias, velando al mismo tiempo por que los cuidados se lleven a cabo con seguridad y eficacia. Esta escucha también le permite detectar signos sutiles de incomodidad o fatiga, que puede poner en conocimiento del equipo asistencial para que se adapten los cuidados.

Otro aspecto fundamental de los cuidados de confort es la **prevención de las complicaciones** relacionadas con la inmovilidad o la reducción de la autonomía. Los pacientes diabéticos, sobre todo los que sufren neuropatía o complicaciones cardiovasculares, pueden tener dificultades para moverse o mantenerse activos. Los cuidadores deben estar atentos a los signos de úlceras por presión, sobre todo en puntos de presión como los talones, los codos o la parte baja de la espalda. Para prevenir las úlceras por decúbito, es necesario cuidar regularmente la higiene de la piel, cambiar de posición con frecuencia y utilizar colchones o cojines de apoyo adecuados.

Además de estos cuidados físicos, la **dimensión psicológica** también está en el centro de los cuidados de higiene y confort. La diabetes, sobre todo cuando se asocia a complicaciones, puede provocar un estado de ánimo bajo, ansiedad y sentimientos de pérdida de control. Los cuidados de higiene y confort son el momento ideal para entablar un diálogo con los pacientes, hablar de sus preocupaciones y ofrecerles apoyo. El simple acto de cuidar el cuerpo con delicadeza y respeto puede tener un efecto tranquilizador y ayudar a los pacientes a sentirse mejor consigo mismos, a pesar de las limitaciones de la enfermedad. Al estar atento a estos aspectos emocionales, el cuidador puede contribuir a mejorar el estado psicológico del paciente y reforzar su motivación para gestionar su enfermedad.

○ Control de los niveles de azúcar en sangre y de los signos de desequilibrio

El control de los niveles de glucosa en sangre y de los signos de desequilibrio es un aspecto esencial del tratamiento de la diabetes. Permite controlar el estado metabólico del paciente en tiempo real, ajustar los tratamientos y prevenir complicaciones agudas como la hiperglucemia y la hipoglucemia. Este seguimiento diario es crucial, ya que ofrece una imagen precisa de la evolución de la enfermedad y ayuda a anticipar los ajustes necesarios para mantener los niveles de azúcar en sangre dentro de los valores objetivo. Para el asistente sanitario, este seguimiento no es sólo una tarea técnica, sino también un momento de observación minuciosa, en el que cada medición puede revelar información vital sobre el estado de salud del paciente.

El control de la glucemia se basa principalmente en la medición periódica de los niveles de azúcar en sangre, normalmente con un glucómetro portátil. Este aparato, fácil de usar, comprueba los niveles de azúcar en sangre capilar mediante una pequeña gota de sangre extraída de la yema del dedo. Una de las funciones de los cuidadores es garantizar que estas mediciones se realicen de forma rigurosa y en los momentos adecuados: antes de las comidas, después de las comidas y, a veces, al acostarse, según las recomendaciones del médico. Estos datos, recogidos a lo largo del día, son cruciales para comprender cómo reacciona el organismo del paciente a las comidas, el ejercicio o la medicación, y sirven de base para ajustar las dosis de insulina u otros tratamientos.

La exactitud de la medición es fundamental, ya que un error en la medición de la glucemia podría conducir a decisiones terapéuticas inadecuadas. El asistente sanitario debe asegurarse de que el dispositivo está correctamente calibrado y de que se respetan las condiciones de toma de muestras. Por ejemplo, es importante que las manos del paciente estén limpias y secas antes de realizar la prueba para evitar cualquier contaminación que pudiera distorsionar los resultados. En caso de lectura anormal, el asistente sanitario también puede recomendar que se repita la prueba para confirmar el resultado y evitar una reacción excesiva o inadecuada.

Además de limitarse a medir los niveles de glucosa en sangre, los cuidadores deben ser capaces de **reconocer los signos de desequilibrio glucémico**, ya sea hiperglucemia o hipoglucemia. Estas dos situaciones, aunque opuestas, representan urgencias médicas si no se tratan rápidamente. **La hiperglucemia** se manifiesta a través de síntomas como sed excesiva, poliuria (micción frecuente), cansancio intenso, visión borrosa o pérdida de peso involuntaria. Estos signos pueden indicar que los niveles de azúcar en sangre del paciente son demasiado elevados durante un periodo prolongado, lo que, si no se trata, podría dar lugar a complicaciones graves como **la cetoacidosis diabética** o el **síndrome hiperosmolar**. Al detectar estos síntomas, los auxiliares asistenciales pueden alertar al equipo sanitario para que ajuste el tratamiento del paciente, en particular aumentando las dosis de insulina o reevaluando su dieta.

La hipoglucemia, por su parte, se produce cuando los niveles de azúcar en sangre caen por debajo de los valores normales. Puede producirse como consecuencia de un exceso de insulina, una ingesta insuficiente de alimentos o un esfuerzo físico intenso sin ajuste del tratamiento. Los signos de alarma de la hipoglucemia incluyen temblores, sudores fríos, hambre intensa, palpitaciones, confusión o mareos. Si no se corrige rápidamente, la hipoglucemia puede provocar pérdida de conciencia, convulsiones o incluso coma. Observando atentamente estos síntomas, el cuidador debe ser capaz de reaccionar inmediatamente administrando una fuente de azúcar rápida, como zumo de frutas, azúcar en polvo o comprimidos de glucosa, para restablecer los niveles de azúcar en sangre del paciente. También es importante comprobar los niveles de azúcar en sangre poco después de una hipoglucemia para asegurarse de que la situación se ha estabilizado.

Otro aspecto importante del seguimiento es **interpretar las fluctuaciones** de los niveles de azúcar en sangre. Los resultados varían naturalmente a lo largo del día en función de las comidas, la actividad física y las emociones, pero es esencial identificar las tendencias que podrían señalar un problema subyacente. Por ejemplo, una hiperglucemia frecuente después de las comidas puede indicar que el paciente necesita una dosis mayor de insulina de acción rápida, o que su dieta contiene demasiados hidratos de carbono de absorción rápida. Del mismo modo, las hipoglucemias nocturnas repetidas pueden sugerir que la dosis de insulina de acción prolongada es demasiado alta o no se ajusta a las necesidades reales del paciente.

El auxiliar de enfermería, en colaboración con el equipo médico, debe ser capaz de **relacionar estas fluctuaciones** con los hábitos de vida del paciente. Hablando con el paciente, pueden identificar comportamientos de riesgo o errores en la gestión del tratamiento. Por ejemplo, un paciente que se salta regularmente las comidas corre el riesgo de sufrir una hipoglucemia, mientras que otro que consume demasiados hidratos de carbono rápidos sin ajustar sus dosis de insulina corre el riesgo de sufrir una hiperglucemia postprandial (después de las comidas). Estas observaciones proporcionan una base para sugerir ajustes prácticos, como modificaciones dietéticas o un control más riguroso de los horarios de ingesta de insulina.

Un aspecto a veces ignorado pero crucial del control de los niveles de glucosa en sangre es **la educación terapéutica**. A través de su contacto diario con los pacientes, los auxiliares sanitarios pueden ayudarles a comprender mejor su enfermedad y a tomar las riendas de su propio tratamiento. Esto implica explicar a los pacientes por qué se toman determinadas medidas, mostrarles cómo adaptar su tratamiento en función de sus resultados de glucemia y darles las herramientas necesarias para reconocer las señales de alarma de los desequilibrios. Esta educación es esencial para capacitar a los pacientes, permitiéndoles anticipar mejor las fluctuaciones y reducir el riesgo de complicaciones.

Controlar los niveles de glucosa en sangre también implica **vigilar los factores externos** que pueden influir en los niveles de glucosa en sangre, como las infecciones, el estrés o los cambios hormonales. Incluso una infección leve puede provocar hiperglucemia, ya que el organismo utiliza más glucosa para combatir la infección. Del mismo modo, el estrés psicológico o físico aumenta la producción de hormonas como el cortisol, que eleva los niveles de azúcar en sangre. Por lo tanto, los cuidadores deben prestar mucha atención al estado general del paciente e informar de cualquier factor que pueda afectar al control de la glucemia, para que puedan tomarse rápidamente medidas correctoras.

ο Dieta adaptada: concienciación y vigilancia de la ingesta de calorías e hidratos de carbono

Una dieta adecuada es un pilar fundamental del control de la diabetes. La capacidad del paciente para mantener niveles estables de azúcar en sangre depende en gran medida de un equilibrio cuidadosamente controlado entre la ingesta de calorías y la de hidratos de carbono. Una mala gestión de estas ingestas puede provocar rápidamente desequilibrios glucémicos, comprometiendo tanto la salud inmediata como la prevención de complicaciones a largo plazo. Por lo tanto, es esencial concienciar a los pacientes de la necesidad de una dieta adecuada, y el auxiliar de enfermería desempeña un papel crucial en este proceso. Garantizan una vigilancia constante sobre las elecciones alimentarias del paciente, al tiempo que le orientan y educan sobre cómo adaptar su dieta de forma realista y sostenible.

El primer aspecto a tener en cuenta es **la concienciación sobre el consumo de calorías**. Es esencial que el paciente entienda que la dieta no consiste sólo en evitar los alimentos azucarados o ricos en carbohidratos, sino también en controlar la ingesta total de calorías. El consumo excesivo de calorías, incluso de alimentos no azucarados, puede contribuir al aumento de peso, lo que resulta especialmente problemático para las personas con diabetes de tipo 2, que a menudo ya tienen sobrepeso. El sobrepeso exacerba la resistencia a la insulina y dificulta el control de los niveles de azúcar en sangre. Por tanto, el auxiliar de enfermería, en colaboración con el dietista, debe enseñar a los pacientes a **gestionar sus raciones** y **distribuir sus calorías** a lo largo del día, teniendo en cuenta sus necesidades individuales en cuanto a peso, edad, actividad física y tratamiento.

En cuanto a la ingesta de calorías, los cuidadores también pueden animar a los pacientes a **elegir alimentos ricos en nutrientes** en lugar de los que aportan "calorías vacías". Alimentos como las verduras, la fruta de bajo índice glucémico, las legumbres, las proteínas magras y los cereales integrales aportan calorías y nutrientes esenciales, sin provocar picos de azúcar en sangre. Por el contrario, los alimentos procesados, ricos en grasas saturadas y azúcares añadidos, aportan muchas calorías sin ningún beneficio nutricional, a la vez que desestabilizan los niveles de azúcar en sangre. Por tanto, los cuidadores pueden ayudar a los pacientes a replantearse sus elecciones alimentarias, orientándoles hacia opciones más sanas y adaptadas a sus necesidades.

Otro aspecto crucial de una dieta adaptada es la **vigilancia sobre la ingesta de hidratos de carbono.** Los hidratos de carbono son los principales nutrientes que influyen directamente en los niveles de azúcar en sangre. Por lo tanto, es esencial que los pacientes diabéticos aprendan a controlar su ingesta de carbohidratos para mantener estables sus niveles de azúcar en sangre a lo largo del día. Esto no significa eliminar por completo los carbohidratos, sino comerlos de forma controlada y repartidos en varias comidas. El papel del cuidador es concienciar a los pacientes de la importancia de la **distribución de los hidratos de carbono** en su dieta y enseñarles a distinguir entre las distintas fuentes de hidratos de carbono.

No todos los hidratos de carbono se comportan de la misma manera en el organismo. Los hidratos de carbono con un **índice glucémico elevado,** como el pan blanco, la bollería, las bebidas azucaradas o los cereales refinados, provocan subidas rápidas de la glucemia, seguidas a veces de bajadas bruscas. Estas fluctuaciones pueden provocar hiperglucemia o hipoglucemia, dependiendo de la capacidad del paciente para gestionar su insulina o medicación. Por el contrario, los hidratos de carbono con un **índice glucémico bajo**, como las verduras, las legumbres, los cereales integrales y ciertas frutas, se absorben más lentamente, lo que provoca un aumento gradual y más controlado de los niveles de azúcar en sangre. Por tanto, los cuidadores pueden desempeñar una función educativa explicando estos conceptos a los pacientes y ayudándoles a elegir hidratos de carbono de bajo índice glucémico para evitar variaciones bruscas de los niveles de azúcar en sangre.

Otro aspecto de la vigilancia de los hidratos de carbono se refiere a la **cuantificación de la ingesta de hidratos de carbono**. Los pacientes diabéticos a menudo necesitan aprender a calcular la cantidad de hidratos de carbono que consumen, para poder ajustar su tratamiento en consecuencia, sobre todo si se administran insulina. Los cuidadores pueden ayudarles a aprender mostrándoles cómo leer las etiquetas nutricionales, pesar los alimentos o calcular las raciones. Este proceso de aprendizaje es crucial para evitar errores que podrían alterar el control de la glucemia. Por ejemplo, comer una ración demasiado grande de pasta sin ajustar la dosis de insulina correspondiente puede provocar una hiperglucemia, mientras que subestimar los hidratos de carbono podría provocar una hipoglucemia.

También es importante concienciar a los pacientes de la importancia de las **comidas regulares**. Para mantener estables los niveles de azúcar en sangre, es aconsejable realizar comidas y tentempiés a intervalos regulares, especialmente en el caso de pacientes que toman fármacos hipoglucemiantes o insulina. El cuidador debe insistir en la importancia de no saltarse comidas y evitar largos periodos de ayuno, que pueden provocar desequilibrios peligrosos. Por lo tanto, la planificación de las comidas, teniendo en cuenta el horario de administración de la medicación o las inyecciones de insulina, es esencial para evitar subidas o bajadas repentinas de los niveles de azúcar en sangre.

Tampoco deben pasarse por alto los aspectos **psicológicos** y **sociales** de la dieta. La adaptación de la dieta a la diabetes puede ser una fuente de frustración, sobre todo para los pacientes que tienen que renunciar a ciertos alimentos que les gustan o cambiar radicalmente sus hábitos alimentarios. Los cuidadores desempeñan un papel de apoyo moral en esta fase de adaptación, animando a los pacientes a ver estos ajustes dietéticos como una forma de gestionar mejor su enfermedad, y no como restricciones injustas. También pueden ayudar a encontrar alternativas sabrosas adaptadas a los gustos del paciente, para que no se sacrifique por completo el placer de comer en aras de la salud.

Por último, los cuidadores deben ser conscientes de los **errores dietéticos frecuentes** entre los pacientes diabéticos, como el consumo excesivo de alimentos "dietéticos" o "sin azúcar", que no siempre son adecuados. Muchos productos etiquetados como tales contienen hidratos de carbono o edulcorantes que pueden repercutir en los niveles de azúcar en sangre. Por ello, los auxiliares sanitarios pueden concienciar a los pacientes de estas sutilezas, enseñándoles a descifrar las etiquetas de los alimentos y a elegir con más conocimiento de causa.

* **Subsección 3: Prevención de complicaciones**
  ◦ Cuidado de los pies: detección de lesiones y prevención de infecciones

El cuidado de los pies es un componente crucial del tratamiento de los pacientes con diabetes, debido al alto riesgo de complicaciones en las extremidades. La neuropatía diabética, que reduce la sensibilidad de los pies, y la arteriopatía, que reduce el riego sanguíneo, hacen que estos pacientes sean especialmente vulnerables a heridas, ulceraciones e infecciones. Sin una atención cuidadosa, estas complicaciones pueden convertirse en infecciones graves y, en los casos más graves, llevar a la amputación. Por ello, la detección de lesiones y la prevención de infecciones deben formar parte integrante de los cuidados diarios que se dispensan a los pacientes diabéticos. El auxiliar de enfermería desempeña un papel esencial en este proceso, vigilando el estado de los pies, prestando los cuidados adecuados y concienciando a los pacientes de la importancia de la prevención.

La **detección de lesiones** es el primer paso en el cuidado de los pies de los pacientes diabéticos. Debido a la neuropatía, que reduce la sensación de dolor, los pacientes pueden no notar pequeñas lesiones o zonas inusuales de presión en los pies. Por lo tanto, el cuidador debe estar atento e inspeccionar regularmente los pies del paciente, buscando signos de lesión como ampollas, cortes, grietas o enrojecimiento. Debe prestarse especial atención a **las zonas de presión**: los talones, las plantas y los dedos de los pies, ya que son lugares en los que pueden desarrollarse fácilmente callosidades o llagas como consecuencia del roce o de un calzado mal ajustado.

La inspección visual no siempre es suficiente. El cuidador también debe **palpar los pies** para detectar cualquier endurecimiento de la piel o zonas de calor anormal, que pueden indicar una inflamación o infección subyacente. También es importante comprobar el estado de las uñas, ya que las uñas encarnadas o engrosadas pueden provocar lesiones o infecciones. Debe prestarse especial atención a los espacios entre los dedos de los pies, que a menudo se descuidan pero pueden ser el lugar de infecciones fúngicas o de maceración debida a la humedad.

Una vez detectadas las lesiones, el objetivo es evitar que empeoren y prevenir la aparición de infecciones. Por tanto, **la prevención de las infecciones** es una prioridad absoluta. Cualquier lesión, por pequeña que sea, debe tratarse con el máximo cuidado. El auxiliar de enfermería debe limpiar suavemente la herida con soluciones antisépticas, aplicar un apósito estéril para protegerla y asegurarse de que el paciente lleva un calzado adecuado para evitar más presión o fricción sobre la herida. El control periódico de la herida es esencial para garantizar que cicatriza correctamente y no se infecta.

Como parte de la prevención, el auxiliar de enfermería también debe asegurarse de que **la piel** de los pies está **correctamente hidratada**. La piel seca y agrietada es más propensa a agrietarse y dejar entrar bacteriaslo que , aumenta el riesgo de infección. Aplicar una crema hidratante en los pies, evitando los espacios entre los dedos para evitar la maceración, ayuda a mantener la piel flexible y a reducir el riesgo de grietas. También es importante recomendar productos específicos, sin perfume ni alcohol, que no irriten la piel.

Otro aspecto clave del cuidado de los pies de los pacientes diabéticos es **la prevención de lesiones mediante la elección adecuada del calzado**. Los zapatos demasiado apretados, mal ajustados o con costuras irritantes pueden provocar rozaduras y lesiones. El cuidador debe aconsejar al paciente que lleve zapatos anchos, bien ajustados, sin costuras internas prominentes y con un buen soporte para el arco del pie. También se aconseja a los pacientes que lleven calcetines de algodón, que permiten a la piel respirar y absorber la humedad, reduciendo el riesgo de infección.

La educación del paciente es una parte esencial del cuidado de los pies. El cuidador debe explicar al paciente **cómo vigilar sus propios pies** a diario, especialmente si padece neuropatía y no experimenta los signos de alarma habituales. Hay que animar a los pacientes a que se inspeccionen los pies a diario, utilizando un espejo si es necesario, para detectar cualquier anomalía. El cuidador también puede enseñarles a cortarse las uñas correctamente para evitar las uñas encarnadas, y recordarles la importancia de evitar caminar descalzos, incluso en interiores, para reducir el riesgo de lesiones.

Al mismo tiempo, la **prevención de infecciones** exige una higiene rigurosa. Los cuidadores deben recordar a los pacientes la importancia de **lavarse los pies todos los días** con agua tibia (no caliente, para evitar quemaduras si pierden sensibilidad), utilizando un jabón suave, y secarlos bien, sobre todo entre los dedos. La humedad residual en esta zona puede favorecer la proliferación de hongos, responsables de infecciones como el pie de atleta, que, si no se trata, puede empeorar en pacientes diabéticos.

Por último, los auxiliares de cuidados deben ser capaces de **reconocer los signos de infección** para poder actuar con rapidez. Una herida que no cicatriza, un enrojecimiento que se extiende, un calor excesivo alrededor de la lesión o una secreción purulenta son signos de infección que requieren atención médica inmediata. En caso de duda, el cuidador debe alertar rápidamente a la enfermera o al médico para que inicien el tratamiento adecuado, que puede incluir antibióticos u otros cuidados especializados.

○   Prevención de úlceras por presión en pacientes encamados o con movilidad reducida

La prevención de las úlceras por presión en pacientes encamados o con movilidad reducida es una prioridad en los cuidados de enfermería, sobre todo en pacientes diabéticos, más vulnerables debido a trastornos circulatorios y nerviosos. Las úlceras por presión se forman cuando la piel y los tejidos subyacentes están sometidos a una presión prolongada que reduce el riego sanguíneo local. Estas lesiones pueden desarrollarse rápidamente y, si no se tratan en cuanto aparecen, pueden provocar infecciones graves y un deterioro significativo de la calidad de vida del paciente. Por ello, la prevención se basa en una mayor vigilancia y en medidas específicas para limitar los puntos de presión y favorecer una buena circulación sanguínea. El auxiliar de enfermería desempeña un papel clave en este planteamiento, vigilando atentamente el estado de la piel, proporcionando los cuidados adecuados y aplicando estrategias para prevenir la aparición de estas úlceras.

Cambiar de postura con frecuencia es una de las formas más eficaces de prevenir las úlceras por presión. Cuando el paciente permanece inmóvil en la misma posición durante un periodo prolongado, los puntos de presión -como los talones, el sacro, los codos y los hombros- sufren una compresión continua que impide que la sangre circule correctamente. Esta reducción de la oxigenación de los tejidos puede provocar necrosis cutánea. Por lo tanto, el auxiliar de enfermería debe asegurarse de que se cambie regularmente la posición del paciente, idealmente cada dos horas, para aliviar las zonas de riesgo. Este cambio de posición debe realizarse con cuidado para evitar causar fricción adicional a la ya frágil piel. Los pacientes deben colocarse en posiciones que repartan la presión por diferentes partes del cuerpo, utilizando almohadas, cojines de apoyo o colchones antiescaras si es necesario.

El uso de **colchones y cojines especializados** es otra estrategia eficaz para prevenir las úlceras por presión. Estos dispositivos están diseñados para distribuir la presión sobre una superficie mayor y reducir los puntos de contacto demasiado localizados. Los colchones de aire alternante, por ejemplo, cambian automáticamente las zonas de presión inflando y desinflando distintas secciones, lo que proporciona alivio en zonas críticas sin tener que mover al paciente con tanta frecuencia. Del mismo modo, los pacientes en silla de ruedas pueden utilizar cojines de gel o de espuma con memoria, que reducen el riesgo de formación de úlceras por presión en las nalgas y la zona lumbar.

La **inspección periódica de la piel** es otro aspecto esencial de la prevención. Los cuidadores deben examinar detenidamente la piel del paciente cada vez que cambien de posición para detectar los primeros signos de úlceras por presión. Entre los signos de advertencia figuran el enrojecimiento persistente que no desaparece tras aliviar la presión, zonas inusuales de calor o frío, o induración (endurecimiento) de la piel. Si se detectan estos signos, es importante reaccionar de inmediato cambiando la posición del paciente, aplicando apósitos protectores o cremas preventivas e informando de estas observaciones a la enfermera o al médico para que apliquen el tratamiento adecuado.

Mantener una buena higiene también es fundamental para prevenir las escaras. La piel de los pacientes encamados o con movilidad reducida suele estar debilitada por la humedad derivada de la transpiración, la incontinencia o el roce constante. Esta humedad hace que la piel sea más vulnerable a desgarros e infecciones. Por lo tanto, el auxiliar de enfermería debe asegurarse de que la piel del paciente esté siempre limpia y seca, cambiando regularmente las sábanas y la ropa interior, y aplicando cremas hidratantes para proteger la piel sin humedecerla en exceso. En caso de incontinencia, el uso de protectores adecuados y la limpieza suave y regular de las zonas afectadas son esenciales para evitar la maceración y la formación de escaras.

La nutrición también desempeña un papel importante en la prevención de las escaras. Una piel sana depende de un aporte suficiente de nutrientes esenciales como proteínas, vitaminas (sobre todo vitamina C) y minerales como el zinc, que favorecen la regeneración de los tejidos. Los pacientes diabéticos, que suelen seguir dietas especiales, pueden tener carencias que agravan el riesgo de ruptura de la piel. El auxiliar de enfermería, en colaboración con el dietista, debe velar por que el paciente reciba una dieta equilibrada y adaptada a sus necesidades nutricionales, prestando al mismo tiempo mucha atención a la hidratación, ya que una buena hidratación también es esencial para preservar la elasticidad y la resistencia de la piel.

Movilizar a los pacientes, aunque sea de forma limitada, es otra estrategia crucial para prevenir las úlceras por presión. Aunque el paciente esté encamado, es importante fomentar en la medida de lo posible los movimientos y ejercicios adaptados. El cuidador puede ayudar al paciente a realizar movimientos pasivos de las extremidades, a cambiar ligeramente de posición en la cama o a sentarse, si es posible. Estos movimientos favorecen la circulación sanguínea y reducen el estancamiento en las zonas de riesgo.

Educar a los pacientes y sus familias sobre los riesgos de las úlceras por presión también forma parte del papel del cuidador. Es esencial educar a los pacientes sobre las cosas sencillas que pueden hacer ellos mismos, como moverse ligeramente en la cama, cambiar de posición un cojín o comprobar el estado de su piel. Del mismo modo, la participación de la familia y los amigos puede ser muy valiosa, especialmente para los pacientes que viven en casa. Al explicar a los cuidadores cómo detectar las señales de alarma de las úlceras por presión y cómo ayudar a prevenir su aparición, el cuidador contribuye a mejorar la eficacia de los cuidados y a reducir los riesgos a largo plazo.

Por último, la **colaboración con el equipo de enfermería** es esencial para garantizar unos cuidados óptimos. Al vigilar de cerca el estado de la piel y comunicarse regularmente con el personal de enfermería y los médicos, el auxiliar de cuidados se asegura de que cualquier deterioro del estado de la piel se trate rápidamente. Si aparece una úlcera por presión, aunque sea superficial, es importante actuar de inmediato para evitar que empeore. Esto puede incluir cuidados locales, la aplicación de apósitos específicos o incluso tratamientos más avanzados en función de la gravedad de la lesión.

◦   Control de infecciones y heridas

El **seguimiento de las infecciones y las heridas** es un componente crucial en el tratamiento de los pacientes diabéticos, cuya vulnerabilidad a las infecciones y los problemas de cicatrización está bien documentada. Debido a la hiperglucemia crónica, la neuropatía y la reducción de la circulación sanguínea, los pacientes diabéticos corren un mayor riesgo de desarrollar heridas, sobre todo en los pies, e infecciones más difíciles de tratar. Por lo tanto, se requiere una mayor vigilancia para identificar rápidamente los signos de infección o deterioro de las heridas, con el fin de evitar complicaciones graves que pueden conducir a una hospitalización prolongada o incluso a la amputación. El auxiliar de enfermería desempeña un papel fundamental en esta vigilancia diaria, observando, limpiando y evaluando las heridas, al tiempo que se comunica con el equipo asistencial para garantizar un tratamiento rápido y adecuado.

La **detección precoz de las heridas** es el primer paso en este proceso de seguimiento. Los pacientes diabéticos, especialmente los que padecen neuropatía periférica, pueden no sentir el dolor asociado a pequeños cortes, ampollas o heridas, sobre todo en los pies. Esto puede retrasar el tratamiento y aumentar el riesgo de infección. Por ello, los cuidadores deben inspeccionar periódicamente la piel de los pacientes, especialmente en las zonas de alto riesgo, como los pies, los tobillos y los espacios entre los dedos. Cualquier enrojecimiento, hinchazón, ampolla o zona de piel endurecida debe notificarse y vigilarse estrechamente, aunque a primera vista parezcan benignos.

Cuando hay heridas, el cuidador debe evaluar su **aspecto y evolución**. Una herida que no cicatriza en un plazo razonable, o que parece empeorar, puede ser signo de una infección subyacente o de un problema de circulación sanguínea. Debe examinarse cuidadosamente el aspecto de la herida: la presencia de enrojecimiento extendido, calor local, secreción de líquido (especialmente si es amarillento o purulento), olor desagradable o tejido necrótico (negro) suelen indicar una infección. Los cuidadores también deben vigilar el dolor del paciente. Aunque la neuropatía puede reducir las sensaciones de dolor, un aumento repentino del dolor o una mayor sensibilidad en la zona de la herida pueden ser signos de infección.

La vigilancia de la infección no se limita a las heridas existentes, sino que se extiende al estado general del paciente. Una infección localizada puede dar lugar a signos sistémicos, como fiebre, escalofríos o fatiga inusual. En los pacientes diabéticos, incluso una infección relativamente leve puede complicarse rápidamente y repercutir en el metabolismo de la glucemia, provocando desequilibrios de azúcar en sangre, como la hiperglucemia. Un aumento inesperado y persistente de los niveles de azúcar en sangre, a pesar de seguir los tratamientos habituales, puede ser un indicador indirecto de infección, ya sea en heridas o en cualquier otra parte del cuerpo. Por lo tanto, los cuidadores deben estar atentos a estas señales y alertar rápidamente al equipo médico para que pueda llevarse a cabo una evaluación más profunda.

La **limpieza y el cuidado de las heridas** también son pasos clave en la prevención de infecciones. Los cuidadores suelen encargarse de limpiar las heridas superficiales, utilizando soluciones antisépticas adecuadas para eliminar las bacterias sin irritar la piel. Es fundamental no utilizar productos demasiado agresivos, que podrían dañar un tejido ya de por sí frágil. Tras la limpieza, el auxiliar de enfermería aplica apósitos estériles para proteger la herida de infecciones y favorecer la cicatrización. Los apósitos deben cambiarse periódicamente, según las recomendaciones médicas, y el cuidador debe aprovechar cada cambio para volver a evaluar el estado de la herida y anotar cualquier evolución positiva o negativa.

La **prevención de infecciones** también implica la higiene general del paciente. En el caso de los pacientes diabéticos, una buena higiene diaria es esencial para limitar el riesgo de infecciones cutáneas. Los cuidadores deben asegurarse de que los pacientes se laven con regularidad, sobre todo en las zonas sensibles a la maceración, como los pies y los pliegues cutáneos. Después de cada lavado, es importante secar bien la piel, sobre todo entre los dedos de los pies, para evitar la proliferación de hongos o bacterias en estas zonas húmedas. También se debe concienciar a los pacientes de la importancia de llevar un calzado adecuado, para evitar rozaduras que puedan provocar llagas.

Además de las heridas, los cuidadores deben estar atentos a **los signos de infecciones fúngicas** o bacterianas, especialmente frecuentes en los pacientes diabéticos. El pie de atleta, por ejemplo, es una infección fúngica frecuente que se desarrolla en las zonas cálidas y húmedas entre los dedos de los pies, creando grietas en la piel que pueden infectarse. Los signos de estas infecciones incluyen picor, enrojecimiento y grietas en la piel. Estas pequeñas lesiones, aunque aparentemente benignas, pueden ser la puerta de entrada a infecciones bacterianas más graves. Por tanto, debe prestarse especial atención a cualquier anomalía cutánea, por pequeña que sea.

Cuando se detectan o sospechan infecciones, la **comunicación con el equipo de enfermería** es crucial para una gestión rápida. Como primera línea de vigilancia, el auxiliar de enfermería debe informar inmediatamente de cualquier deterioro del estado de las heridas o de cualquier signo sistémico de infección. Esto permite al equipo médico intervenir rápidamente, ya sea ajustando los tratamientos, en particular con la introducción de antibióticos o cuidados locales más específicos, o recomendando un seguimiento más estrecho, en particular a través de consultas especializadas como podología o cirugía vascular.

Los auxiliares sanitarios también desempeñan un papel en la **educación de los pacientes** sobre el tratamiento de las heridas y la prevención de infecciones. Deben explicar al paciente cómo controlar sus propias heridas, la importancia de una buena higiene y los signos de infección a los que debe estar atento. Al animar a los pacientes a tomar parte activa en el tratamiento de sus propias heridas, los cuidadores pueden capacitarles y reducir el riesgo de complicaciones graves.

Capítulo 4

Retos específicos de la diabetes

- **Subsección 1: Manejo de las urgencias diabéticas**
  - Reconocer y tratar la hipoglucemia grave

Reconocer y tratar una hipoglucemia grave es una habilidad esencial para cualquier profesional sanitario y, en particular, para los auxiliares que trabajan con pacientes diabéticos. La hipoglucemia, un descenso excesivo de los niveles de azúcar en sangre, puede producirse en pacientes tratados con insulina o determinados fármacos hipoglucemiantes. Si no se trata a tiempo, puede provocar complicaciones graves, como convulsiones, pérdida de conciencia o coma. La hipoglucemia grave es, por tanto, una urgencia médica, y es crucial intervenir de inmediato para restablecer los niveles de glucosa y evitar consecuencias potencialmente mortales. Para ello, es esencial reconocer los primeros signos y síntomas, reaccionar con prontitud y saber cómo estabilizar al paciente al tiempo que se previenen futuros episodios.

Reconocer los signos de hipoglucemia es el primer paso para gestionar esta emergencia. Los signos de alarma de la hipoglucemia pueden variar de una persona a otra, pero los síntomas más frecuentes son temblores, sensación de hambre intensa, sudores fríos, palpitaciones, sensación de debilidad o cansancio repentinos, mareos y dolores de cabeza. Los pacientes también pueden experimentar signos neurológicos como problemas de concentración, confusión, irritabilidad o comportamiento incoherente. Estos síntomas deben alertar inmediatamente al cuidador, ya que una hipoglucemia no tratada evoluciona rápidamente hacia signos más graves, como convulsiones, somnolencia extrema y, por último, pérdida del conocimiento.

La hipoglucemia grave se produce cuando los niveles de glucosa en sangre descienden por debajo de 0,55 g/L, aunque algunos pacientes pueden experimentar síntomas a niveles superiores en función de su sensibilidad. En los casos graves, el paciente puede no ser capaz de reaccionar o pedir ayuda. Por eso es esencial que el cuidador esté alerta a los signos sutiles e intervenga en cuanto sospeche una hipoglucemia. Los pacientes con neuropatía diabética también pueden tener un "umbral" más bajo para detectar los síntomas, lo que aumenta el riesgo de hipoglucemia grave sin signos claros de advertencia.

El **tratamiento inmediato** de la hipoglucemia grave consiste en restablecer los niveles de glucosa en sangre del paciente lo antes posible. Si el paciente está consciente y puede comer o beber, el cuidador debe administrarle una fuente de azúcar rápida. Las soluciones más comunes incluyen zumo de fruta, refrescos no dietéticos, azúcar en polvo o comprimidos de glucosa. La regla general es administrar entre 15 y 20 gramos de azúcar rápido y comprobar la glucemia al cabo de unos 15 minutos. Si los niveles de azúcar en sangre siguen siendo bajos o si persisten los síntomas, es aconsejable dar otros 15 gramos de carbohidratos y volver a controlar. Una vez estabilizados los niveles de azúcar en sangre, se recomienda una ingesta más lenta de carbohidratos, como un bocadillo a base de pan o cereales, para mantener estables los niveles de azúcar en sangre.

Sin embargo, en caso de **hipoglucemia grave con pérdida de conciencia**, el paciente no puede comer ni beber, y es necesario administrar glucagón, una hormona que aumenta rápidamente los niveles de glucosa en sangre movilizando las reservas de azúcar del hígado. Si es posible, el cuidador debe administrar una inyección intramuscular o subcutánea de glucagón, siguiendo las instrucciones del médico o del equipo asistencial. La inyección de glucagón es una intervención que salva vidas en estas situaciones y a menudo puede ser administrada por un familiar o un cuidador entrenado. Si el paciente se despierta después de la administración de glucagón, es importante administrar carbohidratos por vía oral tan pronto como el paciente sea capaz de tragar con seguridad, para evitar una mayor caída de los niveles de azúcar en sangre. En todos los casos de hipoglucemia grave con pérdida de conciencia, debe solicitarse asistencia médica de urgencia, y puede ser necesaria la hospitalización para controlar al paciente después del episodio.

La **prevención de futuros episodios** de hipoglucemia es también un aspecto importante del tratamiento a largo plazo. El cuidador debe colaborar con el equipo sanitario para identificar las posibles causas del episodio, ya sea una mala coordinación entre la medicación y las comidas, un exceso de actividad física sin ajustar las dosis de insulina o una ingesta insuficiente de alimentos. Es fundamental concienciar a los pacientes de estos factores de riesgo y enseñarles a anticiparse a los episodios de hipoglucemia. Esto puede incluir consejos sobre la gestión de las comidas, el ajuste de las dosis de insulina en función de la actividad física y el control regular de los niveles de glucosa en sangre, sobre todo antes y después del ejercicio, y antes de acostarse.

Los cuidadores también deben educar a los pacientes y a sus familiares sobre **la preparación para emergencias**, en particular sobre la importancia de tener siempre a mano fuentes de azúcar rápido, así como un kit de glucagón en caso de pérdida de conocimiento. Enseñar a los pacientes a reconocer y responder rápidamente a sus propios signos de hipoglucemia es un paso clave para prevenir episodios graves. También se debe animar a los pacientes a que informen a las personas de su entorno, como familiares o compañeros de trabajo, sobre cómo reaccionar en caso de hipoglucemia grave, para que puedan intervenir hasta que llegue la ayuda.

La **comunicación con el equipo sanitario** también es esencial tras un episodio de hipoglucemia grave. El asistente sanitario debe informar del episodio para que el equipo médico pueda reevaluar el tratamiento del paciente. La hipoglucemia grave puede ser un signo de una dosis inadecuada de insulina o medicación, una dieta mal ajustada u otro desequilibrio en el control de la diabetes. Puede ser necesario ajustar las dosis, revisar el plan dietético o introducir un seguimiento más estrecho para evitar que se repitan estos episodios.

○ Tratamiento de la hiperglucemia aguda: cetosis y cetoacidosis diabética

El tratamiento de la hiperglucemia aguda, especialmente en presencia de cetosis o cetoacidosis diabética, es una urgencia médica que requiere una intervención rápida y eficaz. La hiperglucemia aguda se manifiesta como un aumento excesivo de los niveles de glucosa en sangre, a menudo por encima de 2,50 g/L, y puede dar lugar a complicaciones graves si no se trata rápidamente. Cuando va acompañada de cetosis -acumulación de cuerpos cetónicos en la sangre como resultado de la descomposición de las grasas para producir energía- puede evolucionar a cetoacidosis diabética (CAD), una afección potencialmente mortal que afecta principalmente a pacientes con diabetes de tipo 1, pero que también puede presentarse en los que padecen diabetes de tipo 2. La cetoacidosis diabética se caracteriza por una acidez excesiva de la sangre debida a la acumulación de cuerpos cetónicos, lo que provoca un grave desequilibrio metabólico. Los cuidadores desempeñan un papel clave a la hora de reconocer las señales de alarma, administrar primeros auxilios y coordinarse con el equipo médico para estabilizar el estado del paciente.

El reconocimiento de los signos de hiperglucemia aguda es esencial para prevenir la progresión a cetosis o cetoacidosis. Los síntomas de la hiperglucemia incluyen sed excesiva (polidipsia), micción frecuente (poliuria), fatiga intensa, visión borrosa y pérdida de peso inexplicable. En esta fase, si se controla rápidamente la glucemia administrando insulina y ajustando la ingesta de alimentos, pueden evitarse los riesgos de complicaciones más graves. Sin embargo, cuando la hiperglucemia no se trata o se prolonga, aparecen signos de cetosis, como náuseas, vómitos, dolor abdominal y un aliento característico con olor a fruta (acetona). Son indicadores de que el organismo está utilizando la grasa como fuente de energía debido a la insuficiencia de insulina para metabolizar la glucosa.

Cuando **la cetosis evoluciona a cetoacidosis diabética**, los síntomas se agravan e incluyen respiración rápida y profunda (respiración de Kussmaul), deshidratación grave, confusión mental y, a veces, somnolencia o pérdida de conciencia. En esta fase, el equilibrio ácido-base del organismo está alterado, y la cetoacidosis puede desembocar en un coma diabético si no se trata rápidamente. El paciente debe recibir entonces atención de urgencia inmediata. Los cuidadores, como primera línea, deben estar especialmente atentos a la aparición de estos signos y alertar inmediatamente al equipo médico para que inicie el tratamiento de urgencia.

El **tratamiento inmediato de la hiperglucemia aguda** implica varios pasos cruciales. Si se sospecha cetosis o cetoacidosis, deben medirse lo antes posible los niveles de glucosa y cetonas en sangre (o cetonuria, utilizando tiras reactivas de orina). Los niveles elevados de cetonas (por encima de 3 mmol/L) o la cetonuria positiva son signos de alarma que requieren una intervención inmediata. Si el paciente está consciente y puede beber, la rehidratación oral con agua o bebidas sin azúcar puede ayudar a compensar la deshidratación causada por la poliuria, mientras se espera la intervención médica. Por otro lado, si el paciente muestra signos de confusión, letargo o dificultad respiratoria, es importante evitar cualquier ingesta oral y ponerse en contacto con los servicios de urgencias para recibir tratamiento hospitalario.

Una de las prioridades en el tratamiento de la cetoacidosis diabética es **la rehidratación**, ya que la deshidratación es un factor agravante de la enfermedad. En el hospital suelen administrarse infusiones de suero fisiológico para compensar la importante pérdida de líquidos debida a la micción y los vómitos frecuentes. La rehidratación también diluye la glucosa en la sangre, ayudando a reducir los niveles de azúcar en sangre. Al mismo tiempo, la **administración** de **insulina** intravenosa es esencial para reducir los niveles de azúcar en sangre y detener la producción excesiva de cuerpos cetónicos. Es necesario un control continuo de la glucemia y los electrolitos (sobre todo el potasio, que puede ser peligrosamente bajo en estas situaciones) para ajustar el tratamiento en función de la evolución del paciente.

Mientras espera la atención especializada, el cuidador puede ayudar a estabilizar al paciente vigilando atentamente sus constantes vitales, como la frecuencia cardiaca, la tensión arterial y la respiración. Cualquier deterioro del estado general del paciente -como respiración acelerada, descenso de la tensión arterial o alteración de la consciencia- debe comunicarse inmediatamente, ya que puede indicar una rápida progresión hacia una situación crítica. El auxiliar de enfermería también debe asegurarse de que el paciente esté cómodo, en una posición que facilite la respiración y limite el riesgo de aspiración en caso de vómito.

La **prevención de futuros episodios de hiperglucemia aguda** y cetoacidosis es tan importante como la gestión de la propia crisis. Una vez estabilizada la situación, el asistente sanitario desempeña un papel esencial en la educación del paciente sobre la gestión diaria de su diabetes, en colaboración con el equipo médico. Esto implica recordar a los pacientes la importancia de controlar regularmente sus niveles de azúcar en sangre, especialmente en caso de enfermedad (cuando el cuerpo necesita más insulina), o cuando aparecen síntomas de estrés o fatiga. También es importante concienciar a los pacientes sobre cómo gestionar sus dosis de insulina, en función de su dieta y actividad física, para evitar una mayor descompensación.

El cuidador también puede aconsejar al paciente sobre el uso de **dispositivos de monitorización continua de la glucosa** o la cetona, que pueden anticipar la hiperglucemia antes de que se complique y se convierta en cetosis. Un control más riguroso, sobre todo en momentos de estrés o enfermedad, es crucial para evitar complicaciones graves. También es esencial que los pacientes sepan cuándo consultar a su médico o llamar a los servicios de urgencias, por ejemplo si sus niveles de azúcar en sangre siguen siendo elevados a pesar de la administración de insulina, o si presentan síntomas de cetosis.

Además de la monitorización, el cuidador puede animar al paciente a adoptar una **dieta adecuada**, rica en fibra y carbohidratos complejos, que ayude a mantener estables los niveles de azúcar en sangre y evitar fluctuaciones bruscas. También debe recordar al paciente la importancia de la hidratación, especialmente en caso de enfermedad o de calor, para evitar la deshidratación, un factor que agrava la cetoacidosis diabética.

○ La importancia de la capacidad de reacción en situaciones de emergencia

No se puede subestimar la importancia de la capacidad de respuesta en situaciones de emergencia, especialmente en el entorno médico. Cuando un paciente se enfrenta a una complicación aguda, como una hipoglucemia grave, una hiperglucemia aguda, una parada cardiaca o una dificultad respiratoria, una intervención rápida suele ser crucial para la supervivencia del paciente y para minimizar las secuelas a largo plazo. En estos momentos críticos, el auxiliar de enfermería, a menudo en primera línea, desempeña un papel fundamental para detectar los signos de peligro, realizar los primeros auxilios y alertar rápidamente al equipo médico. La capacidad de reacción en estas situaciones depende de una observación atenta, del conocimiento de los protocolos de emergencia y de una coordinación eficaz con los demás miembros del equipo sanitario.

La **capacidad de reacción** empieza por la capacidad de reconocer inmediatamente una situación de emergencia. Algunas complicaciones médicas, como una hipoglucemia grave o un infarto de miocardio, pueden desarrollarse muy rápidamente. Una hipoglucemia no tratada, por ejemplo, puede pasar de un simple estado de debilidad a la pérdida de conciencia en cuestión de minutos, con riesgo de convulsiones y coma. Del mismo modo, la dificultad respiratoria o la parada cardiaca requieren una intervención inmediata para garantizar una reanimación eficaz. En esos momentos, el auxiliar de enfermería debe ser capaz de detectar rápidamente los primeros signos de peligro, ya sea confusión en un paciente diabético, respiración anormalmente rápida o dolores torácicos. Por eso es vital tener una sólida formación para reconocer las señales de alarma y actuar sin vacilar.

La **intervención rápida** es la clave para estabilizar la situación antes de que llegue el equipo médico. Tomemos el ejemplo de un paciente con hipoglucemia grave: si el paciente sigue consciente pero muy confuso, el cuidador puede administrarle inmediatamente una fuente rápida de azúcar, como zumo de frutas o comprimidos de glucosa, para restablecer sus niveles de azúcar en sangre. Si la situación empeora y el paciente pierde el conocimiento, se requiere una respuesta rápida con la administración de glucagón, un medicamento de emergencia para elevar los niveles de glucosa en sangre. Cada minuto cuenta, porque cuanto más rápida sea la respuesta, menor será el riesgo de complicaciones graves o incluso mortales. Esta capacidad de intervención inmediata puede marcar la diferencia entre un resultado favorable y un empeoramiento dramático de la situación.

En situaciones de emergencia, la **comunicación rápida y clara** con el equipo médico es otro factor crucial de la capacidad de respuesta. Los auxiliares sanitarios deben ser capaces de transmitir la información esencial de forma concisa y precisa, a fin de orientar a los médicos o enfermeros en su tratamiento. Esto incluye la descripción de los síntomas observados, las medidas ya adoptadas (administración de glucosa, colocación del paciente, etc.) y la evolución del estado del paciente. Una comunicación eficaz permite al equipo médico ahorrar un tiempo precioso ajustando rápidamente el tratamiento. La comunicación rápida no es sólo para el equipo médico, sino también para la familia y los amigos del paciente. A menudo es importante tranquilizarles e informarles de lo que se está haciendo, para reducir su estrés y confusión en este momento crítico.

La **coordinación con el equipo asistencial** es esencial para garantizar una gestión fluida de la emergencia. El auxiliar de enfermería, en colaboración con los enfermeros, los médicos y, en ocasiones, otras partes implicadas, como los servicios de urgencias, debe asegurarse de que todo transcurre con fluidez y eficacia. Por ejemplo, en la reanimación cardiopulmonar, cada segundo cuenta, y un buen reparto de tareas entre los distintos cuidadores -masaje cardíaco, administración de oxígeno, control de las constantes vitales- contribuye a optimizar las posibilidades de supervivencia del paciente. Por lo tanto, los asistentes sanitarios deben ser capaces de integrarse rápidamente en esta dinámica de equipo, permaneciendo atentos a los cambios en el estado del paciente.

Otro aspecto crucial de la capacidad de respuesta en situaciones de emergencia es la **gestión del estrés**. Estas situaciones son intrínsecamente estresantes, tanto para los cuidadores como para los pacientes y sus familias. La capacidad del cuidador para mantener la calma, seguir los protocolos y actuar de forma estructurada es esencial para evitar errores. En ocasiones, el estrés puede paralizar la toma de decisiones o conducir a acciones precipitadas y torpes. La formación periódica y los ejercicios de simulación de emergencias ayudan a los cuidadores a adquirir los reflejos necesarios y a desarrollar resiliencia ante la presión. Al permanecer concentrado y mantener una actitud tranquila y tranquilizadora, el cuidador no sólo actúa con eficacia, sino que también contribuye a calmar el ambiente, reduciendo la ansiedad de los pacientes y sus familiares.

La **prevención** también desempeña un papel en la capacidad de reacción. Anticiparse a las situaciones de emergencia nos permite actuar antes de que se produzcan. Por ejemplo, en el caso de un paciente diabético, un control cuidadoso de los niveles de azúcar en sangre permite ajustar rápidamente las dosis de insulina antes de que la glucemia descienda a niveles peligrosos. Al anticiparse a los signos de desequilibrio, el asistente sanitario puede evitar que se produzca una situación de emergencia. La prevención también implica educar a los pacientes: aprender a reconocer por sí mismos los signos de alarma de una crisis, ya sea hipoglucemia, hiperglucemia o dificultad respiratoria, les permite actuar antes y buscar ayuda antes de que la situación se vuelva crítica.

Por último, tras una situación de emergencia, **la reflexión posterior** es igual de importante para mejorar la capacidad de respuesta en el futuro. El auxiliar de enfermería, en colaboración con el equipo médico, puede analizar las acciones realizadas, identificando lo que funcionó bien y lo que podría mejorarse. Este análisis ayuda a reforzar los protocolos de emergencia, perfeccionar las competencias individuales y colectivas y garantizar una mejor preparación para situaciones futuras. La retroalimentación, sobre todo en los servicios donde las urgencias son frecuentes, es esencial para mejorar la capacidad de respuesta de los equipos y garantizar que cada paciente reciba la atención más rápida y adecuada.

- **Subsección 2: Apoyo al final de la vida**
  - Las particularidades de los cuidados paliativos para pacientes con diabetes

Los cuidados paliativos para pacientes con diabetes tienen sus propias características específicas, que requieren un enfoque adaptado a las necesidades físicas, emocionales y psicológicas de estos pacientes. Como enfermedad crónica asociada a menudo a múltiples complicaciones, la diabetes añade un nuevo nivel de complejidad a los cuidados al final de la vida. En este contexto, el objetivo de los cuidados ya no es prolongar la vida a toda costa o mantener un control estricto de los niveles de azúcar en sangre, sino priorizar el confort, la calidad de vida y el alivio de los síntomas. Por lo tanto, los cuidados paliativos para un paciente diabético implican un enfoque holístico, que integra el tratamiento de las complicaciones relacionadas con la diabetes, al tiempo que tiene en cuenta los aspectos emocionales y los deseos del paciente y su familia.

Una de las primeras **particularidades de los** cuidados paliativos para pacientes con diabetes es la **gestión de los niveles de glucemia**. En los cuidados paliativos, los objetivos de control glucémico suelen ajustarse. En lugar de buscar un control estricto de los niveles de glucosa en sangre, como sería el caso de un paciente en la fase activa del tratamiento, se hace hincapié en evitar episodios de hiperglucemia o hipoglucemia graves, que podrían exacerbar el malestar del paciente. Por lo tanto, el cuidador debe controlar los niveles de azúcar en sangre con cierta flexibilidad, evitando al mismo tiempo los desequilibrios extremos. Por ejemplo, una hiperglucemia moderada puede tolerarse siempre que no provoque síntomas como sed excesiva, confusión o micción frecuente. Del mismo modo, los tratamientos insulinodependientes pueden reducirse o ajustarse para limitar el riesgo de hipoglucemia, un acontecimiento especialmente angustioso para un paciente al final de la vida.

Ajustar los tratamientos es otro aspecto clave de los cuidados paliativos para pacientes con diabetes. Al final de la vida, la necesidad de insulina o de fármacos hipoglucemiantes puede cambiar como consecuencia de la disminución del apetito, la pérdida de peso o la reducción de la actividad física. El auxiliar de enfermería, en colaboración con el equipo médico, debe adaptar las dosis de medicación para evitar cualquier complicación relacionada con una sobredosis de insulina, sobre todo en pacientes que comen poco o que ya no pueden comer. También es importante tener en cuenta las interacciones entre los medicamentos para la diabetes y los tratamientos paliativos administrados para aliviar el dolor, tratar la ansiedad o mejorar la respiración. Estas interacciones pueden influir en la necesidad de insulina u otros tratamientos, y requieren un seguimiento cuidadoso.

Las complicaciones a largo plazo de la diabetes, como la neuropatía, la nefropatía o la retinopatía, siguen afectando a los pacientes de cuidados paliativos. Aunque la prioridad es el confort y no la prevención de nuevas complicaciones, es esencial controlar los síntomas asociados a estas complicaciones para mejorar la calidad de vida. Por ejemplo, la **neuropatía diabética**, que a menudo se manifiesta como dolor o sensación de quemazón en las extremidades inferiores, puede requerir cuidados específicos para aliviar el dolor, como medicación para el dolor neuropático o masajes suaves para reducir las molestias. Los cuidadores también pueden ayudar a aliviar las molestias asegurándose de que el paciente esté en la posición adecuada y vigilando los signos de empeoramiento del dolor.

El cuidado de las heridas, sobre todo en los pies, sigue siendo un componente importante de los cuidados paliativos de los pacientes diabéticos. Incluso en la fase paliativa, los pacientes pueden ser propensos a sufrir úlceras diabéticas que, si no se tratan adecuadamente, pueden dar lugar a dolorosas infecciones. El objetivo es mantener las heridas lo más limpias y cómodas posible, evitando al mismo tiempo procedimientos invasivos. El cuidador debe limpiar las heridas, aplicar apósitos estériles y vigilar los signos de infección, como enrojecimiento, secreción o aumento del dolor. Sin embargo, en los cuidados paliativos se hace más hincapié en el **alivio del dolor** que en la curación completa de las heridas.

Otro aspecto particular de los cuidados paliativos para pacientes con diabetes es el **tratamiento de los síntomas relacionados con la alimentación**. Muchos pacientes al final de la vida pierden el apetito, lo que puede complicar el tratamiento de la diabetes. El cuidador debe asegurarse de que el paciente recibe suficientes nutrientes y líquidos para mantener un cierto nivel de confort, respetando al mismo tiempo sus preferencias alimentarias. Ya no se trata de imponer una dieta estricta, sino de favorecer los alimentos que aportan placer y confort al paciente. Si el paciente ya no desea comer, el equipo de enfermería puede decidir limitar las intervenciones, y el cuidador puede entonces concentrarse en el confort oral, manteniendo la boca húmeda y limpia para evitar el dolor asociado a la deshidratación.

El aspecto **psicológico y emocional** de los cuidados paliativos también es fundamental, sobre todo para los pacientes diabéticos que a menudo han vivido muchos años con la enfermedad y sus complicaciones. Estos pacientes pueden sentir una mezcla de fatiga, frustración y, a veces, ansiedad ante el final de la vida. Como cuidador, usted puede ofrecer un apoyo emocional inestimable escuchando los temores y preocupaciones del paciente. Además de proporcionar cuidados físicos, es esencial crear un entorno tranquilizador en el que los pacientes se sientan apoyados, escuchados y respetados en sus decisiones sobre el final de la vida. Esto también incluye el apoyo a las familias, que a menudo están ansiosas o anticipan el duelo, y que necesitan ser integradas en el proceso asistencial y acompañadas en su propio viaje emocional.

Por último, los cuidados paliativos para pacientes diabéticos requieren **una estrecha comunicación con el equipo sanitario**. El auxiliar de enfermería desempeña un papel fundamental en la transmisión de información sobre los cambios en el estado del paciente, la eficacia de los tratamientos administrados y los ajustes necesarios para maximizar el confort. Este trabajo en equipo es esencial para adaptar los cuidados en tiempo real, en función de las necesidades y los deseos del paciente. La comunicación también es clave para respetar los deseos del paciente en cuanto a las decisiones sobre el final de la vida, ya sea continuar con determinados tratamientos o pasar a un enfoque puramente paliativo.

　　　　○　　Gestión de los problemas emocionales: para los pacientes y sus familias

Gestionar los aspectos emocionales de los pacientes y sus familiares es un aspecto esencial de la asistencia, sobre todo en situaciones complejas o al final de la vida. Las emociones asociadas a la enfermedad, la pérdida de autonomía o la perspectiva de la muerte pueden ser intensas y desestabilizadoras, tanto para el paciente como para sus seres queridos. En virtud de su estrecha relación con el paciente, los asistentes sanitarios se encuentran en una posición privilegiada para proporcionar no sólo cuidados físicos, sino también apoyo emocional y psicológico.

Escuchando atentamente, ofreciendo un apoyo comprensivo y fomentando el diálogo abierto, los cuidadores pueden reducir la ansiedad, el miedo y los sentimientos de aislamiento, ayudando a los pacientes y a sus familiares a superar más fácilmente estos momentos difíciles.

Para **los pacientes**, la enfermedad crónica o el final de la vida suelen ser sinónimos de un profundo trastorno emocional. La constatación de que su salud se deteriora, la pérdida de control sobre su cuerpo y la incertidumbre sobre el futuro pueden provocar sentimientos de ansiedad, tristeza, rabia o negación. Los pacientes oscilan a menudo entre la aceptación y el rechazo de su situación. El auxiliar de enfermería debe estar especialmente atento a estas emociones y abordarlas con empatía y paciencia. Al estar disponible para escuchar al paciente, sin juzgarle ni precipitarse, el cuidador permite al paciente expresar libremente sus miedos, dudas y frustraciones. Esta **escucha activa** es un acto de cuidado en sí mismo, porque reconoce la humanidad del paciente más allá de su enfermedad y le permite sentirse escuchado y comprendido.

El apoyo emocional a los pacientes también implica validar sus sentimientos. Es importante reconocer que emociones como la tristeza o la ira son reacciones normales ante la enfermedad y la perspectiva del final de la vida. Al normalizar estos sentimientos, el cuidador ayuda al paciente a aceptarlos como parte del proceso de curación emocional, sin tratar de minimizar o negar su importancia. Además, el cuidador puede utilizar técnicas de apoyo no verbales, como el contacto físico tranquilizador (poner una mano en el hombro del paciente, por ejemplo), o una simple sonrisa, que pueden tener un efecto calmante y reconfortante.

En algunos casos, los pacientes también pueden tener un sentimiento de **culpa** o de carga hacia sus seres queridos, sobre todo si necesitan asistencia constante. Pueden temer ser demasiado dependientes o tener un impacto negativo en la vida de su familia. El cuidador puede desempeñar un papel crucial recordando al paciente que tiene derecho a estos cuidados y que se le ofrecen con compasión y respeto. Tranquilizar al paciente diciéndole que recibir cuidados no merma en absoluto su dignidad ni su valor como persona es fundamental para aliviar el sentimiento de culpa.

Al final de la vida, los pacientes suelen tener que **elaborar su duelo** por adelantado. Si están formados y se sienten cómodos con este aspecto de la asistencia, los asistentes sanitarios pueden ayudar a los pacientes en este proceso abordando los temas de la muerte y el más allá con respeto y sensibilidad, si el paciente así lo desea. Al permitir que los pacientes hablen de sus miedos y creencias, los cuidadores pueden ayudarles a alcanzar cierto grado de paz interior. Estar abierto a estas conversaciones también puede animar al paciente a tomar decisiones importantes, como escribir sus últimas voluntades o preparar su despedida, proporcionándole un espacio seguro para estas reflexiones íntimas.

Apoyar a la familia es otra parte esencial de la gestión de los aspectos emocionales. Para los seres queridos, acompañar a un ser querido durante la enfermedad o al final de la vida puede ser una experiencia emocionalmente difícil. La preocupación por el sufrimiento del paciente, la fatiga asociada a los cuidados diarios y la anticipación del duelo pueden generar una gran angustia emocional en los familiares. Al escuchar a sus seres queridos, los cuidadores les ofrecen un espacio en el que ellos también pueden expresar sus emociones, dudas y temores. Al reconocer su dolor y apoyarles en este difícil periodo, el cuidador desempeña un papel fundamental para aliviar su carga emocional.

También es frecuente que los familiares se sientan **impotentes** ante la enfermedad. El cuidador puede animarles a participar activamente en los cuidados en la medida de sus posibilidades, ya sea ayudando al paciente en las tareas cotidianas, ofreciéndole momentos de tranquilidad o simplemente permaneciendo a su lado. Al implicar a los familiares en el proceso asistencial, el cuidador les ayuda a recuperar un sentido de propósito y conexión con su ser querido, lo que puede aliviar los sentimientos de impotencia.

Los cuidadores también deben ser conscientes del impacto de la enfermedad en **la dinámica familiar**. A menudo, la gestión de la enfermedad puede poner de manifiesto tensiones o conflictos entre los miembros de la familia, relacionados con diferencias sobre las decisiones relativas a los cuidados o el reparto de responsabilidades. En estas situaciones, el cuidador puede desempeñar un papel **de mediador**, fomentando el diálogo abierto y recordando a todos que el objetivo común es el bienestar del paciente. Al favorecer una comunicación serena, contribuye a reforzar la solidaridad familiar frente a la adversidad.

El apoyo en el duelo es también una de las responsabilidades emocionales del cuidador. Cuando se acerca la muerte, es importante apoyar a los familiares en el proceso de duelo, ofreciéndoles momentos de intimidad con el paciente y apoyándoles en las últimas etapas de la vida. Tras la muerte, el cuidador puede seguir prestando apoyo, ya sea con palabras de consuelo o con una presencia afectuosa. En algunas culturas, el paso a la muerte puede ir acompañado de rituales específicos, y el cuidador debe asegurarse de que se respetan estas tradiciones, ofreciendo a la familia el espacio necesario para honrar a su ser querido de acuerdo con sus creencias.

      ◦   Equilibrio entre los cuidados y el respeto de los deseos del paciente

Lograr un equilibrio entre la asistencia y el respeto de los deseos del paciente es uno de los principios fundamentales de la asistencia sanitaria, sobre todo en contextos complejos como los cuidados paliativos o el tratamiento de enfermedades crónicas como la diabetes. Este equilibrio exige que el cuidador tenga en cuenta las elecciones, preferencias y valores del paciente, garantizando al mismo tiempo que la atención prestada sea adecuada y de alta calidad. Se trata de conciliar los objetivos médicos con el respeto de la autonomía del paciente, aspecto esencial para preservar su dignidad y su bienestar psicológico. El auxiliar de enfermería, en primera línea de los cuidados, desempeña un papel clave en este enfoque, cultivando un oído atento y una relación de confianza con el paciente, al tiempo que sigue siendo un mediador entre las necesidades médicas y los deseos expresados por el paciente.

El respeto de los deseos de los pacientes se basa sobre todo en el reconocimiento de su autonomía. Como individuos, los pacientes tienen derecho a tomar decisiones sobre su propia salud y cuidados, aunque estas decisiones a veces vayan en contra del consejo médico. Puede tratarse de preferencias por un tratamiento concreto, límites a un tratamiento excesivamente celoso o decisiones sobre el final de la vida. Al escuchar al paciente, el cuidador debe asegurarse primero de que comprende plenamente esos deseos, formulando preguntas abiertas y fomentando un diálogo sin prejuicios. El papel del cuidador no es convencer, sino apoyar y aconsejar, respetando las opciones expresadas por el paciente.

Sin embargo, respetar los deseos del paciente no significa una ausencia de cuidados u orientación. Los cuidadores también deben asegurarse de que los pacientes estén **plenamente informados de** las consecuencias de sus decisiones. Esto significa explicar claramente, en un lenguaje accesible, las distintas opciones asistenciales, los beneficios y riesgos asociados a cada elección y las posibles alternativas. Por ejemplo, en el caso de un paciente diabético que desee interrumpir un tratamiento concreto, el cuidador puede explicarle las consecuencias de tal elección, como el riesgo de hiperglucemia u otras complicaciones. Pero también debe entender que el paciente puede tener razones personales o espirituales para tomar esa decisión, y que es importante respetarla, encontrando al mismo tiempo formas de mitigar las consecuencias negativas.

Uno de los principales retos a la hora de conciliar la asistencia con el respeto a los deseos de los pacientes es **gestionar las situaciones en las que las decisiones de los pacientes pueden**

comprometer su salud. En algunos casos, el paciente puede rechazar cuidados o tratamientos esenciales, por ejemplo en la fase terminal, cuando ya no desea someterse a tratamientos invasivos ni prolongar su vida a toda costa. En esta situación, el cuidador debe mostrar una gran sensibilidad y una profunda comprensión de las necesidades del paciente. En lugar de forzar o intentar cambiar la decisión del paciente, el cuidador puede explorar con él otras formas de mejorar su calidad de vida, por ejemplo centrándose en el confort, el alivio del dolor y el apoyo psicológico. Este enfoque respetuoso preserva la dignidad del paciente sin dejar de prestarle los cuidados adecuados.

La comunicación es una herramienta esencial para lograr este equilibrio. El cuidador no sólo debe escuchar al paciente, sino también crear un espacio en el que éste se sienta seguro para expresar sus preferencias, temores y esperanzas. En muchas situaciones, los pacientes son reacios a expresar sus deseos, por miedo a decepcionar al equipo asistencial o a crear tensiones con sus seres queridos. Al garantizar un diálogo abierto y afectuoso, el asistente sanitario puede desempeñar el papel de mediador entre el paciente, su familia y el equipo médico. El objetivo es facilitar conversaciones sinceras y transparentes sobre los deseos del paciente, para que todos estén de acuerdo con los objetivos de los cuidados.

En los cuidados paliativos, este equilibrio entre asistencia y respeto de los deseos adquiere especial importancia. Los pacientes al final de la vida expresan a menudo deseos muy concretos sobre su atención, como la elección de limitar ciertos tratamientos invasivos, permanecer en casa o evitar el sobretratamiento. Los cuidadores deben respetar estos deseos y adaptar los cuidados en consecuencia, aunque ello implique reducir determinadas intervenciones médicas. En estas situaciones, los cuidados se convierten en una cuestión de comodidad y dignidad. Por ejemplo, un paciente que rechaza la nutrición artificial puede seguir recibiendo cuidados paliativos destinados a aliviar el dolor, mantener la hidratación o aliviar la ansiedad. El énfasis se pone en el apoyo humano y el respeto a las decisiones del paciente, más que en la curación o la prolongación de la vida a toda costa.

No hay que subestimar la importancia **del aspecto emocional** en este proceso. Las decisiones de los pacientes suelen estar vinculadas a creencias muy arraigadas, valores personales o experiencias pasadas. Por ejemplo, un paciente que ya ha sufrido varias hospitalizaciones traumáticas puede decidir limitar futuras intervenciones. Los cuidadores deben comprender estas motivaciones, no sólo para apoyar mejor a los pacientes, sino también para respetar su visión de los cuidados y del final de la vida. También es importante apoyar emocionalmente al paciente durante todo el proceso de toma de decisiones. Permaneciendo presente, escuchando y ofreciendo una actitud no directiva, el cuidador ayuda al paciente a sentirse escuchado y respetado en sus decisiones.

El apoyo a la familia también forma parte de este equilibrio. A menudo, las familias pueden tener expectativas u opiniones diferentes de las del paciente. Pueden querer que se haga todo lo posible por prolongar la vida, mientras que el paciente puede preferir un enfoque más orientado a la comodidad. En estas situaciones, el auxiliar asistencial no sólo debe respetar los deseos del paciente, sino también facilitar la comunicación entre éste y sus allegados. Esto puede implicar explicar el enfoque paliativo a la familia, subrayar la importancia de respetar los deseos del paciente u organizar reuniones con el equipo médico para aclarar las opciones de cuidados y las decisiones futuras.

Capítulo 5

La función educativa del auxiliar de diabetología

- **Subsección 1: La educación terapéutica: un pilar de la asistencia**
  - ○ Enseñanza del autocontrol de la glucemia: técnicas y herramientas

Enseñar el autocontrol de la glucemia es un aspecto fundamental del tratamiento de los pacientes con diabetes. Esta habilidad permite a los pacientes tomar el control de la gestión diaria de su diabetes, ajustar su tratamiento en función de las fluctuaciones de sus niveles de azúcar en sangre y prevenir complicaciones a largo plazo. Para el asistente sanitario, enseñar esta técnica implica no sólo explicar cómo utilizar las herramientas disponibles, sino también asegurarse de que el paciente comprende la importancia de esta monitorización y es capaz de interpretar los resultados para adaptar su estilo de vida y su tratamiento. Es una parte esencial del desarrollo de la autonomía de los pacientes y de darles los medios para vivir mejor con su enfermedad.

El autocontrol de la glucemia se basa en técnicas sencillas, pero requiere una práctica regular y una buena comprensión de lo que hay que hacer. El primer paso es enseñar al paciente a utilizar un glucómetro, la herramienta básica para medir los niveles de glucemia capilar. En primer lugar, el asistente sanitario debe presentar el aparato al paciente, explicarle cómo funciona y mostrarle cómo preparar el equipo, en particular las tiras reactivas y las lancetas. Es importante tranquilizar al paciente asegurándole que el procedimiento es sencillo, al tiempo que se le muestran las buenas prácticas para obtener un resultado exacto.

El proceso comienza con el **lavado de manos**. Los pacientes deben comprender que lavarse las manos con agua caliente y jabón antes de tomar la muestra de sangre es esencial para evitar cualquier contaminación que pudiera falsear los resultados. Además, calienta las manos, lo que facilita el flujo sanguíneo y la toma de muestras. Si no es posible lavarse las manos, el asistente sanitario puede recomendar el uso de una toallita con alcohol, pero es fundamental secarse bien los dedos antes de tomar la muestra.

Por lo general, la sangre se extrae de la punta del dedo, ya que es una zona de fácil acceso. El asistente sanitario debe mostrar al paciente cómo **pinchar en el lateral del dedo** en lugar de en el centro de la pulpa, ya que es menos doloroso y reduce el riesgo de formación de callos. Se recomienda utilizar una lanceta de un solo uso para garantizar una higiene óptima y evitar infecciones. Ajustando la profundidad de la punción al grosor de la piel del paciente, el asistente sanitario también puede asegurarse de que la muestra se toma de forma eficaz pero sin traumatismos.

Una vez obtenida la gota de sangre, el paciente debe aprender a aplicarla correctamente en la tira reactiva. El asistente sanitario debe insistir en la importancia de aplicar la **cantidad correcta de sangre** para evitar errores de lectura. Una vez encendido el glucómetro, sólo hay que esperar unos segundos a que se muestre el resultado. En este momento, el asistente sanitario debe guiar al paciente en la interpretación del resultado. Esto incluye una explicación de los valores normales de glucemia en ayunas (generalmente entre 0,70 y 1,10 g/L) y después de las comidas (no superar 1,40-1,80 g/L dos horas después). Estos umbrales pueden variar ligeramente en función de las recomendaciones del médico, pero es importante que los pacientes conozcan las desviaciones que pueden requerir una actuación inmediata, como la toma de glucosa en caso de hipoglucemia o la administración de insulina en caso de hiperglucemia.

El cuidador también debe explicar al paciente **cuándo** y **con qué frecuencia debe** realizar estos controles. Dependiendo del tipo de diabetes, del tratamiento (insulina o medicación oral) y de la estabilidad del nivel de azúcar en sangre, la frecuencia de los controles puede variar. Por ejemplo, un paciente con insulina rápida necesitará medir su nivel de azúcar en sangre varias veces al día, antes y después de las comidas, mientras que un paciente con medicación antidiabética oral puede necesitar medirlo con menos frecuencia, como una vez por la mañana en ayunas y una vez por la tarde. Por tanto, los cuidadores pueden adaptar sus consejos al tratamiento y las necesidades del paciente.

Otro aspecto crucial de la enseñanza es el **uso de un diario**. Es esencial que el paciente anote cada resultado de glucemia, así como la hora de la prueba y cualquier detalle contextual como comidas, actividad física o medicación tomada. Esto no sólo ayuda al paciente a comprender cómo fluctúan sus niveles de azúcar en sangre con su estilo de vida, sino que también constituye una valiosa fuente de información para el médico durante las consultas. El cuidador puede animar al paciente a anotar también los síntomas que experimenta cuando se producen picos de hiperglucemia o hipoglucemia, lo que facilitará el ajuste de los tratamientos.

Con la evolución de la tecnología, muchos pacientes pueden beneficiarse ahora de **los dispositivos de monitorización continua de la glucosa (MCG)**. Estos dispositivos miden automáticamente los niveles de glucosa en sangre a intervalos regulares a lo largo del día y transmiten los resultados a una aplicación móvil o a un medidor específico. El cuidador, en este caso, debe explicar al paciente cómo utilizar y mantener estos dispositivos, que a menudo implican la colocación de un sensor bajo la piel, normalmente en el abdomen o el brazo. Formar al paciente en el uso de estas tecnologías, a menudo más complejas, es esencial para garantizar su correcto funcionamiento y maximizar su eficacia.

Una parte esencial del aprendizaje también implica **reaccionar ante los resultados** del autocontrol. El cuidador debe enseñar al paciente cómo reaccionar si los niveles de glucosa en sangre son demasiado bajos (hipoglucemia) o demasiado altos (hiperglucemia). Por ejemplo, en caso de hipoglucemia (glucemia inferior a 0,70 g/l), se debe enseñar al paciente a ingerir rápidamente de 15 a 20 gramos de hidratos de carbono rápidos, como caramelos, azúcar en polvo o un vaso de zumo de frutas, y a comprobar de nuevo su glucemia 15 minutos después. En caso de hiperglucemia, especialmente si persiste a pesar de la administración de insulina, puede ser necesario ponerse en contacto con el médico para ajustar el tratamiento o vigilar cualquier síntoma de complicaciones como la cetosis.

Por último, el asistente sanitario desempeña un papel crucial a la hora de **educar al paciente sobre cómo evitar errores** comunes asociados al autodiagnóstico. Por ejemplo, es importante que los pacientes sepan cómo comprobar regularmente la fecha de caducidad de las tiras reactivas, ya que pueden dar resultados inexactos si están caducadas. También deben aprender a no apretar o masajear excesivamente el dedo antes de pincharse, ya que esto puede diluir la sangre con líquido intersticial y distorsionar la lectura de glucosa en sangre. El cuidado adecuado del medidor, incluida su limpieza y calibración periódicas, también es un consejo importante que puede dar el asistente sanitario.

       ◦   Asesoramiento sobre el tratamiento con insulina: inyecciones, conservación y ritmo

El asesoramiento sobre el tratamiento con insulina es una responsabilidad esencial de los auxiliares sanitarios que atienden a pacientes diabéticos. La insulina, una hormona esencial para regular los niveles de azúcar en sangre, se administra a diario a muchos pacientes diabéticos, sobre todo a los de tipo 1 y a algunos de tipo 2. Para que el tratamiento con insulina sea eficaz y seguro, es vital que los pacientes dominen no sólo la técnica de inyección, sino también cómo almacenar la insulina y la frecuencia de las inyecciones, en función de su estilo de vida y sus necesidades de azúcar en sangre. El asistente sanitario desempeña un papel fundamental a la hora de dar consejos prácticos y asegurarse de que el paciente entiende y cumple los protocolos de tratamiento.

Uno de los primeros aspectos que hay que abordar es la **técnica de inyección de** insulina. La mayoría de los pacientes utilizan plumas de insulina, que son fáciles de manejar y están diseñadas para que las inyecciones sean sencillas y precisas. El asistente sanitario debe asegurarse de que el paciente domina el uso de esta herramienta. Esto empieza por explicar cómo preparar la pluma: es esencial enseñar al paciente a comprobar siempre la dosis prescrita, a enroscar correctamente la aguja desechable y, a continuación, a cebar la pluma inyectando una pequeña gota de insulina en el aire para eliminar las burbujas y asegurarse de que el dispositivo funciona correctamente.

A continuación, es importante enseñar la **técnica de inyección en sí**. La insulina debe inyectarse en el tejido subcutáneo, no en el músculo, para garantizar una absorción adecuada. Los puntos de inyección preferidos son el abdomen, los muslos, los brazos o las nalgas. El asistente sanitario debe explicar que cada lugar de inyección tiene una velocidad de absorción diferente. El abdomen suele recomendarse para inyecciones rápidas, ya que la absorción es más rápida allí, mientras que los muslos o las nalgas pueden utilizarse para insulina de acción prolongada, debido a su absorción más lenta. También es fundamental insistir en la importancia de **cambiar regularmente los puntos de inyección**. Utilizar la misma zona con demasiada frecuencia puede provocar lipohipertrofia (acumulación de grasa bajo la piel), que puede ralentizar la absorción de la insulina y reducir su eficacia. El asistente sanitario puede sugerir técnicas de rotación, aconsejando al paciente que trace mentalmente cuadrantes en el abdomen o los muslos, y que utilice un lugar distinto para cada inyección.

También es esencial discutir la **técnica para manipular la piel**. Para los pacientes delgados o los que utilizan agujas más largas, a veces es necesario pellizcar suavemente la piel antes de la inyección para evitar que la aguja penetre demasiado en el músculo. Tras introducir la aguja en un ángulo de 90 grados (o de 45 grados en algunos casos), el paciente debe presionar el émbolo y esperar unos segundos después de la inyección para asegurarse de que se ha administrado toda la insulina antes de retirar la aguja.

Otro aspecto fundamental es el **almacenamiento de la insulina**. La insulina es un producto frágil que debe manipularse y almacenarse con cuidado para mantener su eficacia. El cuidador debe recordar al paciente que los viales o las plumas de insulina en uso pueden conservarse a temperatura ambiente, lejos de la luz y el calor, durante aproximadamente un mes, según las recomendaciones del fabricante. Sin embargo, es esencial que los suministros de insulina sin abrir se mantengan **refrigerados** entre 2 y 8 grados centígrados. Es importante no congelar nunca la insulina, ya que esto destruye su eficacia, y evitar dejarla expuesta a temperaturas extremas, ya sea al sol o cerca de una fuente de calor. El cuidador también puede aconsejar al paciente sobre cómo gestionar los viajes con insulina, recomendando el uso de bolsas isotérmicas para mantener la temperatura correcta cuando se viaja o se sale durante largos periodos.

La **frecuencia de las inyecciones** de insulina depende del tipo de insulina prescrita y de las necesidades específicas del paciente. La insulina se presenta en diferentes formas: de acción rápida, de acción intermedia y de acción prolongada. Cada tipo de insulina tiene un periodo de acción diferente, y el cuidador debe explicar al paciente cuándo debe administrarse cada tipo, en función de las comidas y del momento del día. Por ejemplo, la insulina de acción rápida suele inyectarse justo antes de las comidas para cubrir la subida postprandial de azúcar en sangre, mientras que la insulina de acción prolongada suele administrarse una vez al día, a la misma hora cada día, para garantizar una liberación continua de insulina durante 24 horas. El papel del cuidador es ayudar al paciente **a** entender **cómo ajustar las dosis de insulina** en función de la ingesta de alimentos, la actividad física y los resultados de glucemia.

Un aspecto que a menudo se pasa por alto, pero que es crucial, es la **gestión de los ajustes de insulina** para situaciones excepcionales. El cuidador debe informar al paciente de que determinadas circunstancias, como una enfermedad, el estrés o una actividad física inusual, pueden requerir ajustes de las dosis de insulina. Por ejemplo, una infección o un estrés intenso pueden provocar hiperglucemia y requerir dosis más altas de insulina de acción rápida, mientras que un ejercicio físico intenso puede provocar un descenso de los niveles de azúcar en sangre y requerir una reducción temporal de la insulina o una ingesta adicional de carbohidratos antes del ejercicio. Es esencial que los pacientes aprendan a vigilar de cerca sus niveles de azúcar en sangre en estas circunstancias y ajusten sus dosis de insulina de acuerdo con las recomendaciones de su médico.

Otro punto a tratar se refiere a la **gestión de la hipoglucemia**. Una de las complicaciones frecuentes del tratamiento con insulina es el riesgo de hipoglucemia, cuando los niveles de azúcar en sangre caen por debajo de los valores normales. El cuidador debe enseñar al paciente a detectar los primeros signos de hipoglucemia, como temblores, sudoración, confusión o palpitaciones, y a reaccionar rápidamente consumiendo hidratos de carbono rápidos, como azúcar o zumo de frutas. Es importante recordar a los pacientes que lleven siempre consigo una fuente de azúcar rápida en caso de emergencia y que controlen regularmente sus niveles de azúcar en sangre para prevenir estos episodios.

Por último, el cuidador debe animar al paciente a **llevar un diario para controlar su insulinoterapia**, anotando no sólo las dosis de insulina administradas, sino también los resultados de los niveles de glucosa en sangre antes y después de las comidas, así como cualquier acontecimiento inusual (como una enfermedad o una actividad física intensa) que pueda influir en las necesidades de insulina. Este seguimiento permite identificar patrones o variaciones en las necesidades de insulina y facilita el ajuste de las dosis en colaboración con el equipo médico.

      ◦   Sensibilización sobre la importancia de la actividad física adaptada

La concienciación sobre la importancia de la actividad física adaptada es un componente esencial del control de la diabetes, tanto para los pacientes con diabetes de tipo 1 como de tipo 2. La actividad física desempeña un papel clave en la mejora de la sensibilidad a la insulina, la regulación de los niveles de azúcar en sangre, el control del peso y la prevención de complicaciones a largo plazo. Sin embargo, para que sea beneficiosa y segura, esta actividad debe estar bien adaptada a las necesidades, capacidades físicas y posibles complicaciones de cada paciente. Como guía local, el asistente sanitario tiene un papel fundamental a la hora de educar a los pacientes y concienciarlos de la importancia del ejercicio físico, al tiempo que les ayuda a encontrar una rutina adecuada y sostenible.

Uno de los primeros puntos a tratar es la **relación entre la actividad física y la regulación de la glucemia**. Para los pacientes diabéticos, el ejercicio regular mejora la utilización de la glucosa por los músculos, reduciendo así los niveles de azúcar en sangre de forma natural. El cuidador debe explicar que, durante el ejercicio, los músculos consumen más glucosa para producir energía, reduciendo así los niveles de azúcar en sangre sin aumentar las dosis de insulina o medicación. Esta acción puede continuar después del ejercicio, ya que la actividad física mejora **la sensibilidad a la insulina**, lo que significa que el organismo se vuelve más eficiente a la hora de utilizar la insulina presente. Este efecto es especialmente beneficioso para los pacientes con diabetes de tipo 2, que suelen padecer resistencia a la insulina. Al incorporar regularmente el ejercicio a su rutina, no sólo pueden controlar mejor sus niveles de azúcar en sangre, sino también reducir su necesidad de medicación.

Otro aspecto importante de la actividad física es su papel en el **control del peso**, que es un factor crítico para los pacientes diabéticos, sobre todo los que padecen diabetes de tipo 2. Los cuidadores deben hacer hincapié en que incluso una modesta pérdida de peso puede mejorar significativamente el control de la diabetes. El ejercicio, combinado con una dieta equilibrada, ayuda a quemar el exceso de calorías, reducir la grasa corporal y mejorar la composición corporal. Esto ayuda a reducir la resistencia a la insulina y a mantener unos niveles de azúcar en sangre más estables a largo plazo. Al concienciar a los pacientes sobre este aspecto, los cuidadores pueden animarles a incorporar gradualmente el ejercicio a su rutina diaria para conseguir un peso saludable, un factor esencial para prevenir complicaciones como las enfermedades cardiovasculares.

Sin embargo, la actividad física debe **adaptarse a las capacidades físicas** y al estado de salud del paciente. Cada paciente es diferente, y determinadas formas de ejercicio pueden no ser adecuadas para todos, en particular para los pacientes con complicaciones como neuropatía, enfermedades cardiovasculares o problemas articulares. Por ello, los cuidadores deben concienciar a los pacientes de la importancia de elegir **actividades seguras y adecuadas** para su estado. Para los pacientes con neuropatía, por ejemplo, que pueden tener pérdida de sensibilidad en los pies, lo mejor es evitar actividades de alto impacto como correrque , pueden causarles lesiones sin que se den cuenta. En cambio, ejercicios como nadar, montar en bicicleta o caminar suelen ser más adecuados, ya que trabajan los músculos sin agravar el dolor articular ni provocar lesiones.

También es importante que el cuidador guíe al paciente en el **carácter progresivo del esfuerzo**. Para un paciente sedentario o poco habituado al ejercicio, es esencial empezar con actividades suaves e ir aumentando gradualmente la intensidad y la duración. Se trata de encontrar un equilibrio entre los beneficios de la actividad física y la prevención del riesgo de sobreesfuerzo o lesión. El cuidador puede fomentar actividades sencillas como pasear, trabajar en el jardín o incluso algunos ejercicios de estiramiento en casa para iniciar un cambio positivo en la rutina diaria. El objetivo es encontrar ejercicios que se adapten al paciente y que pueda incorporar fácilmente a su rutina diaria, sin sentirse presionado o agotado.

El **ritmo de ejercicio** también es un punto esencial que hay que discutir. El cuidador puede explicar que la Organización Mundial de la Salud recomienda al menos 150 minutos de actividad física moderada a la semana para los adultos, lo que equivale a unos 30 minutos al día, cinco días a la semana. Pero también es importante ajustar esta recomendación en función del estado físico del paciente. No es necesario hacerlo todo de una vez, e incluso sesiones cortas de 10 a 15 minutos varias veces al día pueden tener efectos beneficiosos sobre la regulación de la glucemia.

Además de controlar los niveles de azúcar en sangre y el peso, los cuidadores deben recordar que la actividad física tiene un **impacto positivo en el bienestar psicológico**. Muchos pacientes diabéticos pueden experimentar ansiedad, frustración o incluso depresión debido a las exigencias de la gestión diaria de su enfermedad. El ejercicio es una forma eficaz de reducir el estrés, mejorar el estado de ánimo y favorecer un mejor sueño. La liberación de endorfinas durante la actividad física ayuda a mejorar el estado de ánimo general, lo que es crucial para la motivación a largo plazo en el control de la diabetes. Al hacer hincapié en estos beneficios, el cuidador puede motivar al paciente para que adopte una actitud más proactiva hacia el ejercicio, viéndolo no sólo como una forma de controlar su enfermedad, sino también como una forma de mejorar su bienestar general.

Otro aspecto esencial que hay que abordar es la **gestión de los riesgos asociados al ejercicio**, sobre todo para los pacientes en tratamiento con insulina o fármacos hipoglucemiantes. El cuidador debe explicar al paciente que el ejercicio puede provocar hipoglucemia, sobre todo si la actividad es intensa o prolongada. Antes de iniciar cualquier sesión de ejercicio, los pacientes deben medir siempre sus niveles de azúcar en sangre. Si los niveles de azúcar en sangre están por debajo de 1 g/l, es aconsejable tomar un tentempié de carbohidratos antes de empezar el ejercicio para evitar que los niveles de azúcar en sangre caigan demasiado rápido. El cuidador también puede aconsejar al paciente que lleve siempre una fuente de carbohidratos rápidos, como caramelos o azúcar, para tratar rápidamente cualquier hipoglucemia durante el ejercicio. También es importante controlar los niveles de azúcar en sangre después del ejercicio, ya que el efecto del ejercicio sobre la sensibilidad a la insulina puede durar varias horas después de la actividad.

Por último, el cuidador debe insistir en la importancia de la **regularidad**. Para que la actividad física tenga un impacto real en el control de la diabetes, debe integrarse en el estilo de vida del paciente de forma sostenible. El cuidador puede animar al paciente a elegir actividades que le gusten y que pueda realizar fácilmente, para fomentar la adherencia a largo plazo. Encontrar un compañero para caminar, apuntarse a una clase de gimnasia adaptada o simplemente planificar paseos diarios por un parque puede hacer que el ejercicio sea más agradable y menos restrictivo.

- **Subsección 2: Educación dietética del paciente**
  - Consejos dietéticos prácticos: ajuste de la dieta en función de los niveles de azúcar en sangre

El asesoramiento dietético práctico para ajustar la dieta a los niveles de azúcar en sangre es esencial en el tratamiento de la diabetes, ya que la forma de comer del paciente tiene un impacto directo en el control de la glucemia. La dieta desempeña un papel clave en la regulación de los niveles de azúcar en sangre, y una de las principales responsabilidades del cuidador es concienciar a los pacientes de la importancia de comprender y ajustar su dieta en función de sus resultados de azúcar en sangre. El objetivo es ayudar a los pacientes a equilibrar sus comidas y, al mismo tiempo, prevenir las variaciones bruscas de los niveles de azúcar en sangre, ya sean hiperglucémicas o hipoglucémicas.

Una de las primeras cosas que hay que explicar al paciente es el papel de **los hidratos de carbono** en la dieta. Los hidratos de carbono, presentes en alimentos como el pan, la pasta, los cereales, la fruta y las verduras feculentas, influyen directamente en los niveles de azúcar en sangre. Tras la digestión, se convierten en glucosa en la sangre. El cuidador debe enseñar al paciente a reconocer los alimentos ricos en hidratos de carbono y a comprender cómo afecta su consumo a los niveles de azúcar en sangre. Sin embargo, el objetivo no es eliminar por completo los carbohidratos de la dieta, sino aprender a **gestionarlos correctamente** en función de las necesidades individuales. Es importante que el paciente sepa que la cantidad, la calidad y el momento de la ingesta de carbohidratos son clave para evitar grandes fluctuaciones en los niveles de azúcar en sangre.

El concepto **de índice glucémico (IG)** también es crucial para incorporar a los consejos dietéticos. El índice glucémico clasifica los alimentos que contienen carbohidratos en función de la rapidez con la que elevan los niveles de glucosa en sangre. Los alimentos con un índice glucémico alto, como el pan blanco, los dulces y los refrescos, provocan subidas rápidas de los niveles de azúcar en sangre, mientras que los alimentos con un índice glucémico bajo, como las legumbres, los cereales integrales y algunas frutas, liberan glucosa de forma más lenta y constante. El cuidador debe animar al paciente a elegir **alimentos de IG bajo**, que ayudan a mantener los niveles de azúcar en sangre más estables a lo largo del día y evitan la hiperglucemia posprandial (después de comer).

Además del índice glucémico, es esencial tener en cuenta el tamaño de **las porciones**. Los pacientes deben comprender que incluso los alimentos con un índice glucémico bajo pueden elevar significativamente los niveles de azúcar en sangre si se comen en exceso. Por lo tanto, el cuidador puede enseñar al paciente a **gestionar las raciones**, explicándole cómo equilibrar su plato. Por ejemplo, una ración moderada de arroz integral (con un IG más bajo que el arroz blanco) con verduras y proteínas magras, como pollo a la parrilla, es preferible a una gran ración de pasta blanca. El cuidador puede recomendar el uso de herramientas sencillas como el método del plato, en el que la mitad del plato se compone de verduras sin almidón, un cuarto de proteínas magras y un cuarto de carbohidratos complejos. Este método reduce el exceso de carbohidratos sin dejar de ofrecer una comida equilibrada y nutritiva.

Otro aspecto crucial es **adaptar la dieta del paciente en función de sus resultados de glucemia**. El cuidador debe enseñar al paciente a controlar regularmente sus niveles de azúcar en sangre, sobre todo antes y después de las comidas, para entender cómo reacciona su cuerpo a los distintos alimentos. Por ejemplo, si un paciente nota **hiperglucemia después de una comida**, probablemente tendrá que ajustar su ingesta de carbohidratos en futuras comidas o elegir alimentos con un IG más bajo. El cuidador puede animar al paciente a llevar un diario de alimentos, registrando las comidas y los resultados de la glucemia. Esto ayuda a identificar los patrones de glucemia y a realizar ajustes informados en función de las necesidades específicas del paciente. El diario también permite al médico o al dietista comprender mejor las reacciones del paciente a los distintos tipos de alimentos y adaptar el tratamiento si es necesario.

También es importante **adaptar** las comidas **a situaciones específicas**, como el ejercicio, el estrés o la enfermedad, que pueden influir en los niveles de azúcar en sangre. El cuidador debe explicar que el ejercicio puede reducir los niveles de azúcar en sangre, lo que significa que puede ser necesaria una ingesta extra de carbohidratos antes de una sesión de actividad física para prevenir la hipoglucemia. Del mismo modo, durante periodos de estrés o enfermedad, los niveles de azúcar en sangre pueden aumentar, aunque no haya cambios en la dieta. Por lo tanto, los pacientes deben aprender a ajustar sus comidas, por ejemplo reduciendo los carbohidratos rápidos durante estos periodos y aumentando la fibra y las proteínas para estabilizar los niveles de azúcar en sangre.

La importancia de los tentempiés es otro aspecto de los consejos dietéticos. Algunas personas, sobre todo las que toman insulina o fármacos hipoglucemiantes, pueden necesitar tentempiés entre comidas para prevenir la hipoglucemia. El cuidador puede aconsejar tentempiés sanos y equilibrados que aporten suficiente energía sin provocar una subida brusca de los niveles de azúcar en sangre. Aperitivos como un puñado de frutos secos, yogur natural sin azúcar o una pieza de fruta de bajo índice glucémico (como una manzana o bayas) son buenas opciones para mantener estables los niveles de azúcar en sangre entre comidas.

Por último, es esencial recordar al paciente que **cada persona reacciona de forma diferente a los alimentos**, y que el control de la diabetes es un proceso personalizado. El cuidador debe animar al paciente a tomarse el tiempo necesario para observar su cuerpo, escuchar sus reacciones y no dudar en ajustar sus hábitos alimentarios en función de lo que aprenda sobre su propio metabolismo. Esto también significa que el paciente no debe sentirse desanimado por las variaciones ocasionales de los niveles de azúcar en sangre, sino utilizarlas como un indicador para comprender mejor su cuerpo y adaptar su dieta.

   ◦   Gestión de comidas y tentempiés en hospitales
La gestión de las comidas y los tentempiés en el entorno hospitalario es un componente clave del bienestar y el cuidado de los pacientes, sobre todo de los que padecen enfermedades crónicas como la diabetes. En este entorno, en el que la atención médica está rigurosamente planificada y las necesidades nutricionales son variadas, una nutrición adecuada desempeña un papel crucial para estabilizar el estado de salud del paciente, controlar los niveles de azúcar en sangre y favorecer el proceso de curación. El auxiliar de enfermería, que está en primera línea de la atención al paciente, tiene un papel esencial a la hora de coordinar y ajustar las comidas a las necesidades específicas de cada paciente.

En el entorno hospitalario, cada paciente tiene necesidades nutricionales diferentes, y es importante que **las comidas se personalicen** en función de su patología, edad, tratamiento y estado general. Para un paciente diabético, el control de los niveles de azúcar en sangre es una prioridad, lo que requiere un ajuste preciso de la ingesta de carbohidratos y calorías. Los cuidadores deben asegurarse de que las comidas sean equilibradas y aporten los nutrientes necesarios sin provocar grandes fluctuaciones en los niveles de azúcar en sangre. Esto significa garantizar un equilibrio armonioso entre hidratos de carbono complejos, proteínas magras y fibra, evitando al mismo tiempo los excesos de azúcares rápidos, que pueden provocar picos de azúcar en sangre.

A la hora de **gestionar las comidas**, uno de los principales retos en el entorno hospitalario es el cumplimiento de los **horarios**. Las comidas deben servirse a horas regulares para evitar prolongar los periodos de ayuno, lo que podría provocar hipoglucemia en pacientes en tratamiento antidiabético o con insulina. Los cuidadores deben asegurarse de que los pacientes ingieran sus comidas en un tiempo razonable tras su distribución, para que la insulina o la medicación oral hagan efecto en el momento óptimo. Esta gestión rigurosa de los horarios de las comidas contribuye a mantener un buen control glucémico y a prevenir las complicaciones.

Otro aspecto importante de la gestión de las comidas hospitalarias es **ajustar las raciones** a las necesidades individuales. Cada paciente reacciona de forma diferente a las cantidades de carbohidratos y calorías, y puede ser necesario ajustar las raciones en función de los resultados de glucosa en sangre o de las instrucciones del médico. El cuidador, junto con el dietista del hospital, puede ajustar la cantidad de carbohidratos servidos, por ejemplo aumentando o reduciendo la porción de almidón, según los valores de glucemia del paciente. También es importante asegurarse de que los pacientes comen lo suficiente, especialmente los que sufren pérdida de apetito o desnutrición. En estos casos, pueden ofrecerse comidas más pequeñas pero más frecuentes, con alimentos ricos en nutrientes pero bajos en azúcares rápidos, como purés de verduras o batidos nutritivos.

La **accesibilidad y la presentación de las comidas** también son factores a tener en cuenta a la hora de gestionar las comidas hospitalarias. Algunos pacientes, sobre todo los ancianos o los que tienen movilidad reducida, pueden tener dificultades para comer por sí solos. Por tanto, los asistentes sanitarios deben garantizar que los pacientes tengan fácil acceso a sus comidas, ya sea ajustando la posición de la cama o proporcionándoles utensilios adecuados. Además, la presentación de las comidas influye en el apetito del paciente. Las comidas bien presentadas, con variedad de colores y texturas, pueden estimular el deseo de comer, lo que es especialmente importante para los pacientes que sufren una pérdida de apetito debido a una enfermedad o a un tratamiento.

La gestión de los tentempiés entre comidas es igual de esencial para los pacientes hospitalizados, sobre todo para aquellos que necesitan mantener niveles estables de azúcar en sangre a lo largo del día. El cuidador debe asegurarse de que los tentempiés sean **sanos y se adapten** a las necesidades del paciente, proporcionando ingestas regulares de hidratos de carbono complejos y proteínas para evitar variaciones importantes en los niveles de azúcar en sangre. Para un paciente diabético, es esencial que los tentempiés no contengan azúcares rápidos, sino hidratos de carbono de digestión lenta, como fruta de bajo índice glucémico (manzanas, peras, bayas), yogures sin azúcar o barritas de cereales ricas en fibra. Los cuidadores también pueden animar a los pacientes a tomar tentempiés ricos en proteínas, como almendras o nueces, que ayudan a mantener la saciedad y evitan los picos de azúcar en sangre.

El **horario de los tentempiés** también es un aspecto fundamental. Los pacientes en tratamiento con insulina, por ejemplo, pueden necesitar tentempiés en momentos estratégicos, como a última hora de la tarde o antes de acostarse, para evitar hipoglucemias nocturnas. El cuidador debe asegurarse de que estos tentempiés se toman a las horas adecuadas, en función de la medicación del paciente y de sus niveles de azúcar en sangre. Esto puede implicar trabajar estrechamente con el paciente para adaptar los horarios de los tentempiés a los resultados de glucemia y a las variaciones diarias.

También es importante tener en cuenta las **preferencias alimentarias** del paciente. Aunque el entorno hospitalario impone limitaciones, respetar las preferencias alimentarias puede influir positivamente en el apetito y el cumplimiento de la dieta propuesta. Los pacientes a los que les gusta lo que comen tendrán más probabilidades de terminar sus comidas y mantener así un equilibrio nutricional óptimo. Por lo tanto, los asistentes sanitarios deben prestar mucha atención a los comentarios de los pacientes, ajustando los menús a sus gustos siempre que sea posible y proponiendo alternativas si un paciente tiene aversiones alimentarias o restricciones religiosas o culturales. Esta atención a la personalización de las comidas puede contribuir a elevar el estado de ánimo de los pacientes, un factor clave para su recuperación.

Controlar la ingesta de alimentos es otra tarea esencial del auxiliar de cuidados. En un entorno hospitalario, es crucial controlar lo que realmente come cada paciente, ya que algunos pueden no terminarse la comida o tener dificultades para comer correctamente. El cuidador debe llevar un registro de las cantidades ingeridas e informar al dietista o al médico de cualquier dificultad o falta de apetito. Si un paciente muestra signos de desnutrición o no consume suficientes calorías, pueden tomarse medidas rápidamente, como introducir complementos alimenticios o ajustar la dieta.

Por último, la **coordinación con el personal médico y dietético** es esencial para garantizar una gestión óptima de las comidas y los tentempiés. El auxiliar de enfermería debe colaborar regularmente con el equipo de dietética para ajustar los menús a las necesidades específicas de los pacientes y garantizar que las modificaciones dietéticas sean compatibles con los tratamientos médicos. Esta colaboración es especialmente importante en el caso de los pacientes diabéticos, cuya dieta debe vigilarse de cerca y adaptarse a los resultados de glucosa en sangre, la medicación y los cambios en su estado de salud.

○ Fomentar la autosuficiencia al salir del servicio

Fomentar una alimentación independiente en el momento del alta es un objetivo central en la atención a los pacientes, sobre todo a los que padecen enfermedades crónicas como la diabetes. Cuando los pacientes abandonan el hospital o un servicio médico, deben ser capaces de gestionar su dieta de forma independiente para mantener un buen control glucémico y prevenir complicaciones. La función del asistente sanitario es proporcionar consejos prácticos y educación, para que los pacientes puedan tomar decisiones alimentarias informadas y sostenibles a diario. Debe hacerse hincapié en la adquisición de habilidades prácticas, una comprensión clara de las necesidades nutricionales específicas y la confianza en sí mismo para tomar las decisiones correctas a diario.

La alimentación independiente comienza con la **comprensión de las necesidades específicas del** paciente. El cuidador debe asegurarse de que el paciente comprende los principios básicos de una dieta adaptada a su estado de salud, como la gestión de los hidratos de carbono, el control de las raciones y la importancia de equilibrar cada comida. Para un paciente diabético, esto significa saber elegir alimentos con un índice glucémico bajo, comprender cómo afectan los carbohidratos a los niveles de azúcar en sangre y conocer la importancia de las proteínas y la fibra para ralentizar la absorción de azúcares en el torrente sanguíneo. Esta educación debe ser sencilla y pragmática, evitando términos demasiado técnicos, para que los pacientes puedan aplicar fácilmente las recomendaciones en casa.

El cuidador puede sugerir **estrategias prácticas** para facilitar la gestión diaria de las comidas. Un método eficaz es enseñar al paciente el método del plato equilibrado, que facilita la visualización de la distribución de los grupos de alimentos. Por ejemplo, llenar la mitad del plato con verduras sin almidón (como espinacas, zanahorias o brécol), un cuarto con una fuente de proteínas magras (como pescado, pollo o legumbres) y el último cuarto con hidratos de carbono complejos (como arroz integral o pasta integral). Este método intuitivo ayuda a los pacientes a estructurar sus comidas sin necesidad de pesar los alimentos ni contar rigurosamente las calorías, al tiempo que garantiza un buen equilibrio nutricional.

Una vez explicados los fundamentos de la nutrición, es fundamental animar a los pacientes a **planificar sus comidas**. La planificación ayuda a evitar las comidas impulsivas, que a menudo pueden ser ricas en azúcares o grasas saturadas, y favorece la regularidad de las comidas, esencial para estabilizar los niveles de azúcar en sangre. El cuidador puede aconsejar al paciente que elabore un menú semanal sencillo, basado en sus gustos y necesidades, y que prepare una lista de la compra en consecuencia. Esto ahorra tiempo, reduce el estrés de la preparación de las comidas y garantiza que el paciente disponga de los alimentos que necesita para mantener una dieta equilibrada durante toda la semana.

El cuidador también debe animar al paciente a **tomar decisiones informadas** cuando coma fuera de casa, ya sea en un restaurante, en una comida familiar o de viaje. Aprender a detectar las opciones más saludables de un menú o a pedir cambios (como sustituir las patatas fritas por verduras o pedir una salsa aparte) puede ayudar a los pacientes a cumplir sus objetivos dietéticos, incluso fuera de casa. Además, puede ser útil sugerir a los pacientes que coman un pequeño tentempié saludable antes de salir para evitar acabar hambrientos y tomar decisiones alimentarias imprudentes.

La gestión de las raciones es otro aspecto esencial para fomentar la alimentación independiente. En el hospital, las comidas suelen prepararse de acuerdo con las necesidades nutricionales precisas del paciente, pero en casa, éste debe aprender a gestionar sus raciones de forma independiente. El cuidador puede mostrar al paciente consejos sencillos, como utilizar el tamaño de la palma de la mano para calcular una ración de proteínas, o un puñado para medir una ración de almidón. Estos métodos visuales facilitan que el paciente controle la cantidad de comida que ingiere sin sentirse obligado a seguir medidas estrictas o complejas.

El autocontrol es otro pilar de la alimentación independiente, sobre todo para los pacientes diabéticos. Los cuidadores deben recordar a los pacientes la importancia de controlar regularmente sus niveles de azúcar en sangre, sobre todo después de las comidas, para comprender cómo afectan los distintos tipos de alimentos a sus niveles de azúcar en sangre. Si un paciente observa que una comida rica en carbohidratos o azúcares rápidos provoca un aumento significativo de los niveles de azúcar en sangre, sabrá que debe ajustar sus elecciones alimentarias para futuras comidas. Este seguimiento periódico, combinado con ajustes dietéticos, permite a los pacientes comprender mejor las necesidades de su organismo y ajustar sus hábitos alimentarios en consecuencia.

Otro punto importante es ayudar al paciente **a desarrollar hábitos alimentarios flexibles** pero constantes. Es vital que el paciente no se sienta limitado por dietas excesivamente estrictas o restrictivas, que podrían ser difíciles de mantener a largo plazo. Por lo tanto, el cuidador debe fomentar una dieta variada y agradable, haciendo hincapié en que la alimentación independiente se basa en la capacidad de equilibrar las comidas y no en la privación. El paciente debe sentirse libre para disfrutar ocasionalmente de ciertos placeres alimentarios, sabiendo al mismo tiempo cómo equilibrar sus comidas después para compensar.

Al mismo tiempo, es esencial **concienciar a los pacientes de la importancia de la hidratación**. El agua desempeña un papel crucial en el metabolismo y ayuda a regular los niveles de azúcar en sangre, en particular ayudando a eliminar el exceso de glucosa a través de la orina en caso de hiperglucemia. El cuidador debe recordar al paciente que beba regularmente a lo largo del día, evitando las bebidas azucaradas, que pueden elevar rápidamente los niveles de azúcar en sangre. En particular, alternativas como el agua con sabor a fruta, las infusiones o las bebidas sin azúcar pueden ser opciones agradables y saludables.

Los cuidadores también pueden fomentar la alimentación independiente **implicando** en el proceso **a las personas cercanas** al paciente. A veces, la gestión de los alimentos puede ser un reto, sobre todo para las personas que no cocinan con regularidad o que dependen de otros para preparar las comidas. Implicando a los familiares en la educación nutricional, es posible crear un entorno doméstico de apoyo en el que las comidas se preparen de forma coherente con las necesidades del paciente. Los familiares también pueden desempeñar un papel crucial ayudando a respetar los horarios de las comidas y participando en la planificación de los menús.

Por último, el apoyo a la alimentación independiente debe incluir **consejos prácticos para hacer la compra**, como leer las etiquetas nutricionales para elegir alimentos bajos en azúcar y grasas saturadas, preferir productos frescos y no procesados, y evitar los alimentos ultraprocesados ricos en aditivos y azúcares ocultos. El cuidador puede explicar cómo detectar las palabras "sin azúcares añadidos", "alto contenido en fibra" o "IG bajo", que se adaptan mejor a las necesidades de los pacientes diabéticos. Al saber qué productos elegir y qué ingredientes evitar, los pacientes adquieren más confianza en sus elecciones alimentarias, lo que a su vez aumenta su independencia.

- **Subparte 3: Apoyo a los pacientes en la gestión emocional**
  - Ayudar a los pacientes a afrontar la ansiedad relacionada con la enfermedad

Ayudar a los pacientes a afrontar la ansiedad relacionada con la enfermedad es una parte esencial del papel del cuidador. Cuando los pacientes se enfrentan a una enfermedad crónica o grave, como la diabetes o cualquier otro trastorno de salud, a menudo se sienten ansiosos por la incertidumbre de su futuro, las posibles complicaciones o simplemente la idea de gestionar su enfermedad día a día. Esta ansiedad puede afectar no sólo a su bienestar mental, sino también a su capacidad para cuidarse y seguir correctamente su tratamiento. Por lo tanto, es crucial que el cuidador proporcione apoyo emocional y psicológico para ayudar al paciente a superar esta ansiedad, recuperar la sensación de calma y reforzar su confianza en su capacidad para gestionar su enfermedad.

El primer paso para atender a un paciente ansioso es **escuchar**. Es esencial dejar que los pacientes expresen sus miedos, dudas y emociones sin juzgarlos. A menudo, la ansiedad puede deberse a la sensación de no tener control sobre su estado de salud o de no comprender plenamente las implicaciones de su enfermedad. Por tanto, el cuidador debe ofrecer una escucha atenta, permitiendo al paciente verbalizar sus temores, ya sean racionales o irracionales. El simple hecho de hablar de sus temores puede aliviar al paciente, que se siente escuchado y tenido en cuenta.

Además de una escucha activa, el cuidador debe ofrecer **información clara** sobre la enfermedad, los tratamientos y los cambios necesarios en el estilo de vida. La ansiedad suele deberse a la falta de comprensión o de información. Explicando con calma y de forma accesible en qué consiste la enfermedad, cómo puede tratarse y qué pasos hay que dar, el cuidador ayuda a reducir la incertidumbre que alimenta la ansiedad. Por ejemplo, para un paciente diabético, entender cómo funciona la insulina, cómo ajustar su dieta en función de sus niveles de azúcar en sangre y cómo evitar complicaciones puede transformar una situación que parece fuera de control en una rutina controlada.

Sin embargo, es importante **dosificar la información** en función del estado emocional del paciente. Ante una sobrecarga de información médica, un paciente ya de por sí ansioso puede sentirse aún más abrumado. Por tanto, los asistentes sanitarios deben ajustar su enfoque, proporcionando la información en pequeños pasos y comprobando regularmente que el paciente la entiende y no se siente abrumado. La clave está en desglosar la información compleja en elementos sencillos, digeribles y prácticos que el paciente pueda aplicar gradualmente en su vida diaria.

Otra estrategia eficaz para ayudar a los pacientes a controlar su ansiedad es animarles a **participar activamente en su propio cuidado**. Uno de los principales factores de la ansiedad relacionada con la enfermedad es la sensación de impotencia o pérdida de control. Al implicar a los pacientes en las decisiones sobre su tratamiento o estilo de vida, los cuidadores les dan los medios para recuperar cierto control sobre su situación. Esto puede adoptar la forma de gestos sencillos, como animar a los pacientes a controlar sus propios niveles de azúcar en sangre, a participar en la elaboración de su plan de comidas o a decidir qué actividades físicas quieren incorporar a su rutina diaria. Al capacitar a los pacientes para que tomen las riendas de su propia salud, pueden recuperar el control de su cuerpo y reducir su ansiedad.

Los cuidadores también pueden sugerir **técnicas de relajación** para ayudar a los pacientes a controlar su ansiedad en el día a día. Ejercicios sencillos como la respiración profunda, la meditación o la relajación muscular progresiva pueden ayudar a calmar el sistema nervioso y reducir los síntomas físicos de la ansiedad, como las palpitaciones o la tensión muscular. Dedicando unos minutos al día a practicar estas técnicas, el paciente puede aprender a gestionar los picos de ansiedad con mayor eficacia. El cuidador también puede recomendar actividades tranquilizadoras como pasear, leer o escuchar música, para ayudar al paciente a alejarse de los pensamientos ansiosos y volver a centrarse en placeres sencillos.

El apoyo emocional de las personas **cercanas** al paciente también puede desempeñar un papel crucial en el control de la ansiedad. El cuidador puede animar a familiares y amigos a apoyar al paciente en sus esfuerzos por controlar su enfermedad. Contar con una sólida red de apoyo ayuda a los pacientes a no sentirse aislados en su viaje. Los familiares también pueden ofrecer ayuda práctica, acompañando al paciente a las citas médicas, compartiendo comidas equilibradas o animándole a mantenerse activo. El cuidador puede actuar como mediador entre el paciente y sus familiares, ayudándoles a comprender por lo que está pasando el paciente y aconsejándoles sobre la mejor manera de apoyarle sin aumentar su estrés.

Otro aspecto importante del apoyo es la **gestión de las emociones negativas**, como la frustración o la ira. Los pacientes, sobre todo los que padecen enfermedades crónicas, pueden sentirse enfadados por su situación, lo que puede exacerbar la ansiedad. El cuidador debe validar estas emociones y no restarles importancia. Es natural que un paciente sienta estas cosas, y el cuidador puede animarle a expresar este enfado de forma saludable, ya sea mediante una discusión o una actividad física para aliviar el estrés acumulado.

En algunos casos, la ansiedad del paciente puede ser tan intensa que interfiera en su capacidad para seguir el tratamiento o llevar una vida cotidiana normal. En estos casos, el cuidador debe reconocer los signos de **ansiedad patológica** y animar al paciente a consultar a un profesional de la salud mental, como un psicólogo o un psiquiatra. El objetivo no es sólo controlar la enfermedad física, sino también cuidar la salud mental del paciente en su conjunto. La terapia cognitivo-conductual (TCC) o las sesiones de apoyo psicológico pueden ser de gran ayuda para los pacientes que sufren ansiedad o depresión crónicas relacionadas con su estado de salud.

Por último, el cuidador debe ser **un modelo de calma y confianza**. El comportamiento del cuidador influye directamente en el del paciente. Manteniendo la calma, tranquilizando y siendo positivo, el cuidador puede aliviar la ansiedad del paciente. Proporcionar un entorno asistencial afectuoso y no estresante ayuda a los pacientes a relajarse, sintiéndose seguros y apoyados. Este sentimiento de seguridad emocional es vital para que los pacientes superen su ansiedad y se concentren en curar o controlar su enfermedad.

   ○   Promover técnicas de relajación y gestión del estrés

Fomentar las técnicas de relajación y control del estrés es esencial para el bienestar de los pacientes, sobre todo de los que padecen enfermedades crónicas como la diabetes, en las que el estrés puede empeorar los síntomas y complicar el tratamiento de la enfermedad. El estrés crónico repercute directamente en la salud física y mental, aumentando los niveles de cortisol en el organismo, lo que puede afectar a los niveles de azúcar en sangre, la tensión arterial y la inmunidad. Para ayudar a los pacientes a controlar mejor su enfermedad y mejorar su calidad de vida, los cuidadores desempeñan un papel fundamental enseñándoles técnicas de relajación sencillas y eficaces, proporcionándoles herramientas prácticas para reducir el estrés en su vida cotidiana y apoyándoles en la adopción de estos métodos.

Una de las primeras técnicas que se promueven es la **respiración profunda**, que es un método sencillo y accesible para calmar rápidamente el sistema nervioso. La respiración profunda, o respiración abdominal, ayuda a reducir la tensión, oxigenar el cuerpo y reducir los niveles de cortisol. El cuidador puede explicar al paciente cómo practicar esta técnica: inhalar lentamente por la nariz, dejar que el diafragma se expanda (no el pecho), aguantar la respiración unos segundos y luego exhalar lentamente por la boca. Repitiendo este ejercicio durante unos minutos, el paciente experimenta una sensación de relajación casi inmediata. Esta técnica puede utilizarse en momentos de estrés agudo o incorporarse a la rutina diaria para prevenir la ansiedad. El cuidador puede animar al paciente a practicar este ejercicio en momentos tranquilos, por ejemplo al despertarse por la mañana o antes de irse a dormir, para aprender a controlar mejor su respiración en situaciones más estresantes.

Además de la respiración, el cuidador puede enseñar al paciente **relajación muscular progresiva**. Este método consiste en contraer y luego relajar los distintos grupos musculares del cuerpo, empezando por los pies y subiendo hasta la cabeza. El objetivo es tomar conciencia de la tensión acumulada en el cuerpo y aprender a liberarla. El cuidador puede guiar al paciente paso a paso: contraer los músculos de los pies durante cinco segundos, luego relajarlos completamente, pasar a las pantorrillas y así sucesivamente hasta la cabeza. Este ejercicio ayuda a liberar la tensión física que suele acompañar al estrés mental y contribuye a calmar el cuerpo en general. La relajación muscular progresiva puede ser especialmente beneficiosa para los pacientes que sufren dolores crónicos o tensiones físicas relacionadas con la ansiedad.

Otro método eficaz de fomentar es **la meditación mindfulness**. La atención plena consiste en prestar atención al momento presente, sin juzgar, concentrándose en las sensaciones corporales, la respiración o los pensamientos, sin intentar cambiarlos. Esta técnica ayuda a reducir el flujo de pensamientos negativos o intrusivos, que a menudo son la fuente del estrés. El cuidador puede introducir esta práctica explicando que sólo se necesitan unos minutos al día para sentir los beneficios. Empezando con una simple sesión de cinco a diez minutos, el paciente puede sentarse en un lugar tranquilo, cerrar los ojos y concentrarse en su respiración, dejando pasar los pensamientos sin darles importancia. Con el tiempo, esta práctica puede ayudar a reducir la ansiedad y aumentar la capacidad de recuperación ante situaciones estresantes.

Los cuidadores también pueden fomentar el uso de **aplicaciones móviles de relajación** o meditación guiada, que son fácilmente accesibles y ofrecen una gran variedad de ejercicios, ya sea para controlar el estrés, mejorar el sueño o aumentar la concentración. Estas herramientas digitales son prácticas para los pacientes que se inician en la relajación, ya que ofrecen apoyo estructurado y recordatorios para incorporar estas prácticas a su rutina diaria. Pueden ser especialmente útiles para las personas a las que les resulta difícil relajarse por sí solas o que desean instrucciones guiadas.

El yoga es otra técnica eficaz de gestión del estrés, que combina respiración, movimientos suaves y meditación. El yoga ayuda no sólo a liberar la tensión física, sino también a mejorar la flexibilidad, el equilibrio y la fuerza, al tiempo que calma la mente. Los cuidadores pueden animar a los pacientes a practicar yoga, aunque sea para principiantes, eligiendo sesiones adaptadas a su estado físico. Hay formas suaves de yoga, como el hatha yoga o el yoga nidra (yoga del sueño), que se centran en la relajación profunda y en alinear el cuerpo sin forzarlo. Además, el yoga puede practicarse en casa, ya que existen muchos vídeos en línea que permiten al paciente practicar a su ritmo.

Para los pacientes que se enfrentan a un estrés intenso o crónico, el auxiliar de enfermería también puede recomendar técnicas de **visualización positiva**. Este método consiste en imaginar escenas relajantes o proyectarse en un lugar tranquilo y agradable, como una playa o un bosque, para desviar la atención del estrés y crear una sensación de bienestar mental. El cuidador puede guiar al paciente sugiriéndole que cierre los ojos, se concentre en detalles sensoriales imaginados (el sonido de las olas, el calor del sol, el olor del océano) y se sumerja plenamente en ellos durante unos minutos. Esta técnica es especialmente útil para las personas que tienen dificultades para relajarse físicamente, ya que moviliza su imaginación para crear un espacio mental de serenidad.

Junto a las técnicas mentales y físicas, es esencial recordar a los pacientes la importancia de la **actividad física regular** para controlar el estrés. Incluso el ejercicio físico moderado estimula la producción de endorfinas, que son hormonas del bienestar, y ayuda a reducir los niveles de cortisol, la hormona del estrés. Los cuidadores pueden fomentar actividades sencillas y accesibles, como caminar, nadar o montar en bicicleta, que no requieren equipo especial y pueden incorporarse fácilmente a la rutina del paciente. Al practicar una actividad física regular, los pacientes no sólo mejoran su salud física, sino también su estado de ánimo y la gestión del estrés.

Los cuidadores también deben insistir en la importancia de un **estilo de vida saludable en general** para reforzar la eficacia de las técnicas de relajación. Esto incluye un sueño de buena calidad, una dieta equilibrada y la reducción del consumo de estimulantes como la cafeína, que pueden agravar la ansiedad. El sueño, en particular, es un elemento crucial en la gestión del estrés. Si un paciente sufre trastornos del sueño, técnicas como la relajación progresiva o la meditación pueden ayudarle a conciliar el sueño más fácilmente. El cuidador también puede recordar al paciente que evite las pantallas y las distracciones antes de acostarse, y que cree una rutina de sueño relajante.

Por último, es importante que el cuidador anime al paciente a **ser amable consigo mismo**. Aprender a gestionar el estrés e incorporar técnicas de relajación puede llevar tiempo, y es esencial que el paciente no se presione ni se juzgue cuando surjan dificultades. Cada paso adelante, por pequeño que sea, es un paso hacia un mejor equilibrio emocional. El cuidador debe ser una fuente de apoyo y motivación, alabando los esfuerzos del paciente y animándole a perseverar con las técnicas de relajación.

○ La importancia de la escucha activa y el apoyo psicológico

La importancia de la escucha activa y el apoyo psicológico es primordial en el cuidado de los pacientes, sobre todo de los que padecen enfermedades crónicas o graves como la diabetes. Además de los cuidados físicos y médicos, el apoyo emocional y psicológico es una dimensión esencial para ayudar a los pacientes a vivir mejor con su enfermedad, a sentirse comprendidos, apoyados y cuidados en su totalidad. La escucha activa y el apoyo psicológico son herramientas poderosas para crear un entorno de confianza, reducir la ansiedad, mejorar la adherencia al tratamiento y mejorar la calidad de vida del paciente.

La escucha activa es mucho más que oír lo que dice el paciente. Implica prestar una atención intencionada y empática a lo que dice el paciente, comprender lo que expresa, tanto verbal como no verbalmente, y devolverle una sensación de validación y comprensión. Cuando los cuidadores practican la escucha activa, muestran al paciente que están plenamente presentes, que se preocupan por sus preocupaciones y que reconocen la legitimidad de sus emociones. Esto permite al paciente sentirse escuchado, respetado y reconocido en su experiencia. Este proceso es esencial para establecer una relación de confianza, en la que el paciente se sienta lo bastante seguro como para compartir no sólo sus síntomas físicos, sino también sus ansiedades, frustraciones y dudas.

La escucha activa se basa en varios elementos clave, el primero de los cuales **es la atención plena**. El cuidador debe estar totalmente disponible, evitando cualquier distracción, para escuchar atentamente lo que el paciente tiene que decir. Esto significa concentrarse realmente en sus palabras, gestos, expresiones faciales y tono de voz, para comprender plenamente su estado emocional. Por ejemplo, un paciente puede expresar verbalmente su preocupación por el tratamiento, pero su lenguaje corporal o sus vacilaciones pueden revelar una ansiedad más profunda sobre su capacidad para gestionar la enfermedad. Prestando atención a estas señales sutiles, el cuidador puede ofrecer un apoyo más personalizado y responder adecuadamente a las necesidades subyacentes del paciente.

Además de la atención, la **reformulación** es otra técnica esencial de la escucha activa. Reformular lo que ha dicho el paciente aclara lo que ha dicho y le muestra que se ha entendido su mensaje. Por ejemplo, si un paciente expresa su frustración por unos resultados de glucemia inestables a pesar de sus esfuerzos, el cuidador puede reformular diciendo: "Se siente frustrado porque, a pesar de sus esfuerzos por seguir la dieta y el tratamiento, sus niveles de glucemia aún no se han estabilizado". Esta reformulación no sólo aclara lo que se está diciendo, sino que también valida los sentimientos del paciente, animándole a continuar la conversación y a profundizar en sus sentimientos.

La **empatía** también está en el centro de la escucha activa. El cuidador debe mostrar comprensión emocional y sensibilidad hacia lo que está viviendo el paciente. Esto significa no sólo empatizar con el dolor o las dificultades del paciente, sino también ponerse en su lugar para comprender el impacto emocional de su enfermedad. La empatía ayuda a crear un vínculo humano fuerte y sincero, en el que el paciente se siente comprendido más allá de sus síntomas físicos. También fomenta una atmósfera de afecto y apoyo, en la que el paciente no teme mostrarse vulnerable o expresar sus temores.

No juzgar es otro aspecto esencial de la escucha activa. El paciente debe sentirse libre para expresar sus emociones, incluso las más negativas, sin temor a ser juzgado o criticado. A veces la enfermedad puede provocar sentimientos de culpa, ira o vergüenza, que el paciente se resiste a expresar. Al crear un espacio de apoyo y sin prejuicios en el que hablar, el cuidador permite a los pacientes explorar sus sentimientos y temores sin sentirse limitados por las normas o expectativas sociales. El apoyo psicológico se basa en gran medida en esta capacidad de acoger todas las emociones del paciente, incluso las incómodas o difíciles.

El **apoyo psicológico** prestado por el cuidador va más allá de escuchar. También implica ofrecer recursos, ánimo y una presencia tranquilizadora para ayudar a los pacientes a navegar por los aspectos emocionales de su enfermedad. Ante un diagnóstico grave o crónico, los pacientes pueden sentirse perdidos, abrumados o desanimados. En esos momentos, el cuidador puede desempeñar un papel fundamental a la hora de **reforzar** la **resiliencia del** paciente, demostrarle que tiene recursos para hacer frente a los retos y ofrecerle apoyo continuo para superar esos momentos difíciles.

Una de las formas más directas de apoyo psicológico **es el ánimo**. Los pacientes pueden dudar a menudo de su capacidad para seguir un tratamiento riguroso o para gestionar las limitaciones asociadas a su enfermedad. Los cuidadores pueden desempeñar un papel importante valorando los esfuerzos de los pacientes, reconociendo sus progresos y animándoles a perseverar. Por ejemplo, aunque un paciente tenga dificultades para equilibrar sus niveles de azúcar en sangre, el cuidador puede reconocer sus esfuerzos y ayudarle a centrarse en los pequeños éxitos, al tiempo que sugiere ajustes para mejorar los resultados a largo plazo. Este tipo de apoyo moral refuerza la confianza del paciente en su capacidad para controlar la enfermedad y afrontar los retos cotidianos.

El apoyo psicológico también puede incluir **consejos prácticos** sobre cómo gestionar mejor los aspectos emocionales de la enfermedad. El cuidador puede introducir técnicas de relajación, como la respiración profunda o la meditación, para ayudar a reducir la ansiedad asociada a las incertidumbres médicas. También puede aconsejar a los pacientes que compartan sus emociones con sus seres queridos o que participen en grupos de apoyo, donde puedan hablar con otras personas que estén pasando por experiencias similares. Este tipo de apoyo ayuda a reforzar la red de apoyo del paciente y le pone en contacto con recursos adicionales para mejorar su bienestar emocional.

También es importante reconocer que **el impacto psicológico de la enfermedad** no se limita al propio paciente, sino que también afecta a sus allegados. El cuidador puede desempeñar un papel de apoyo con la familia, ayudándoles a comprender los retos emocionales del paciente y orientándoles sobre la mejor manera de proporcionar apoyo moral. Una familia bien informada y atenta puede ser un recurso valioso para el paciente, proporcionándole un apoyo diario que complemente el del equipo asistencial.

Por último, es esencial que el cuidador **reconozca los límites de su papel** y derive al paciente a un profesional de la salud mental cuando sea necesario. A veces, la ansiedad, la depresión o el estrés asociados a la enfermedad pueden sobrepasar el alcance de las habilidades del cuidador, y puede ser necesaria una intervención más especializada. Si está atento a los signos de malestar psicológico más profundo, el cuidador puede remitir al paciente a un psicólogo, psiquiatra u otro especialista que pueda proporcionarle un apoyo más intensivo.

Capítulo 6

Retos éticos y profesionales

- **Subparte 1: La relación paciente-cuidador**
  - ○ Mantener la distancia profesional mostrando empatía

Mantener una distancia profesional al tiempo que se muestra empatía es un equilibrio delicado pero esencial en las profesiones asistenciales, especialmente para los auxiliares sanitarios. Este equilibrio permite crear una relación de confianza y apoyo con el paciente, al tiempo que protege al profesional sanitario del agotamiento emocional y de una excesiva implicación personal. La empatía, preciosa cualidad humana, es necesaria para comprender las necesidades, emociones y temores del paciente. Sin embargo, debe equilibrarse con una distancia profesional que garantice la neutralidad y la objetividad, permitiendo al cuidador seguir siendo eficaz en sus decisiones y en su trabajo diario. Si este equilibrio se gestiona adecuadamente, es posible prestar cuidados sin comprometer la profesionalidad.

La empatía consiste en ponerse en el lugar del paciente, comprender lo que siente sin fundirse con sus emociones. Permite al cuidador reconocer y acoger el sufrimiento y las preocupaciones del paciente, mostrando una auténtica preocupación por su bienestar. Sin embargo, esto no significa compartir o absorber estas emociones hasta el punto de sentirse abrumado. El cuidador debe saber escuchar, manteniendo una cierta **distancia emocional que** le permita pensar racionalmente y tomar decisiones objetivas para la salud del paciente.

La distancia profesional no es sinónimo de frialdad o distanciamiento. No excluye la benevolencia o la calidez en el trato con el paciente. Se trata más bien de un límite sutil que impide dejarse desbordar por las emociones del paciente. Esta distancia es necesaria para evitar que el cuidador se identifique demasiado con el dolor o la angustia del paciente, lo que podría provocar agotamiento emocional o dificultad para tomar decisiones médicas adecuadas. Si los cuidadores se implican demasiado emocionalmente, corren el riesgo de perder su capacidad para evaluar la situación objetivamente y prestar una atención óptima.

Una forma de combinar **empatía** y **distancia profesional** es practicar la escucha activa sin dejarse llevar por las emociones del paciente. Por ejemplo, cuando un paciente expresa tristeza o miedo, el asistente sanitario puede validar sus sentimientos diciendo: "Entiendo que esto pueda ser difícil para usted", manteniendo un tono tranquilizador y profesional. Este tipo de respuesta muestra compasión sin sumirse en la misma tristeza. Permite que el paciente se sienta comprendido sin que el cuidador asuma todo el peso emocional de la situación.

Los cuidadores también pueden protegerse emocionalmente centrándose en **necesidades prácticas** y soluciones concretas. Por ejemplo, al tratar con un paciente ansioso, el cuidador puede mostrar empatía escuchando atentamente, pero también aportando soluciones y medidas a adoptar para aliviar las preocupaciones del paciente. Por ejemplo, explicando los cuidados, estableciendo un plan de acción o dando consejos prácticos sobre cómo gestionar su enfermedad en el día a día. Este enfoque ayuda a redirigir la energía hacia las soluciones en lugar de permanecer emocionalmente agobiado.

Otro aspecto clave de la distancia profesional es la **gestión de los límites**. Es esencial que el cuidador establezca límites claros sobre lo que forma y lo que no forma parte de su función profesional. Por ejemplo, puede resultar tentador ampliar las conversaciones personales con determinados pacientes para reconfortarlos o visitarlos fuera del horario laboral para ofrecerles apoyo adicional. Sin embargo, es importante recordar que estos gestos, aunque bienintencionados, pueden difuminar la línea que separa la función profesional de la relación personal. El cuidador debe ser capaz de retirarse cuando sea necesario, sin dejar de estar presente como parte de su trabajo y prestando el apoyo adecuado.

Gestionar los límites de este modo también ayuda a prevenir **el agotamiento**, frecuente entre los cuidadores que se implican demasiado emocionalmente en la situación de sus pacientes. Involucrarse demasiado en los problemas emocionales de los demás puede provocar una acumulación de estrés, fatiga e incluso pérdida de motivación. La distancia profesional es una forma de protegerse contra este agotamiento, sin dejar de ofrecer cuidados de calidad. Dar un paso atrás con regularidad, definir sus responsabilidades y saber decir "no" a las peticiones que se salen del marco profesional son prácticas importantes para mantener un equilibrio saludable.

La distancia profesional también se demuestra mediante la **neutralidad** en las interacciones con los pacientes. Un cuidador puede encontrarse con pacientes con historias personales difíciles o comportamientos complicados. En estas situaciones, es esencial no dejar que las opiniones personales influyan en la atención prestada. El cuidador debe tratar a cada paciente con el mismo respeto y atención, sean cuales sean las circunstancias o sus propios sentimientos. Esto requiere la capacidad de permanecer centrado en las necesidades médicas y emocionales del paciente, evitando al mismo tiempo los juicios personales. Este enfoque promueve una atención imparcial y justa.

Por último, es esencial recordar que **la empatía profesional** no significa ignorar las propias necesidades. Los cuidadores deben ser conscientes de sus propias emociones y reacciones ante el sufrimiento o las situaciones difíciles. Ser consciente del propio estado emocional facilita gestionar la carga emocional del trabajo, evitar agobiarse y permanecer presente para el paciente. Los momentos de reflexión personal, como compartir los sentimientos con los colegas o participar en grupos de apoyo entre profesionales sanitarios, pueden ayudar a mantener un equilibrio emocional saludable. Esto permite gestionar las propias emociones y preservar al mismo tiempo la calidad de los cuidados prestados.

○ Gestión de conflictos o malentendidos con los pacientes o sus familiares

Gestionar los conflictos o malentendidos con los pacientes o sus familiares es una habilidad esencial para los cuidadores, sobre todo en un hospital o en un entorno de cuidados de larga duración. Las tensiones pueden surgir por diversos motivos: un malentendido sobre los cuidados prestados, una diferencia de opinión sobre un tratamiento o, simplemente, la ansiedad y la frustración asociadas a la enfermedad, que exacerban las emociones. Los auxiliares sanitarios, que están en primera línea de la atención al paciente, deben ser capaces de gestionar estas situaciones delicadas con calma, diplomacia y empatía, para restablecer un diálogo constructivo, aliviar las tensiones y preservar la calidad de la atención.

Uno de los primeros pasos para gestionar un conflicto o malentendido es **mantener la calma y la concentración**. Cuando un paciente o un familiar expresan enfado, frustración o preocupación, es importante no reaccionar de forma impulsiva o a la defensiva. Los cuidadores deben ser capaces de controlar sus emociones y responder con calma, aunque la situación sea tensa. Adoptando una actitud tranquila y respetuosa, el cuidador envía una señal de autocontrol, que ayuda a calmar a la otra persona. El tono de voz, la postura y los gestos transmiten un mensaje de disponibilidad y apertura, invitando a un diálogo sereno.

Una vez adoptada esta actitud tranquila, es crucial **escuchar** activamente cualquier preocupación o queja que se exprese. A menudo, detrás de un conflicto aparente se esconde una necesidad no expresada o un miedo subyacente. Dejando que la persona se exprese plenamente, sin interrumpirla ni juzgarla, el cuidador puede comprender mejor el origen del problema. Por ejemplo, una familia que insiste en la forma en que se administran los cuidados puede estar expresando en realidad un miedo a ver sufrir a su ser querido, o una falta de comprensión de las decisiones médicas. La escucha activa nos ayuda a comprender no sólo lo que se dice, sino también las emociones y preocupaciones que lo acompañan. Reformular lo que ha dicho el paciente o la familia puede ser una buena manera de demostrar que se han escuchado sus preocupaciones: "Entiendo que le preocupe cómo afecta este tratamiento a su familiar".

Validar las emociones expresadas es otro paso importante en la gestión de conflictos. Las tensiones suelen surgir cuando no se reconocen o no se tienen en cuenta las emociones de los pacientes o familiares. Los cuidadores pueden calmar una situación conflictiva reconociendo las emociones de la otra persona, aunque no estén de acuerdo con lo que se dice o lo que se espera. Por ejemplo, decir a un paciente: "Entiendo que esto pueda ser frustrante para usted" o "Veo que esta situación le está enfadando" permite que la otra persona se sienta escuchada y comprendida, lo que ya puede ayudar a rebajar la tensión. Validar las emociones no significa necesariamente estar de acuerdo, pero sí muestra respeto por los sentimientos de la otra persona.

Una vez reconocida la emoción, es esencial **explorar las razones** subyacentes del conflicto o malentendido. A menudo, lo que parece una oposición directa o una negativa a cooperar puede deberse a una falta de información, a un malentendido o al miedo. Por ejemplo, un paciente puede rechazar un tratamiento porque no entiende los beneficios o teme los efectos secundarios. En estos casos, el asistente sanitario debe aclarar la situación, explicando de forma accesible lo que está en juego, las razones de las decisiones tomadas y los beneficios del tratamiento. Esta transparencia ayuda a eliminar malentendidos y a restablecer una comunicación sana. Es importante que la explicación se adapte al nivel de comprensión del paciente o la familia, evitando términos técnicos y asegurándose de que han entendido el mensaje.

En algunos casos, es útil **proponer soluciones alternativas** o compromisos. Cuando un paciente o su familia no están de acuerdo con algún aspecto de los cuidados, el asistente puede sugerir ajustes que respeten tanto las necesidades médicas como las expectativas de los familiares. Por ejemplo, si a la familia le gustaría participar más en los cuidados cotidianos, el cuidador puede sugerirle que participe en ciertas tareas sencillas, como ayudar con la higiene o tomar las comidas, respetando los límites médicos. Ofrecer una solución o un compromiso demuestra al paciente y a su familia que se toman en serio sus preocupaciones y que el equipo asistencial está dispuesto a colaborar por su bienestar.

Al mismo tiempo, es crucial **mantener una actitud profesional** en todas las circunstancias. Aunque la situación se vuelva tensa o se pronuncien palabras inapropiadas, el auxiliar de enfermería debe mostrar siempre paciencia y respeto. Es importante tener en cuenta que los conflictos suelen surgir por el dolor, el miedo o el estrés asociados a la enfermedad. En ocasiones, los pacientes y sus familiares pueden mostrarse agresivos o exigentes, no por falta de respeto, sino porque se ven desbordados por sus emociones. El auxiliar de enfermería, manteniendo su profesionalidad, ayuda a calmar la situación y a evitar una escalada del conflicto.

En situaciones en las que el conflicto persiste a pesar de los esfuerzos de mediación, puede ser útil **recurrir a un tercero neutral**, como un superior o un mediador. Este último puede aportar un punto de vista externo e imparcial, ayudando a aclarar los puntos de desacuerdo y a encontrar una solución satisfactoria para todas las partes. Involucrar a un tercero también demuestra que el cuidador se toma en serio el problema y busca una solución justa, lo que puede restablecer la confianza entre el paciente, su familia y el equipo asistencial.

Otra habilidad clave en la gestión de conflictos es **prestar atención a la comunicación no verbal**. El lenguaje corporal, las expresiones faciales y el tono de voz son elementos importantes que influyen en cómo se percibe un mensaje. Un paciente o familiar puede sentirse juzgado o despreciado si el cuidador adopta, aunque sea inconscientemente, una postura defensiva o un tono autoritario. Por el contrario, una actitud abierta, una sonrisa tranquilizadora y una mirada comprensiva pueden facilitar la comunicación y aligerar el ambiente. La postura y la actitud deben invitar al diálogo y mostrar que el cuidador está ahí para ayudar, no para imponer.

Por último, una vez resuelto un conflicto o malentendido, es esencial **hacer un seguimiento** con el paciente o su familia para asegurarse de que la situación se ha resuelto. Este seguimiento puede incluir una nueva conversación para comprobar que el paciente se siente cómodo con la atención o que se han entendido las explicaciones dadas. También sirve para demostrar que el equipo asistencial sigue estando disponible y atento a las necesidades de los pacientes y sus familias, reforzando así la confianza y el respeto mutuos.

○ La importancia del respeto y la dignidad del paciente

El respeto y la dignidad del paciente son valores fundamentales de la asistencia sanitaria. Más allá de los tratamientos médicos y los procedimientos técnicos, la forma en que se atiende, escucha y considera a los pacientes es crucial para su bienestar físico, mental y emocional. El respeto y la dignidad no son sólo principios éticos; están en el centro de la relación entre paciente y cuidador. Influyen en la confianza, el cumplimiento del tratamiento y, en última instancia, en la calidad de la asistencia. Mantener y promover estos valores es una responsabilidad esencial de todos los profesionales sanitarios, especialmente de los cuidadores, que a menudo están en contacto directo y regular con los pacientes.

Respetar la dignidad de los pacientes significa ante todo reconocer su humanidad, sea cual sea su estado físico o mental, su edad o su enfermedad. Esto significa tratarlos con cortesía, consideración y empatía, respetando su individualidad, creencias, preferencias y elecciones. Cada paciente, aunque esté debilitado o sea dependiente, debe ser visto como una persona por derecho propio, con sus propios derechos y autonomía. Respetar la dignidad significa no reducir nunca a los pacientes a su enfermedad o estado de dependencia, sino tener siempre en cuenta a la persona en su totalidad.

Un aspecto fundamental del respeto a la dignidad es **la confidencialidad**. La información médica y personal de un paciente es sensible y debe tratarse con el máximo cuidado. Como profesional sanitario, el auxiliar de enfermería tiene la obligación de garantizar que esta información siga siendo confidencial, que sólo se comparta con las personas autorizadas y dentro del estricto marco asistencial. Respetar esta confidencialidad no sólo es un derecho del paciente, sino que también contribuye a generar confianza entre paciente y cuidador. Los pacientes que se sienten seguros y respetados son más propensos a expresar sus necesidades, hacer preguntas y compartir información esencial para su atención.

Respetar la dignidad de los pacientes también significa **preservar su intimidad**. Durante los cuidados, ya se trate de higiene, exámenes físicos o tratamientos médicos, hay que proteger la intimidad del paciente. Esto incluye gestos sencillos pero esenciales, como cerrar la puerta durante los cuidados, utilizar sábanas para cubrir el cuerpo en la medida de lo posible y pedir permiso antes de realizar un procedimiento médico o tocar al paciente. Estas acciones demuestran que el cuidador reconoce la necesidad de preservar el pudor y la dignidad del paciente, incluso en los momentos más vulnerables.

El respeto de las preferencias y elecciones de los pacientes también es parte esencial de la dignidad. Todo paciente tiene derechos en lo que respecta a su asistencia, y es importante que participe activamente en las decisiones que le afectan. Aunque estén enfermos o debilitados, los pacientes conservan el derecho a elegir el tipo de cuidados que desean recibir, a aceptar o rechazar el tratamiento y a establecer límites en relación con su cuerpo y sus cuidados. El cuidador debe respetar estas elecciones, explicando al mismo tiempo las implicaciones de las decisiones tomadas de forma clara y comprensible. Por ejemplo, un paciente puede decidir limitar los procedimientos médicos invasivos o rechazar un determinado tratamiento. El papel del cuidador es informar sobre las posibles consecuencias de estas elecciones, pero también respetar los deseos del paciente. Este planteamiento refuerza la autonomía del paciente y le permite conservar cierto control sobre su vida, incluso en un entorno médico.

Otro aspecto esencial de la dignidad es la forma en **que se presta la atención**. Los cuidados pueden ser técnicamente impecables, pero si los pacientes no son tratados con respeto y humanidad, se sentirán devaluados o humillados. Los auxiliares sanitarios deben prestar siempre cuidados suaves, dedicando tiempo a explicar cada procedimiento y asegurándose de que el paciente se sienta cómodo y respetado. Por ejemplo, antes de realizar cualquier manipulación física, es importante advertir al paciente, explicarle lo que se va a hacer y asegurarse de que está preparado. Un simple gesto, como preguntar "¿Puedo ayudarle a acomodarse? o "¿Está preparado?", puede marcar la diferencia y demostrar a los pacientes que se les respeta.

La comunicación desempeña un papel clave en el respeto de la dignidad de los pacientes. Es importante hablar a los pacientes con respeto, utilizando un lenguaje sencillo, claro y no infantilizante, sea cual sea su estado. Los cuidadores deben dirigirse a los pacientes de forma adulta y profesional, evitando ser condescendientes con ellos o reducirlos a su patología. Por ejemplo, llamar a un paciente por su nombre de pila o por un título cortés (señora, señor) es una señal de respeto. Además, el asistente sanitario debe dedicar siempre tiempo a escuchar las preocupaciones del paciente, responder a sus preguntas y asegurarse de que comprende la información que se le facilita. La comunicación debe ser bidireccional, es decir, el paciente debe sentirse escuchado y poder expresar sus necesidades, preocupaciones o preferencias.

Respetar la dignidad significa también **reconocer** las **limitaciones del** paciente sin juzgarlo. Cada paciente tiene capacidades físicas, mentales y emocionales diferentes, y el asistente debe adaptar sus cuidados para tener en cuenta estas especificidades. Por ejemplo, un paciente anciano o que padezca una enfermedad neurodegenerativa puede necesitar ayuda para tareas sencillas como comer o desplazarse. El cuidador debe ofrecer esta ayuda con respeto y amabilidad, sin hacer sentir al paciente que es una carga o que pierde su valor por ser dependiente. El objetivo es apoyar las necesidades del paciente preservando su sentido de la dignidad.

En situaciones de final de vida, **el respeto a la dignidad** adquiere aún mayor importancia. Los pacientes al final de la vida deben ser tratados con especial cuidado, teniendo en cuenta sus deseos en relación con los cuidados paliativos, el tratamiento del dolor y los aspectos emocionales del final de la vida. En este momento, el cuidador tiene la responsabilidad de apoyar al paciente con empatía, garantizando el máximo confort y respetando sus decisiones al final de la vida. También es un momento en el que la dignidad del paciente puede reforzarse con pequeños gestos de respeto y humanidad, como cogerle de la mano, estar presente en los momentos difíciles y respetar sus deseos hasta el final.

Por último, el respeto a la dignidad de los pacientes debe extenderse también a sus **familiares y seres queridos**. La enfermedad suele afectar no sólo al paciente, sino también a sus seres queridos, que pueden estar preocupados, estresados o alterados. El cuidador debe mostrarles la misma cortesía y respeto, manteniéndoles informados, escuchando sus preocupaciones e incluyéndoles, cuando proceda, en el proceso asistencial. Las personas cercanas al paciente desempeñan un papel clave en su bienestar, y su presencia puede contribuir a reforzar su dignidad.

- **Subsección 2: Cumplimiento de los protocolos médicos**
  - La importancia de unas normas de higiene estrictas para prevenir las infecciones

No se puede subestimar la importancia de unas normas de higiene estrictas para prevenir las infecciones, sobre todo en entornos médicos donde los pacientes suelen ser más vulnerables a ellas debido a su estado de salud. Las infecciones nosocomiales, es decir, las contraídas dentro de los establecimientos sanitarios, representan un riesgo importante para los pacientes y pueden dar lugar a complicaciones graves, incluso amenazar su pronóstico vital. Por ello, la aplicación rigurosa de las normas de higiene es esencial para garantizar la seguridad de los pacientes, proteger al personal sanitario y limitar la propagación de agentes patógenos. Estas normas están en el centro de la práctica diaria del personal sanitario, y su estricto cumplimiento contribuye no sólo a la calidad de la asistencia, sino también a la prevención de epidemias y a la gestión de los riesgos sanitarios.

Una de las primeras medidas de higiene, y sin duda la más fundamental, es **el lavado de manos**. Las manos son uno de los principales vectores de transmisión de infecciones, sobre todo porque están en contacto directo con los pacientes, el equipo médico y las superficies contaminadas. Por lo tanto, es crucial que los asistentes sanitarios, así como todos los profesionales sanitarios, adopten un protocolo sistemático de lavado de manos antes y después de cada interacción con un paciente, antes de cualquier tratamiento, después de tocar objetos potencialmente contaminados y después de cualquier contacto con fluidos corporales. Lavarse las manos con agua y jabón durante 20 o 30 segundos elimina la mayoría de las bacterias y virus presentes en la piel. A falta de una fuente de agua, el uso de soluciones hidroalcohólicas es una alternativa eficaz, siempre que se haga correctamente.

El **uso de equipos de protección individual (EPI)** es otra norma de higiene esencial. Se utilizan guantes, mascarillas, batas y sobrecalzado para proteger al personal sanitario y a los pacientes de la contaminación cruzada. Por ejemplo, el uso de guantes durante los cuidados que implican contacto con sangre, secreciones o dispositivos invasivos ayuda a prevenir la transmisión de patógenos. Sin embargo, también es esencial cambiarse los guantes entre cada paciente y no reutilizarlos nunca para varias tareas, para evitar la propagación de gérmenes de un paciente a otro. La mascarilla, por su parte, protege contra las infecciones respiratorias, sobre todo cuando el cuidador está en contacto con pacientes que sufren infecciones transmitidas por el aire, como la gripe o la tuberculosis. El uso de bata y sobrecalzado limita la contaminación de la ropa y el calzado personales por los agentes patógenos presentes en el entorno hospitalario.

La desinfección de equipos y superficies es otro pilar de la prevención de infecciones. En el entorno médico, muchos patógenos pueden sobrevivir en las superficies durante horas o incluso días, lo que aumenta el riesgo de transmisión si las superficies no se limpian adecuadamente. Los objetos y dispositivos médicos, reutilizables o no, deben desinfectarse o esterilizarse después de cada uso. Esto incluye artículos comunes como tensiómetros, termómetros, estetoscopios y carros de asistencia. Además, las superficies de contacto frecuente, como los tiradores de las puertas, las camas, los pasamanos o los equipos informáticos, deben limpiarse periódicamente con productos desinfectantes adecuados. Esta limpieza rigurosa evita la contaminación indirecta, es decir, la transmisión de gérmenes a través de objetos o superficies que tocan varias personas.

Como parte de la atención al paciente, debe prestarse especial atención a la **asepsia** cuando se manipulan dispositivos invasivos como catéteres, sondas urinarias o vías centrales. Estos dispositivos son puntos de entrada directa de infecciones, y su manipulación incorrecta puede provocar complicaciones graves como septicemia o infecciones urinarias. Por ello, es esencial que cada procedimiento se realice en condiciones higiénicas óptimas: utilizando guantes estériles, desinfectando la zona de punción, utilizando material estéril y siguiendo rigurosas técnicas de asepsia.

La gestión de **los residuos médicos** también es una parte importante de la prevención de infecciones. Los residuos de alto riesgo, como agujas, jeringuillas, compresas sucias y apósitos usados, deben eliminarse en contenedores especiales para residuos biomédicos. Estos contenedores están diseñados para evitar el contacto accidental con objetos potencialmente infectados y se eliminan de acuerdo con estrictos protocolos de gestión de residuos médicos. Una clasificación incorrecta o una manipulación inadecuada de los residuos con riesgo biológico pueden provocar accidentes por exposición y aumentar la propagación de infecciones, tanto para el personal sanitario como para otros pacientes.

La **gestión del entorno hospitalario** también desempeña un papel clave en la prevención de infecciones. La ventilación de las habitaciones, el acceso a puntos de agua limpia y la gestión de los flujos de tráfico en las salas de hospitalización son factores que influyen en la propagación de patógenos. Por ejemplo, en las habitaciones de aislamiento, los pacientes que padecen enfermedades infecciosas deben estar separados del resto de pacientes, y se toman precauciones específicas, como presión de aire negativa o limitación de las visitas, para reducir el riesgo de contaminación. Estas medidas, aunque logísticas, tienen un impacto directo en la reducción de la transmisión de enfermedades en los hospitales.

También es esencial **formar al personal médico** en las normas de higiene y concienciarlo de su importancia de forma continuada. Las sesiones de formación periódicas, los recordatorios en forma de carteles o memorandos y las auditorías internas garantizan que todos los miembros del equipo médico cumplan estas normas a diario. La cultura de la higiene debe ser compartida por todos, porque un solo descuido, por pequeño que sea, puede provocar la transmisión de una infección. Esto incluye no sólo a los cuidadores, sino también a los propios pacientes, a quienes hay que concienciar de la importancia de ciertas medidas de higiene, como lavarse las manos o manejar su propio equipo médico.

Además de las infecciones comunes, las normas estrictas de higiene son especialmente importantes en el contexto de **las infecciones resistentes a los antibióticos**. Con la aparición de bacterias multirresistentes, como el Staphylococcus aureus resistente a la meticilina (SARM) y las Enterobacteriaceae resistentes a los carbapenemes (ERC), la prevención de las infecciones es cada vez más crucial. Estas infecciones suelen ser difíciles de tratar, prolongan la estancia hospitalaria y aumentan la mortalidad. Por lo tanto, el cumplimiento escrupuloso de las medidas de higiene es esencial para limitar la propagación de estas bacterias resistentes en los hospitales y centros asistenciales.

    ◦   Cumplimiento de los protocolos de administración de medicamentos

El cumplimiento de los protocolos de administración de medicamentos es un elemento fundamental para la seguridad y la calidad de los tratamientos en el entorno médico. La administración de medicamentos es algo más que un mero acto técnico; requiere un rigor absoluto, un conocimiento preciso de los tratamientos y una aplicación estricta de los procedimientos para garantizar una asistencia eficaz, minimizando al mismo tiempo el riesgo de errores. El cumplimiento de estos protocolos es esencial para los auxiliares sanitarios, ya que contribuye a garantizar la seguridad de los pacientes, proporcionar una atención óptima y evitar complicaciones derivadas de errores de medicación.

Los protocolos de administración de fármacos se basan en una serie de principios básicos, a menudo resumidos en la regla de las "cinco B": paciente adecuado, fármaco adecuado, dosis adecuada, vía de administración adecuada y momento adecuado. Estos cinco elementos deben comprobarse sistemáticamente antes de cualquier administración para evitar errores que pueden tener consecuencias graves o incluso mortales.

El primer punto crucial es garantizar que el medicamento se administra al **paciente correcto**. En el entorno hospitalario, donde muchos pacientes reciben tratamiento simultáneamente, es esencial verificar rigurosamente la identidad del paciente antes de cada administración. Esto puede hacerse pidiendo al paciente que diga su nombre y fecha de nacimiento, o comprobando la información de la pulsera de identificación. Confundir a los pacientes, aunque sea brevemente, puede conducir a la

171

administración de un tratamiento inadecuado y provocar reacciones adversas. Por lo tanto, la vigilancia constante es esencial para evitar este error.

El segundo elemento clave es asegurarse de que se está administrando el **medicamento correcto**. Algunos medicamentos tienen nombres o presentaciones similares, lo que puede inducir a confusión. Los cuidadores deben comprobar cuidadosamente el nombre del medicamento en la receta, compararlo con el medicamento que se va a administrar y, si es necesario, asegurarse de que corresponde a la afección que se está tratando. En caso de duda, consulte con la enfermera o el médico antes de administrar el tratamiento. También es importante leer atentamente la etiqueta del medicamento, comprobar que se trata de la presentación correcta (comprimido, solución inyectable, etc.) y comprobar la fecha de caducidad.

A continuación, hay que tomar la **dosis adecuada**. Cada medicamento tiene una posología específica, ajustada según la patología del paciente, la edad, el peso o la función renal, por ejemplo. Una dosis demasiado baja puede ser ineficaz, mientras que una dosis excesiva puede provocar efectos secundarios graves o incluso una intoxicación. Por lo tanto, el cumplimiento de la dosis prescrita es esencial para la eficacia y la seguridad del tratamiento. En el caso de algunos medicamentos, como los anticoagulantes o la insulina, es necesario un seguimiento aún más estrecho, ya que requieren ajustes precisos en función de los resultados de determinadas pruebas (niveles de azúcar en sangre, INR, etc.).

La **elección de la vía de administración** es otro factor fundamental. Cada fármaco está diseñado para ser administrado por una vía específica: oral, intravenosa, intramuscular, subcutánea o tópica. La administración por una vía inadecuada puede alterar la eficacia del fármaco o causar daños al paciente. Por ejemplo, un fármaco diseñado para inyección intramuscular nunca debe administrarse por vía intravenosa, ya que podría provocar complicaciones graves como una embolia. Por lo tanto, los cuidadores deben asegurarse de que comprenden y siguen la vía de administración indicada en el protocolo médico, y utilizar el equipo adecuado para cada situación.

El **momento adecuado** de administración también es crucial para la eficacia de los tratamientos. Algunos medicamentos deben tomarse a horas concretas para garantizar su eficacia o evitar interacciones con otros tratamientos o alimentos. Por ejemplo, algunos antibióticos deben tomarse a intervalos regulares para mantener un nivel constante en la sangre, mientras que otros fármacos, como los de la hipertensión, deben tomarse a determinadas horas del día para optimizar su acción. Retrasar o adelantar la toma de un medicamento puede reducir su eficacia o provocar efectos secundarios indeseables. Por lo tanto, los cuidadores deben seguir escrupulosamente el horario prescrito y asegurarse de que los pacientes tomen su medicación a la hora correcta, aunque ellos mismos no puedan hacerlo.

Además de las cinco "B", es importante **vigilar los efectos secundarios** después de tomar el medicamento. Algunos tratamientos pueden provocar reacciones adversas inmediatas, como alergias, náuseas o bajadas de tensión. Los cuidadores deben estar atentos a los signos clínicos que puedan indicar una reacción anormal al tratamiento e informar inmediatamente a la enfermera o al médico en caso de duda. Hay que vigilar especialmente los medicamentos de alto riesgo, como los opiáceos o los anticancerosos, que pueden causar efectos secundarios graves o incluso mortales.

El cumplimiento de los protocolos también incluye la **trazabilidad** de la administración de fármacos. Cada fármaco administrado debe registrarse en la historia clínica del paciente, especificando la fecha, la hora, la dosis y la vía de administración. Esta trazabilidad permite seguir la evolución del tratamiento, garantizar que el paciente recibe la atención adecuada y evitar errores de administración. También es esencial en caso de control o auditoría para comprobar que las prácticas se ajustan a las normas de seguridad.

También debe prestarse especial atención a la **preparación de los medicamentos**, sobre todo de las formas inyectables. La preparación debe realizarse en rigurosas condiciones de asepsia para evitar la contaminación. Los cuidadores deben seguir protocolos para diluir y mezclar los medicamentos y preparar las jeringuillas, utilizando siempre material estéril y respetando las dosis prescritas. Una preparación incorrecta no sólo puede reducir la eficacia del tratamiento, sino también exponer al paciente al riesgo de infección o intoxicación.

Los protocolos de administración de fármacos también están diseñados para **evitar interacciones** entre tratamientos. Muchos medicamentos pueden interactuar entre sí, reduciendo su eficacia o aumentando el riesgo de efectos adversos. El auxiliar asistencial, junto con el equipo de enfermería, debe comprobar que los medicamentos administrados no interfieren entre sí. Algunos medicamentos deben espaciarse o tomarse con cuidado para evitar interacciones peligrosas. Por ejemplo, la administración simultánea de ciertos antibióticos y anticoagulantes puede aumentar el riesgo de hemorragias, mientras que ciertos alimentos, como el pomelo, pueden interactuar con la medicación cardiaca.

Por último, **el cumplimiento de los protocolos de administración de medicamentos** exige una formación continua del personal asistencial. Los medicamentos evolucionan y surgen nuevos tratamientos, por lo que es esencial que los cuidadores se mantengan al día de las últimas recomendaciones y cambios en los protocolos. Participar en cursos de formación periódicos, consultar las fichas técnicas actualizadas de los medicamentos y mantenerse en contacto con farmacéuticos y médicos son formas de que los cuidadores mantengan al día sus conocimientos y garanticen una administración segura y eficaz de los medicamentos.

◦ Secreto profesional: protección de los datos personales de los pacientes

El secreto profesional es un principio fundamental de la asistencia sanitaria, que garantiza la protección de los datos personales de los pacientes y la confidencialidad de su información médica. Este deber es esencial no sólo para respetar los derechos individuales, sino también para establecer y mantener un clima de confianza entre los pacientes y los profesionales sanitarios. Sin esta confianza, los pacientes pueden ser reacios a revelar información esencial para su atención, por temor a que sus datos personales se utilicen indebidamente o se compartan sin su consentimiento. Para los auxiliares sanitarios, como para todos los profesionales de la salud, el respeto escrupuloso del secreto profesional es una obligación legal, moral y ética.

El **secreto profesional** significa no revelar nunca información sobre la salud de un paciente a terceros, salvo con su consentimiento o cuando la ley obligue a ello, como en determinadas situaciones de protección de personas vulnerables o en procedimientos judiciales. Esto abarca todo lo que se ve, oye o entiende en el contexto de la asistencia sanitaria, ya sean detalles del estado de salud del paciente, diagnósticos o tratamientos, o información más personal, como su situación familiar o social. Este principio se aplica tanto a los intercambios verbales como a los datos escritos y digitales.

La importancia de **proteger los datos personales de los pacientes** es cada vez mayor en la era digital, en la que los historiales médicos suelen estar informatizados y son accesibles a varios miembros del equipo asistencial. Es esencial que esta información sólo se comparta con los profesionales directamente implicados en el tratamiento del paciente, en función de la estricta necesidad de conocerla. Por ejemplo, un auxiliar asistencial sólo tiene acceso a la información relacionada con su función en el cuidado diario del paciente, y no a toda la historia clínica si no la necesita para desempeñar sus funciones. Esto garantiza que sólo las personas autorizadas y pertinentes puedan acceder a los datos del paciente, limitando así el riesgo de filtración o abuso.

En la práctica, **la protección de datos** comienza con un manejo cuidadoso de los historiales médicos. En hospitales y consultas, los documentos físicos, como los historiales en papel, deben guardarse en lugares seguros, como armarios cerrados con llave, para impedir el acceso no autorizado. Del mismo modo, los archivos electrónicos deben protegerse con contraseñas seguras y sistemas de encriptación que garanticen que sólo pueda acceder a ellos el personal autorizado. Es importante bloquear los ordenadores o apagar las pantallas cuando se abandona una sala o puesto de trabajo, para que la información no sea visible para personas no autorizadas.

El **secreto profesional** también se aplica a las conversaciones entre profesionales sanitarios. Las conversaciones sobre la salud de un paciente deben limitarse a los miembros del equipo sanitario directamente implicados, y deben tener lugar en lugares discretos y seguros, lejos de oídos indiscretos. Por ejemplo, es inapropiado hablar de casos de pacientes en lugares públicos, como pasillos, ascensores o zonas comunes, donde personas ajenas podrían escuchar información delicada. Además, es esencial tener cuidado de no revelar detalles que puedan identificar a un paciente, incluso cuando se habla con colegas. El respeto del secreto profesional también incluye utilizar un lenguaje profesional y prudente en todos los intercambios escritos u orales, para garantizar que sólo se comunica la información estrictamente necesaria.

La **responsabilidad individual** de cada cuidador es otro aspecto esencial del secreto profesional. Los cuidadores, al igual que los médicos, enfermeros y otros profesionales sanitarios, son personalmente responsables de proteger los datos de los pacientes. Esto implica una vigilancia constante, no sólo cuando se trabaja directamente con los pacientes, sino también cuando se interactúa con colegas o miembros de la familia del paciente. A menudo ocurre que los familiares de un paciente, preocupados por su salud, buscan información sobre su estado. Aunque esto es comprensible, el cuidador debe obtener siempre **el consentimiento explícito** del **paciente** antes de revelar información a terceros, incluidos los familiares. El consentimiento informado es fundamental para garantizar que el paciente conserve el control sobre qué información se comparte y quién tiene acceso a ella.

Además, en la era de las redes sociales, hay que vigilar más la **difusión involuntaria de información**. Publicar incluso detalles vagos sobre los pacientes, o compartir fotos o información sin permiso, es una grave violación de la confidencialidad profesional. Las redes sociales nunca deben utilizarse para hablar de casos clínicos o experiencias de pacientes, ni siquiera de forma anónima, ya que esto podría dar lugar a violaciones de la confidencialidad, con graves consecuencias legales y éticas. Los cuidadores deben tener especial cuidado de no publicar información que pueda, aunque sea indirectamente, identificar a un paciente.

Respetar el secreto profesional no es solo una cuestión de ética personal, sino también una obligación legal, amparada por leyes nacionales e internacionales, como **el Reglamento General de Protección de Datos (RGPD)** en Europa. Los cuidadores que infringen estas normas se exponen no solo a sanciones disciplinarias, sino también a acciones penales y civiles, ya que la divulgación no autorizada de datos médicos constituye una grave infracción de los derechos de los pacientes. Además, una infracción de este tipo puede dañar la reputación del centro sanitario y mermar la confianza de los pacientes en el sistema sanitario.

Sin embargo, hay situaciones específicas en las que **puede levantarse el secreto profesional**, siempre dentro de un marco legal preciso. Puede tratarse de casos en los que esté en riesgo la seguridad del paciente o de otras personas, como en casos de violencia, malos tratos o una afección que requiera notificación obligatoria a las autoridades sanitarias públicas (por ejemplo, enfermedades contagiosas). En estas situaciones, los auxiliares asistenciales deben seguir siempre los protocolos legales e institucionales, e informar a sus superiores antes de realizar cualquier revelación, para que los procedimientos se lleven a cabo de conformidad con la legislación vigente.

Por último, el **secreto profesional** desempeña un papel esencial en la relación de confianza entre paciente y cuidador. Los pacientes deben poder compartir su información más personal con total seguridad, sabiendo que será tratada con respeto y discreción. Esta confianza fomenta una comunicación abierta y honesta, esencial para una atención óptima. Cuando los pacientes se sienten seguros, es más probable que revelen información esencial para su tratamiento, como su historial médico, sus hábitos de vida o sus preocupaciones personales, que pueden repercutir directamente en su atención.

- **Subparte 3: Gestión del agotamiento**
  - Prevención del agotamiento: conciliación de la vida laboral y familiar

La prevención del agotamiento profesional mediante un equilibrio saludable entre la vida laboral y personal es una cuestión crucial para los profesionales sanitarios, en particular los auxiliares de cuidados, que están expuestos a diario a importantes cargas emocionales, físicas y mentales. El burnout se caracteriza por una intensa fatiga, pérdida de motivación, creciente cinismo y menor eficacia en el trabajo. A menudo es el resultado de un exceso de trabajo, una presión prolongada y la falta de apoyo. El equilibrio entre la vida profesional y personal es, por tanto, esencial para prevenir este síndrome, preservar el bienestar personal y garantizar la calidad de la atención prestada a los pacientes.

Reconocer las señales de alarma del agotamiento es un primer paso clave en su prevención. Los signos pueden incluir fatiga persistente, incluso después de una noche de descanso, sentimientos de agotamiento emocional, irritabilidad creciente, dificultad para concentrarse, pérdida de motivación en el trabajo y una desvinculación gradual de las tareas cotidianas. En una fase

178

avanzada, puede desembocar en trastornos del sueño, ansiedad crónica e incluso depresión. Ser consciente de estas señales permite al cuidador reaccionar antes de que el agotamiento se vuelva crítico. Por eso es importante escuchar el cuerpo y las emociones, y reconocer cuándo el estrés es excesivo o abrumador.

Una de las principales formas de prevenir el agotamiento es **mantener un equilibrio entre el trabajo y la vida personal**. Esto significa encontrar un ritmo que permita cumplir las exigencias del trabajo y, al mismo tiempo, conservar tiempo y energía para las actividades personales, el ocio y la relajación. Para los auxiliares de cuidados, cuyos horarios de trabajo pueden ser irregulares y cuyas jornadas pueden resultar agotadoras, este equilibrio puede parecer difícil de alcanzar. Sin embargo, es esencial reservar tiempo fuera del trabajo para recuperarse y recargar las pilas. Dedicar tiempo a actividades placenteras y relajantes -ya sea leer, hacer deporte, pasar tiempo con la familia o dedicarse a un hobby- permite desconectar mentalmente del estrés del trabajo y regenerar los recursos físicos y emocionales.

Otro aspecto clave para prevenir el agotamiento es **saber desconectar** mentalmente del trabajo. El estrés crónico puede amplificarse cuando uno se lleva a casa las preocupaciones y responsabilidades del trabajo, ya sean preocupaciones por los pacientes o tareas administrativas pendientes. Es esencial establecer límites claros entre el tiempo de trabajo y el tiempo personal. Esto puede incluir no consultar los correos electrónicos del trabajo fuera del horario laboral, dejar tiempo para centrarse únicamente en uno mismo o en la familia, o reservar tiempo para relajarse después de un día estresante. Estos límites ayudan a proteger el espacio personal, que es esencial para mantener un equilibrio mental saludable.

Aprender a decir no también es esencial para prevenir el agotamiento. En las profesiones asistenciales, donde los cuidadores suelen estar muy solicitados, puede resultar difícil rechazar peticiones adicionales, ya sea para cubrir a un colega o asumir tareas adicionales. Sin embargo, aceptar constantemente responsabilidades adicionales a expensas del propio bienestar es una vía directa hacia el agotamiento. Es importante aprender a reconocer los propios límites y saber decir no con asertividad, cuando sea necesario, para preservar la energía y la salud. Esto no significa faltar a la solidaridad, sino simplemente protegerse para poder seguir siendo eficaz a largo plazo.

Otra forma importante de prevenir el agotamiento es **apoyar las relaciones sociales positivas**, tanto en el trabajo como en casa. En el lugar de trabajo, el apoyo de los compañeros es crucial para hacer frente a las situaciones estresantes. Tener la oportunidad de compartir sus preocupaciones, intercambiar experiencias y sentirse comprendido por sus compañeros puede ayudar a aligerar la carga emocional. Crear un entorno de trabajo colaborativo, en el que se valore el apoyo mutuo, ayuda a gestionar mejor la presión. Mantener relaciones sociales enriquecedoras fuera del trabajo -con amigos, familia o grupos de interés- es igual de importante para equilibrar los aspectos personales y profesionales de la vida. Estas relaciones proporcionan un valioso apoyo emocional y permiten recargar las pilas en un entorno distinto del trabajo.

El apoyo de la dirección también desempeña un papel fundamental en la prevención del burnout. Los jefes de equipo y los gestores sanitarios deben estar atentos a los signos de agotamiento en sus equipos y asegurarse de que ofrecen un entorno de trabajo saludable y de apoyo. Esto incluye ofrecer turnos equilibrados, reconocimiento por el trabajo realizado y acceso a recursos para controlar el estrés. Cuando los cuidadores se sienten apoyados y valorados en su trabajo, están mejor preparados para afrontar los retos de la vida cotidiana. También es esencial que los asistentes sepan que pueden pedir ayuda sin miedo a ser estigmatizados o juzgados, ya sea para aligerar temporalmente su carga de trabajo o para beneficiarse de apoyo psicológico.

La **organización del trabajo** es otro factor determinante. Una buena organización ayuda a evitar sobrecargas mentales innecesarias y a mejorar la eficacia de la atención, al tiempo que reduce el estrés asociado a tareas repetitivas o mal planificadas. Para ello, puede ser útil priorizar las tareas, delegar cuando sea posible y utilizar herramientas para organizar las jornadas de forma más fluida. Fijándose objetivos realistas y organizándose eficazmente, los cuidadores pueden reducir la sensación de estar sometidos a una presión constante.

Un aspecto a menudo pasado por alto pero igualmente crucial para prevenir el agotamiento **es mantener la salud física**. El bienestar físico y el mental están estrechamente relacionados, y cuidar el cuerpo es una forma de reforzar la resistencia frente al estrés. Esto significa dormir bien, seguir una dieta equilibrada y hacer ejercicio con regularidad. El sueño, en particular, es un factor clave para la recuperación. Los auxiliares de cuidados, que a menudo tienen que trabajar en horarios escalonados o noches interrumpidas, deben asegurarse de que, en la medida de lo posible, mantienen ciclos de sueño regulares y reparadores. Incluso una actividad física moderada ayuda a aliviar la tensión y estimula la producción de endorfinas, que contribuyen a reducir el estrés y mejorar el estado de ánimo.

Por último, es importante adoptar un **enfoque preventivo** del estrés, incorporando técnicas de gestión del estrés a la rutina diaria. La meditación, la respiración profunda, el yoga y la relajación progresiva son herramientas que pueden ayudar a mantener la serenidad interior, incluso en entornos laborales exigentes. Estas técnicas le ayudan a volver a centrarse, regular sus emociones y tomar distancia de las situaciones estresantes. Practicarlas con regularidad proporciona una base de bienestar mental que ayuda a gestionar mejor los retos cotidianos y a evitar la acumulación de tensiones.

○   Técnicas de gestión del estrés en los hospitales

La gestión del estrés en el entorno hospitalario es una habilidad esencial para los profesionales sanitarios, especialmente los auxiliares de cuidados, que se enfrentan a diario a situaciones exigentes, tanto emocional como físicamente. Entre el aumento de las responsabilidades, los horarios de trabajo a menudo irregulares y la necesidad de responder rápidamente a situaciones de emergencia, el estrés puede acumularse rápidamente y llegar a ser abrumador. Si este estrés no se gestiona adecuadamente, puede conducir al agotamiento, afectando no sólo al bienestar de los cuidadores, sino también a la calidad de la atención prestada a los pacientes. Para preservar el equilibrio mental y emocional de los cuidadores, es crucial aplicar técnicas eficaces de gestión del estrés en el entorno hospitalario.

Una de las primeras técnicas consiste en **tomar conciencia de uno mismo y de sus emociones**. Es esencial reconocer las señales de advertencia del estrés: tensión muscular, irritabilidad, cansancio persistente, dificultad para concentrarse o tomar distancia de las situaciones estresantes. Aprender a identificar estas señales permite reaccionar con rapidez y aplicar estrategias de gestión antes de que el estrés se vuelva abrumador. Esto requiere una introspección regular, en la que los cuidadores se tomen unos minutos para evaluar su estado mental y físico, y reconocer cuándo empiezan a sentirse abrumados. Esta práctica evita que el estrés se acumule sin ser tratado.

Una de las técnicas más accesibles para controlar el estrés en el entorno hospitalario es la **respiración profunda y consciente**. La respiración es una herramienta sencilla pero poderosa para calmar el sistema nervioso y reducir los efectos del estrés. Cuando la presión aumenta, dedicar unos minutos a practicar la respiración profunda, inspirando lentamente por la nariz, reteniendo el aire durante unos segundos y exhalando después suavemente por la boca, ayuda a recuperar cierta calma. Esta técnica ayuda a ralentizar el ritmo cardíaco, reducir la tensión física y volver a concentrarse. En entornos donde el tiempo suele ser escaso, como los hospitales, la respiración consciente puede practicarse en cualquier momento, incluso durante una breve pausa o entre tratamientos.

Gestionar el tiempo y las prioridades es otra técnica clave para reducir el estrés. En el entorno hospitalario, los cuidadores se enfrentan a menudo a multitud de tareas que deben completar en un breve espacio de tiempo. Saber priorizar las acciones, organizar la jornada de forma eficiente y establecer una jerarquía de urgencias ayuda a gestionar mejor la carga de trabajo y a evitar la sensación de estar constantemente desbordado. Para ello, puede ser útil empezar el día dedicando unos minutos a evaluar las tareas que hay que realizar y asignarlas según su importancia y urgencia. Utilizar herramientas prácticas, como listas de tareas o calendarios, también puede ayudar a estructurar el trabajo y aligerar la carga mental.

Al mismo tiempo, **saber pedir ayuda** es crucial para gestionar el estrés en un entorno hospitalario. Es importante reconocer los propios límites y pedir ayuda a los compañeros cuando la carga de trabajo sea excesiva. Trabajar en equipo y compartir las tareas ayuda a reducir la presión individual y garantiza la calidad de la asistencia. Con demasiada frecuencia, los auxiliares de cuidados dudan en pedir ayuda por miedo a molestar o parecer incompetentes, pero la colaboración activa dentro del equipo facilita la gestión de los periodos de sobrecarga y evita el agotamiento.

El apoyo social también es un factor importante en la gestión del estrés. Los compañeros de trabajo suelen ser los más indicados para comprender los retos específicos asociados a la profesión, y compartir experiencias o momentos de relajación con ellos puede reducir considerablemente la tensión. Los momentos informales de intercambio, como una pausa para el café o una charla al final del turno, permiten desahogarse, expresar las emociones y sentirse apoyado. El simple hecho de saber que no se está solo ante las dificultades puede ayudar a aliviar la carga del estrés.

Además de estas técnicas, la **actividad física** es una herramienta esencial para controlar el estrés. El ejercicio regular, ya sea antes o después del trabajo, ayuda a liberar la tensión acumulada y estimula la producción de endorfinas, las hormonas que favorecen la sensación de bienestar. Incluso un paseo a paso ligero, unos estiramientos o una breve sesión de yoga pueden bastar para relajar el cuerpo y liberar el estrés. Además, la actividad física mejora la calidad del sueño, que es crucial para la recuperación mental y física después de un duro día de trabajo.

La relajación muscular progresiva es otro método eficaz para reducir el estrés. Consiste en contraer y luego relajar distintos grupos musculares del cuerpo, de modo que se tome conciencia de la tensión física y se vaya liberando poco a poco. Este ejercicio puede realizarse durante un descanso o al final de la jornada para ayudar a relajar el cuerpo tras un largo día de trabajo. La relajación muscular progresiva ayuda a calmar el sistema nervioso y a disipar la tensión que se acumula en los músculos como consecuencia del estrés.

Para los que pueden, **la meditación de atención plena** es una técnica cada vez más reconocida por sus beneficios en la gestión del estrés. La atención plena consiste en concentrarse en el momento presente, observando los pensamientos, sensaciones y emociones sin juzgarlos. Esta práctica ayuda a tomar distancia de las situaciones estresantes y a evitar dejarse llevar por la ansiedad o los pensamientos negativos. Incluso una breve sesión de meditación de 5 a 10 minutos durante un descanso puede bastar para restablecer la mente y sentirse más tranquilo y despejado.

Otro aspecto clave de la gestión del estrés en el entorno hospitalario es la **gestión de las emociones**. Los auxiliares sanitarios se enfrentan a menudo a situaciones emocionalmente difíciles, como el cuidado de pacientes gravemente enfermos o moribundos. Por ello, es esencial aprender a reconocer y aceptar las propias emociones, sin reprimirlas ni dejar que tomen el control. Hablar de estas emociones con los compañeros, un superior o un psicólogo puede ayudar a afrontarlas y evitar que se vuelvan demasiado abrumadoras. Expresar las emociones, ya sea mediante la conversación, la escritura u otras formas de creatividad, es una manera eficaz de prevenir la acumulación de estrés emocional.

Por último, mantener **un estilo de vida saludable** es crucial para controlar el estrés. Esto incluye dormir lo suficiente, una dieta equilibrada y un consumo moderado de cafeína y azúcares, que pueden agravar la ansiedad y el nerviosismo. El sueño, en particular, es un pilar fundamental de la gestión del estrés. La falta de sueño merma la capacidad de gestionar la tensión, mantener la concentración y tomar distancia ante situaciones complejas. Dormir bien, aunque el horario de trabajo sea irregular, es esencial para preservar la salud mental.

○ Apoyo de los compañeros: crear un entorno de trabajo propicio

El apoyo entre compañeros es un elemento esencial para crear un entorno de trabajo solidario, especialmente en entornos exigentes como los hospitales, donde los cuidadores se enfrentan a diario a situaciones estresantes, emocionalmente gravosas y físicamente agotadoras. En estos contextos, el trabajo en equipo y la solidaridad entre colegas desempeñan un papel fundamental no sólo en la calidad de los cuidados prestados a los pacientes, sino también en el bienestar de los propios cuidadores. Al desarrollar un espíritu de apoyo mutuo, los auxiliares de cuidados y otros profesionales sanitarios pueden gestionar mejor la presión diaria, evitar el agotamiento y aumentar su motivación.

Una de las principales ventajas del apoyo entre iguales es la posibilidad de **compartir responsabilidades**. En el entorno hospitalario, las tareas suelen ser numerosas y deben realizarse en plazos muy ajustados. Cuando los miembros del equipo se apoyan mutuamente y se reparten equitativamente la carga de trabajo, se alivia la carga individual y todos pueden concentrarse en sus tareas sin sentirse abrumados. El trabajo en equipo no consiste simplemente en completar tareas seguidas, sino en garantizar que cada miembro del equipo reciba apoyo y que nadie quede aislado o sobrecargado. Por ejemplo, si un compañero tiene dificultades o se enfrenta a una situación compleja, es importante que los demás cuidadores ofrezcan espontáneamente su ayuda, ya sea haciéndose cargo de un paciente, echando una mano en una tarea técnica o simplemente ofreciendo apoyo moral.

El apoyo entre compañeros también ayuda a **crear un ambiente de confianza** y colaboración, en el que todos se sienten cómodos pidiendo ayuda cuando la necesitan. En situaciones de mucha presión, puede resultar difícil reconocer los propios límites o admitir que se necesita ayuda. Sin embargo, un entorno laboral de apoyo lo fomenta, sin juicios ni miedo a ser percibido como menos competente. Por ejemplo, un cuidador que se enfrenta a una tarea compleja, como administrar un tratamiento delicado, puede recurrir a un compañero con más experiencia para pedir consejo o apoyo. Este tipo de apoyo mutuo no sólo fomenta el aprendizaje, sino también una asistencia segura, ya que reduce el riesgo de cometer errores por estrés o fatiga.

La **comunicación abierta y sincera** es otro pilar del apoyo entre compañeros. En un equipo solidario, todos deben sentirse libres para expresar sus preocupaciones, ideas o dificultades sin temor a ser juzgados o malinterpretados. Los intercambios deben fomentarse y basarse en el respeto mutuo. El diálogo constructivo ayuda a resolver malentendidos, mejorar los procesos de trabajo y reforzar la cohesión del equipo. Por ejemplo, si un cuidador detecta una dificultad en la organización de los cuidados o una sobrecarga de trabajo en un departamento, debe poder comentarlo abiertamente con sus colegas y superiores, para que juntos encuentren soluciones. Este tipo de comunicación transparente contribuye a una mejor organización del trabajo y a un reparto más equitativo de las tareas.

El apoyo entre colegas también implica el **reconocimiento mutuo** del trabajo realizado. En entornos ajetreados como los hospitales, es fácil centrarse únicamente en los problemas que hay que resolver y los retos que hay que superar, sin tomarse el tiempo de reconocer los esfuerzos de los demás. Sin embargo, una simple palabra de aliento, un agradecimiento sincero o una señal de reconocimiento por un trabajo bien hecho pueden tener un enorme impacto en la moral del equipo. Un cuidador que se siente apreciado por sus compañeros estará más motivado, tendrá más confianza en sí mismo y estará más dispuesto a ofrecer apoyo a cambio. El reconocimiento ayuda a crear una dinámica positiva en la que todos se sienten valorados por su contribución, sea cual sea su puesto en el equipo.

El apoyo de los compañeros también desempeña un papel crucial en la **gestión del estrés**. Los auxiliares sanitarios se enfrentan a menudo a situaciones emocionalmente difíciles, como atender a pacientes al final de su vida, hacer frente a urgencias o a complicaciones médicas graves. En estos momentos difíciles, el simple hecho de poder hablar con un colega, compartir sus sentimientos o recibir una palabra reconfortante puede aligerar enormemente la carga emocional. Por ejemplo, tras un acontecimiento traumático o especialmente estresante, una reunión informal con los compañeros, aunque sea tomando un café, puede permitir a todos liberarse de la presión y poner en palabras lo que han vivido. Este tipo de apoyo emocional es esencial para evitar la acumulación de estrés y prevenir el agotamiento.

La importancia de la **cohesión del equipo** también se pone de manifiesto en situaciones de emergencia o cuando hay una sobrecarga de trabajo. Cuando cada miembro del equipo sabe que puede contar con los demás, los imprevistos son más fáciles de gestionar. Un departamento en el que existe un buen entendimiento entre compañeros está mejor preparado para afrontar momentos de tensión o picos de actividad, porque todos están dispuestos a adaptarse y movilizarse para apoyar a los demás. Por ejemplo, si surge la necesidad, un compañero puede ofrecerse a hacerse cargo de un paciente más o realizar una tarea para aligerar la carga de otro cuidador. Esta flexibilidad, posible gracias a la solidaridad y el apoyo mutuo, ayuda a mantener una alta calidad asistencial incluso en momentos de gran presión.

El apoyo entre **colegas** también se traduce en una **cultura de aprendizaje mutuo**. En un entorno hospitalario, donde las situaciones pueden ser complejas y las prácticas evolucionan constantemente, es esencial compartir conocimientos y habilidades entre los cuidadores. Los auxiliares con más experiencia pueden aconsejar y orientar a los colegas más jóvenes o menos experimentados sobre procedimientos concretos. A la inversa, los recién contratados o los cuidadores con conocimientos especializados pueden aportar nuevas perspectivas y técnicas al equipo. Este intercambio de conocimientos no sólo refuerza las competencias individuales, sino también la capacidad del equipo para responder de forma coherente a las necesidades de los pacientes.

Por último, el **espíritu de equipo y la solidaridad** entre compañeros contribuyen a reforzar el vínculo humano que se forja en un entorno hospitalario. Estos vínculos no se limitan a los cuidados prestados, sino que se extienden a la forma en que los cuidadores interactúan entre sí, se apoyan mutuamente y crean un ambiente de trabajo en el que todos se sienten valorados. Un entorno de trabajo propicio ayuda a reducir el aislamiento que pueden sentir algunos cuidadores, sobre todo en momentos de fatiga o duda. Proporciona un espacio en el que todos pueden apoyarse, creando una dinámica de reciprocidad y apoyo mutuo.

Capítulo 7

Gestión de poblaciones de riesgo y pacientes vulnerables

- **Subsección 1: Personas mayores y diabéticos**
  - ◦ Particularidades del tratamiento de la diabetes en los ancianos: comorbilidades y fragilidad

El tratamiento de la diabetes en los ancianos presenta importantes particularidades, sobre todo por la mayor fragilidad y las frecuentes comorbilidades que caracterizan a esta población. La diabetes, en particular la de tipo 2, es muy frecuente en los ancianos y requiere un enfoque asistencial específico, que tenga en cuenta no sólo la regulación de los niveles de azúcar en sangre, sino también la gestión de los múltiples problemas de salud que pueden acompañar al envejecimiento. El envejecimiento conlleva cambios fisiológicos que complican la gestión de la diabetes, y los cuidadores deben adoptar un enfoque holístico, centrado en la prevención de las complicaciones, respetando al mismo tiempo la calidad de vida de los pacientes.

La fragilidad de los pacientes diabéticos de edad avanzada es uno de los factores clave que influyen en el tratamiento de la enfermedad. Con la edad, el organismo se vuelve más vulnerable a las agresiones externas, las enfermedades agudas y las variaciones metabólicas. Los diabéticos de edad avanzada suelen experimentar una mayor fragilidad debido a la reducción de la masa muscular (sarcopenia), la pérdida de independencia y el deterioro de las funciones cognitivas y sensoriales. Estos factores aumentan su riesgo de caídas, infecciones, desnutrición y complicaciones graves relacionadas con la diabetes, como hipoglucemia grave y heridas crónicas. Por tanto, el tratamiento de la diabetes en estos pacientes no puede limitarse a un control estricto de los niveles de azúcar en sangre; debe incluir una evaluación periódica de la fragilidad, con ajustes de los tratamientos e intervenciones para evitar la pérdida de autonomía.

Las comorbilidades son también omnipresentes entre los diabéticos de edad avanzada. Además de la diabetes, los pacientes mayores suelen padecer otras enfermedades crónicas, como hipertensión, enfermedades cardiovasculares, problemas renales u osteoartritis. Estas comorbilidades complican el tratamiento de la diabetes, ya que requieren múltiples tratamientos que pueden interactuar entre sí, aumentar el riesgo de efectos secundarios y dificultar el cumplimiento terapéutico. Por ejemplo, la toma de antihipertensivos o estatinas puede interactuar con los fármacos antidiabéticos, alterando la necesidad de insulina u otros medicamentos. Además, algunos tratamientos pueden hacer que los pacientes sean más frágiles, aumentando el riesgo de caídas o provocando hipotensión ortostática. Por ello, los cuidadores deben colaborar estrechamente con los distintos especialistas para ajustar los tratamientos y evitar interacciones farmacológicas indeseables.

La hipoglucemia es un riesgo especial en los diabéticos de edad avanzada, debido sobre todo a su fragilidad y a la frecuencia de las comorbilidades. Los ancianos suelen ser menos sensibles a los síntomas de alarma de la hipoglucemia, como temblores o sudores fríos, que pueden provocar una hipoglucemia grave antes de que el paciente reaccione. Además, el uso de ciertos fármacos, como los betabloqueantes, puede enmascarar los signos de alarma de la hipoglucemia, lo que aumenta aún más el peligro. Una hipoglucemia grave puede provocar caídas, fracturas, accidentes cardiovasculares o deterioro cognitivo. Para evitarlo, el tratamiento de la diabetes en los ancianos debe ser prudente, con un control adecuado de la glucemia, evitando objetivos demasiado estrictos. Los cuidadores deben favorecer objetivos de glucemia más flexibles para minimizar el riesgo de hipoglucemia, manteniendo al mismo tiempo una calidad de vida óptima para el paciente.

La polifarmacia, frecuente entre los ancianos, complica aún más el control de la diabetes. Los diabéticos de edad avanzada suelen tomar varios medicamentos para sus diversas comorbilidades, lo que aumenta el riesgo de interacciones farmacológicas y efectos secundarios indeseables. La complejidad de los regímenes de tratamiento también puede dificultar el cumplimiento, sobre todo si el paciente tiene deficiencias cognitivas o sensoriales. Por lo tanto, es esencial evaluar periódicamente los tratamientos prescritos y considerar ajustes para simplificar la gestión. La **deprescripción**, que consiste en reducir o suspender los fármacos no esenciales, es a veces necesaria para reducir la carga farmacológica del paciente y mejorar su calidad de vida. Un seguimiento regular permite ajustar el tratamiento en función de la evolución de la enfermedad y del estado general del paciente.

Los trastornos cognitivos relacionados con la edad, como la demencia o la enfermedad de Alzheimer, también plantean retos específicos en el control de la diabetes en los ancianos. Estos trastornos afectan a la capacidad del paciente para comprender y seguir las recomendaciones médicas, tomar su medicación correctamente o adaptar su dieta según sea necesario. Los cuidadores deben extremar la vigilancia para asegurarse de que el paciente sigue su tratamiento y ajustar las intervenciones en función de sus capacidades cognitivas. Esto puede implicar simplificar las dietas, vigilar más de cerca los niveles de azúcar en sangre o implicar a los familiares en la gestión del tratamiento diario. La presencia de un cuidador familiar o a domicilio suele ser esencial para garantizar la seguridad y el bienestar del paciente.

La dieta desempeña un papel fundamental en el tratamiento de la diabetes en los ancianos, pero debe adaptarse a su estado de salud y a sus necesidades específicas. Los ancianos diabéticos suelen tener problemas de pérdida de apetito, desnutrición o dificultad para masticar. Por eso es importante ofrecer comidas equilibradas y ricas en nutrientes, teniendo en cuenta las preferencias alimentarias del paciente y sus limitaciones físicas. Por ejemplo, puede ser necesario ofrecer comidas fáciles de tragar o suplementos alimentarios para garantizar una ingesta nutricional adecuada. Además, es crucial controlar la ingesta de carbohidratos para evitar variaciones importantes en los niveles de azúcar en sangre, respetando al mismo tiempo los hábitos alimentarios y los gustos del paciente. La flexibilidad es esencial para conciliar el control de la diabetes con el placer de comer, a fin de preservar la calidad de vida.

La prevención de las complicaciones relacionadas con la diabetes también debe ser una prioridad para las personas mayores. La diabetes expone a los pacientes a un mayor riesgo de complicaciones vasculares (como infarto de miocardio o ictus), neuropatía (que puede provocar dolor o pérdida de sensibilidad) y retinopatía (que afecta a la visión). En las personas mayores, estas complicaciones pueden provocar rápidamente pérdida de independencia, caídas y un deterioro de la calidad de vida. Por eso es importante organizar revisiones médicas periódicas para detectar estas complicaciones en una fase temprana y tratarlas como medida preventiva. Esto incluye exámenes oculares, controles periódicos de la tensión arterial y análisis de sangre para controlar la función renal.

La educación terapéutica también desempeña un papel esencial en el tratamiento de la diabetes en los ancianos. Sin embargo, esta educación debe adaptarse a las capacidades cognitivas y sensoriales del paciente. Es importante utilizar medios didácticos sencillos y comprensibles, dedicando tiempo a explicar los aspectos básicos, como el control de los niveles de azúcar en sangre, la toma de medicamentos y la adaptación de la dieta. Cuando sea necesario, los familiares o cuidadores deben participar en el proceso educativo para garantizar que se siguen las recomendaciones.

○ Adaptar los cuidados a las capacidades físicas y cognitivas de las personas mayores

La adaptación de los cuidados a las capacidades físicas y cognitivas de las personas mayores es un requisito esencial en la atención a los pacientes de edad avanzada, sobre todo en los entornos médicos y los centros de cuidados de larga duración. Como consecuencia del envejecimiento natural, las personas mayores se enfrentan a menudo a una disminución de sus capacidades físicas y mentales, lo que exige que los cuidados se adapten para satisfacer sus necesidades específicas, preservando al mismo tiempo su autonomía y dignidad. Este enfoque centrado en el paciente permite mantener una calidad de vida óptima, respetando las limitaciones de cada individuo y ofreciendo un apoyo personalizado.

Las **capacidades físicas** de las personas mayores pueden verse reducidas por la pérdida de masa muscular (sarcopenia), la disminución de la flexibilidad, la pérdida de equilibrio o la aparición de dolores crónicos, como la artrosis. Estas limitaciones suelen dificultar las tareas cotidianas, como caminar, asearse y vestirse. Adaptar los cuidados a estas limitaciones físicas significa ofrecer ayudas técnicas e instalaciones específicas para facilitar estas actividades. Por ejemplo, los auxiliares de cuidados pueden fomentar el uso de ayudas para caminar, como bastones o andadores, para reducir el riesgo de caídas y mantener la movilidad del paciente. Del mismo modo, la instalación de barras de apoyo en los baños o el uso de asientos de ducha pueden facilitar mucho el aseo, garantizando al mismo tiempo la seguridad del paciente.

El tratamiento **del dolor crónico** es otro componente importante de la asistencia adaptada a las capacidades físicas de las personas mayores. Muchas personas mayores padecen enfermedades dolorosas, como la artrosis, que afectan a su capacidad para moverse o realizar tareas cotidianas. Es esencial que el cuidador tenga en cuenta este dolor durante los cuidados, ajustando los movimientos para evitar manipulaciones bruscas o incómodas. Además, la evaluación periódica del dolor mediante escalas adecuadas permite ajustar los analgésicos o poner en marcha estrategias no medicinales, como la fisioterapia o el calor, para aliviar el dolor manteniendo una actividad física moderada.

Adaptar los cuidados a la capacidad física también implica gestionar el ritmo de las actividades diarias. Debido a su fragilidad, los ancianos pueden cansarse rápidamente, y es importante respetar su ritmo. Por ejemplo, a menudo es necesario dividir los cuidados o las actividades en varias etapas para evitar sobrecargar al paciente. Por ejemplo, un cuidador puede sugerir pausas regulares durante el aseo o el vestido, que permitan al paciente recuperar el aliento y descansar antes de continuar. Este respeto del ritmo personal del paciente ayuda a preservar su energía y a reducir el riesgo de fatiga excesiva, al tiempo que fomenta su participación activa en los cuidados.

Además de las capacidades físicas, también hay que tener en cuenta las **capacidades cognitivas** de las personas mayores a la hora de adaptar los cuidados. El envejecimiento suele ir acompañado de un deterioro de las funciones cognitivas, como problemas de memoria, atención o razonamiento. Algunos pacientes también pueden padecer dolencias como demencia o Alzheimer, que afectan a su capacidad para comprender instrucciones o seguir recomendaciones médicas. Para estos pacientes es crucial adaptar la comunicación y el enfoque de los cuidados para facilitar su comprensión y cooperación.

Es esencial **una comunicación** adaptada a las capacidades cognitivas. Los cuidadores deben utilizar un lenguaje sencillo, claro y directo, evitando términos técnicos o explicaciones demasiado complejas. A menudo es útil desglosar las instrucciones en pasos sencillos que el paciente pueda seguir uno a uno. Por ejemplo, en lugar de pedir al paciente que se vista solo, el cuidador puede darle instrucciones paso a paso: "Primero póngase la manga derecha, luego la izquierda". También es importante hablar despacio y asegurarse de que el paciente ha entendido las instrucciones pidiéndole que las repita u observando su comportamiento. El contacto visual, un tono de voz tranquilizador y un enfoque paciente también son esenciales para fomentar la participación del paciente.

Los trastornos de la memoria y la atención suelen requerir un enfoque repetitivo y recordatorios periódicos. Para ayudar a un paciente con deterioro cognitivo a recordar sus tratamientos o acciones, el cuidador puede establecer rutinas estructuradas, con cuidados y actividades que tengan lugar siempre a las mismas horas del día. Esto ayuda al paciente a establecer puntos de referencia y a sentirse más seguro en un entorno predecible. Además, el uso de ayudas visuales, como pictogramas o calendarios ilustrados, también puede ayudar a recordar las distintas etapas de un día o de los cuidados.

Para las personas mayores que sufren **demencia o desorientación**, es esencial mantener un enfoque suave y tranquilizador. Estos pacientes pueden mostrar a veces comportamientos de agitación, confusión o rechazo de los cuidados, porque no siempre entienden lo que ocurre o tienen miedo a lo desconocido. En estas situaciones, es importante no forzar ni precipitar al paciente, sino crear un entorno tranquilo y seguro. Hablar con el paciente de forma tranquilizadora, explicarle lo que va a ocurrir y tranquilizarle sobre cada fase de los cuidados puede ayudar a reducir su ansiedad y facilitar su cooperación. Si un paciente rechaza los cuidados en un momento dado, puede ser útil volver un poco más tarde, cuando el paciente esté más relajado.

La **estimulación cognitiva** también forma parte de los cuidados adaptados a las personas mayores. Para mantener las capacidades cognitivas de los pacientes, es esencial animarles a permanecer mentalmente activos, aunque sea de forma sencilla. Ofrecer actividades como la lectura, juegos de memoria o conversaciones estimulantes ayuda a mantener la función cerebral. Los cuidadores pueden, por ejemplo, entablar conversaciones con los pacientes sobre temas conocidos o proponerles ejercicios cognitivos adaptados a sus capacidades. Este tipo de estimulación ayuda a ralentizar el deterioro cognitivo al tiempo que mantiene la interacción social, lo que es beneficioso para el estado de ánimo del paciente.

Por último, es esencial **animar a los** ancianos a **seguir siendo independientes** en la medida de lo **posible**, a pesar de sus limitaciones físicas o cognitivas. Adaptar los cuidados no significa hacer las cosas por el paciente, sino animarle a participar activamente en su propio cuidado en la medida de sus posibilidades. Por ejemplo, aunque un paciente tenga dificultades para vestirse solo, el cuidador puede animarle a que intente abrocharse un botón o ponerse los calcetines. Esta participación en las actividades cotidianas ayuda a mantener la autoestima del paciente, evita que pierda independencia y le da una sensación de control sobre su vida. Las pequeñas adaptaciones, como el uso de objetos ergonómicos o ropa fácil de poner, también pueden facilitar la independencia respetando las limitaciones físicas del paciente.

○ Cuestiones éticas en torno a los tratamientos de pacientes muy ancianos

Las cuestiones éticas que rodean el tratamiento de los pacientes muy ancianos son complejas y exigen una reflexión profunda para equilibrar el respeto de los derechos individuales, la calidad de vida y la eficacia de los cuidados. El cuidado de ancianos frágiles, a menudo aquejados de múltiples patologías y al final de su vida, plantea cuestiones esenciales sobre la proporcionalidad de los tratamientos, el respeto de la autonomía del paciente y la consideración de su bienestar general. Estos dilemas éticos afectan a los profesionales sanitarios, a los propios pacientes y a sus familias, en un contexto en el que cada decisión médica debe sopesarse cuidadosamente.

Una de las principales cuestiones éticas se refiere a la **proporcionalidad de los tratamientos**. En el caso de los pacientes muy ancianos, que a menudo padecen comorbilidades graves, es crucial cuestionarse la conveniencia de ciertos tratamientos agresivos, sobre todo al final de la vida. El objetivo no es simplemente prolongar la vida a toda costa, sino garantizar una calidad de vida aceptable. A veces, tratamientos curativos como la quimioterapia, la cirugía invasiva o los cuidados intensivos pueden resultar demasiado gravosos para un paciente anciano, causándole más sufrimiento que beneficio. La pregunta entonces es: ¿hasta dónde deben llegar los cuidados intensivos o los tratamientos intensivos, dado que pueden empeorar la fragilidad del paciente? La decisión de limitar o suspender ciertos tratamientos invasivos se basa en una evaluación ética del balance beneficio/riesgo, en la que la preservación de la dignidad del paciente pasa a ser fundamental.

El respeto de la autonomía del paciente es otro pilar ético en la atención a los pacientes muy ancianos. Toda persona tiene derecho a tomar sus propias decisiones, incluida la de aceptar o no un tratamiento. Sin embargo, a medida que los pacientes envejecen, su autonomía puede verse comprometida por trastornos cognitivos, como la demencia, que merman su capacidad para juzgar y tomar decisiones. En estas situaciones, a menudo es difícil saber si el paciente entiende realmente lo que está en juego en su tratamiento y si es capaz de dar su consentimiento informado. Por lo tanto, los cuidadores deben esforzarse por respetar los deseos del paciente teniendo en cuenta sus capacidades cognitivas. Cuando el paciente ya no puede expresarse con claridad, las decisiones suelen tomarse en consulta con la familia o los representantes legales, lo que plantea la delicada cuestión de hasta qué punto los familiares pueden interpretar con precisión los deseos del paciente.

La anticipación de voluntades médicas es una respuesta a este problema. Cada vez son más las personas mayores que redactan voluntades anticipadas, un documento en el que expresan sus deseos sobre los cuidados que deben recibir al final de la vida, sobre todo en materia de reanimación, alimentación artificial o asistencia respiratoria. Estas directivas respetan la autonomía del paciente al garantizar que se respetarán sus decisiones, incluso cuando ya no pueda expresarlas. Sin embargo, la interpretación de las directivas puede plantear problemas éticos cuando las situaciones clínicas no se corresponden exactamente con los escenarios previstos por el paciente. Por ejemplo, un paciente puede haber rechazado la reanimación en sus directrices, pero encontrarse en una situación médica en la que la reanimación podría prolongar significativamente su vida sin comprometer su calidad de vida. En estos casos, los cuidadores y familiares se enfrentan a dilemas morales difíciles de resolver.

Otra cuestión ética importante se refiere a **la limitación o interrupción del tratamiento**. En el caso de pacientes muy ancianos al final de la vida, puede ser necesario tomar la decisión de interrumpir ciertos tratamientos curativos en favor de los cuidados paliativos, cuyo objetivo es aliviar el dolor y mejorar el confort más que curar. Esta transición hacia un enfoque paliativo puede ser difícil de aceptar para las familias, que pueden percibir la interrupción del tratamiento como una renuncia o un abandono. Los cuidadores deben apoyar a las familias en este proceso, explicándoles que el objetivo ya no es prolongar la vida a toda costa, sino garantizar que los pacientes lleguen al final de su vida lo más tranquilos posible, minimizando el sufrimiento innecesario.

El alivio del dolor está en el centro de la gestión ética de los pacientes ancianos, en particular de los enfermos terminales. En la actualidad, la medicina moderna permite controlar el dolor con fármacos potentes, como los opiáceos, que alivian eficazmente el sufrimiento físico. Sin embargo, la cuestión de la analgesia plantea a veces dilemas éticos, sobre todo cuando la administración de altas dosis de morfina, por ejemplo, puede acelerar la muerte. La ley permite el uso de tratamientos para aliviar el dolor, aunque esto pueda acortar indirectamente la vida del paciente, siempre que la intención principal sea aliviar el sufrimiento. Es lo que se conoce como "doble efecto". La decisión de utilizar estos tratamientos debe tomarse en consulta con el equipo sanitario, el paciente (si es capaz) y la familia, procurando explicar claramente los objetivos del tratamiento.

La **calidad de vida** del paciente es otro aspecto fundamental que debe tenerse en cuenta. En el caso de pacientes muy ancianos, a menudo debilitados por la enfermedad, es crucial considerar qué constituye una calidad de vida aceptable. Algunos pacientes pueden preferir tratamientos menos invasivos, aunque ello suponga una reducción de su esperanza de vida, siempre que conserven cierto grado de autonomía y puedan interactuar con sus seres queridos. Otros, por el contrario, pueden querer que se haga todo lo posible por prolongar su vida, aunque ello implique someterse a tratamientos exhaustivos. Por lo tanto, es esencial que los cuidadores hablen con los pacientes y sus familias para comprender sus prioridades y adaptar los cuidados para reflejar estas elecciones.

Las presiones financieras e institucionales también pueden introducir tensiones éticas en el tratamiento de los pacientes muy ancianos. En efecto, la cuestión de los recursos disponibles en los hospitales o centros de cuidados de larga duración, así como los costes del tratamiento, pueden influir en determinadas decisiones. Por ejemplo, los tratamientos muy costosos o los cuidados intensivos prolongados pueden percibirse a veces como desproporcionados con respecto a los beneficios esperados. Sin embargo, las consideraciones económicas nunca deben primar sobre las necesidades éticas y médicas del paciente. Los cuidadores deben esforzarse siempre por tomar decisiones basadas en el bienestar del paciente, teniendo en cuenta sus deseos, su calidad de vida y sus necesidades clínicas.

Por último, la cuestión de la **comunicación y el consentimiento compartido** es crucial para gestionar las cuestiones éticas asociadas al tratamiento de los pacientes muy ancianos. Las conversaciones sobre las opciones de tratamiento, los riesgos y los beneficios deben ser claras, transparentes y adaptadas a la capacidad de comprensión del paciente y su familia. Es esencial crear un espacio de diálogo en el que los pacientes y sus familias puedan hacer preguntas, expresar sus preocupaciones y participar plenamente en las decisiones sobre su atención. Una buena comunicación ayuda a reducir los malentendidos y garantiza que las opciones terapéuticas respeten los valores y deseos del paciente.

- **Subsección 2: Diabetes y poblaciones desfavorecidas**
  - Los retos de atender a pacientes en situación de exclusión social

Atender a pacientes en situaciones sociales precarias plantea retos complejos que van mucho más allá de la dimensión médica. A menudo enfrentados a condiciones de vida inestables, dificultades económicas, falta de hogar o ruptura de los lazos sociales, estos pacientes acumulan vulnerabilidades que afectan profundamente a su salud física y mental. En este contexto, los cuidadores se enfrentan a obstáculos específicos que complican el acceso a la asistencia, la continuidad del tratamiento y la calidad de la atención. Por lo tanto, es esencial adoptar un enfoque integral y humano, que tenga en cuenta los determinantes sociales de la salud, para responder a las necesidades específicas de esta población.

Uno de los primeros retos **es el acceso a la asistencia sanitaria**. Los pacientes en situación social precaria suelen estar lejos de los centros sanitarios, no sólo geográfica sino también simbólicamente. La falta de recursos económicos, la ausencia de seguridad social o de cobertura sanitaria y el desconocimiento de sus derechos son barreras que limitan el acceso a los servicios sanitarios. Para algunas personas, la prioridad no es recibir tratamiento, sino cubrir necesidades esenciales como encontrar alojamiento, comida o trabajo. Esta priorización puede retrasar la consulta médica, incluso en caso de patologías graves o crónicas. Además, los trámites administrativos para acceder a la asistencia sanitaria pueden resultar desalentadores para los pacientes en situación precaria, que a veces carecen de las competencias y los recursos necesarios para desenvolverse en los complejos sistemas de protección social.

La **falta de acceso a la asistencia sanitaria** es una consecuencia directa de esta situación precaria. Muchos pacientes en situación de vulnerabilidad social evitan las consultas médicas o ni siquiera se las plantean, por miedo a los costes, el estigma o la complejidad administrativa. Esta falta de acceso a la atención sanitaria tiene como efecto agravar las patologías existentes y aumentar el riesgo de complicaciones graves. Enfermedades crónicas como la diabetes, la hipertensión o las enfermedades respiratorias pueden progresar sin ser diagnosticadas ni tratadas, lo que provoca hospitalizaciones de urgencia y complicaciones que a menudo son evitables. Para estos pacientes, a menudo el acceso a la asistencia sólo es posible en la fase de urgencia, cuando la situación se ha vuelto crítica, lo que hace que las intervenciones sean más engorrosas y costosas.

La discontinuidad asistencial es otro de los grandes retos de la atención a los pacientes precarios. Como sus vidas son inestables, se desplazan con frecuencia o no tienen domicilio fijo, estos pacientes no suelen poder seguir un tratamiento a largo plazo ni acudir a las citas médicas. El cumplimiento del tratamiento es especialmente difícil de mantener, ya que factores como el acceso irregular a la medicación, la dificultad para conservar los documentos médicos o la inseguridad alimentaria pueden comprometer la continuidad de la atención. Además, la ausencia de revisiones médicas periódicas aumenta el riesgo de que no se detecten las patologías, lo que complica aún más los cuidados. Por tanto, los cuidadores no sólo deben prestar atención médica, sino también garantizar un seguimiento regular y adecuado, teniendo en cuenta los obstáculos que encuentran estos pacientes en su vida cotidiana.

Otro reto importante reside en la **dimensión psicológica** de la precariedad. La pobreza y la exclusión social suelen ir asociadas a un fuerte sentimiento de aislamiento, desesperación y pérdida de dignidad. Los pacientes en situación de precariedad social tienen más probabilidades de sufrir trastornos mentales, como ansiedad, depresión o adicciones, que a menudo no se tratan o se diagnostican insuficientemente. Por ello, los profesionales sanitarios deben prestar especial atención a estos aspectos psicológicos, que influyen directamente en el estado general de salud del paciente y en su capacidad para implicarse en el proceso asistencial. La escucha y la atención son herramientas esenciales para establecer una relación de confianza con estos pacientes, que pueden haber sido marginados o maltratados por el sistema sanitario en el pasado. Sin este vínculo de confianza, aumenta el riesgo de ruptura de la atención médica, lo que agrava la inseguridad sanitaria.

La **falta de coordinación** entre los servicios sociales y los sanitarios es también un reto importante. Los pacientes en situación de precariedad social suelen necesitar una atención integral, que incluye asistencia médica, apoyo social y, a veces, asistencia jurídica. Sin embargo, estos diferentes ámbitos de intervención suelen estar compartimentados, sin que exista una verdadera comunicación o coordinación. Esto crea itinerarios de atención fragmentados, en los que los pacientes pasan de un servicio a otro sin un seguimiento personalizado. Esta desconexión entre la asistencia sanitaria y los servicios sociales dificulta el acceso a las ayudas existentes y ralentiza la resolución de los problemas sociales que repercuten directamente en la salud. Es necesaria una mejor coordinación entre los profesionales sanitarios, los trabajadores sociales y las asociaciones que ayudan a las personas en situación precaria para ofrecer un apoyo global y coherente.

Los **determinantes sociales de la salud** (vivienda, empleo, educación, alimentación) también deben tenerse en cuenta a la hora de atender a pacientes precarios. No basta con tratar una enfermedad si las condiciones de vida del paciente siguen siendo desfavorables. Por ejemplo, un paciente diabético que deambula o está desnutrido tendrá dificultades para seguir una dieta adecuada o mantener su medicación a una temperatura estable. Por tanto, es esencial evaluar las condiciones de vida de estos pacientes y buscar soluciones para mejorar su situación socioeconómica junto con la atención médica. Esto puede implicar derivarlos a asociaciones, albergues o programas de reinserción social, en colaboración con los trabajadores sociales.

La estigmatización es otro obstáculo importante para la atención a los pacientes vulnerables. Pueden ser víctimas de prejuicios o discriminación, a veces incluso dentro del sistema sanitario. Algunos profesionales sanitarios, involuntariamente o no, pueden tener actitudes condescendientes o expectativas bajas respecto a los pacientes en situación precaria, lo que puede disuadirles de buscar atención o de participar en el seguimiento terapéutico. Formar a los profesionales sanitarios en la diversidad de situaciones sociales y en los problemas específicos a los que se enfrentan los pacientes en situación precaria es crucial para evitar estos prejuicios y garantizar una atención respetuosa e integradora.

Por último, la **flexibilidad de los sistemas sanitarios** es esencial para responder a las necesidades específicas de los pacientes socialmente desfavorecidos. A veces es necesario superar los marcos tradicionales para ir al encuentro de los pacientes allí donde se encuentran, mediante iniciativas como los equipos sanitarios móviles, las consultas médicas en centros de alojamiento o las asociaciones. Estas iniciativas permiten establecer un primer contacto con los grupos vulnerables, detectar precozmente los problemas de salud y remitirlos a las estructuras asistenciales adecuadas. Este tipo de enfoque proactivo es especialmente importante para establecer un vínculo de confianza con personas que a veces han perdido todo contacto con las instituciones sanitarias.

○ Acceso a la asistencia y gestión del tratamiento: la importancia de las redes sociales y la asistencia

El acceso a la asistencia y la gestión del tratamiento es una cuestión central en la atención a los pacientes, en particular a aquellos que se enfrentan a obstáculos relacionados con la inseguridad, el aislamiento o la complejidad de su condición médica. En este contexto, **las redes de apoyo social** y la **asistencia institucional** desempeñan un papel esencial para facilitar el acceso a los servicios sanitarios, mejorar el cumplimiento del tratamiento y garantizar una atención más completa y humana. Estas redes de apoyo, ya sean familiares, comunitarias o asociativas, y las ayudas públicas o privadas, permiten colmar las lagunas del sistema sanitario tradicional acompañando a los pacientes a lo largo de su tratamiento.

Una de las principales funciones de las redes sociales en el acceso a la asistencia sanitaria es **reducir el aislamiento**. Muchos pacientes, sobre todo los ancianos, los que se encuentran en situaciones precarias o los que padecen enfermedades crónicas, se encuentran aislados, sin apoyo directo para gestionar sus necesidades médicas. Esta sensación de aislamiento puede impedirles consultar a un médico, seguir un tratamiento o acudir a las citas médicas. Las redes sociales -formadas por familiares, amigos y vecinos, así como por grupos comunitarios-desempeñan un papel vital para romper este aislamiento. Proporcionan apoyo moral y logístico: acompañan a un paciente a una cita, le ayudan a entender sus tratamientos o simplemente le ofrecen un oído comprensivo para escuchar sus preocupaciones sanitarias. La presencia de una red de apoyo a menudo permite a los pacientes gestionar mejor su enfermedad al sentirse respaldados, lo que indirectamente mejora su adherencia al tratamiento.

La participación de **asociaciones y grupos de pacientes** es otro aspecto crucial del apoyo social. Muchas asociaciones se dedican a ayudar a personas con enfermedades crónicas como diabetes, cáncer o enfermedades cardiovasculares. Estos grupos no sólo proporcionan apoyo psicológico, permitiendo a los pacientes compartir sus experiencias y sentirse comprendidos, sino que también desempeñan un papel en el suministro de información y educación sobre la gestión del tratamiento. Por ejemplo, las asociaciones pueden organizar talleres para explicar cómo adaptar la dieta a la diabetes, cómo administrar correctamente el tratamiento o cómo detectar las señales de alarma de las complicaciones. Estas iniciativas son especialmente importantes para los pacientes que tienen dificultades para acceder a información clara o a profesionales sanitarios, como suele ocurrir en las zonas rurales o entre las personas socialmente vulnerables.

El **apoyo institucional**, ya sea estatal, de organizaciones sanitarias o benéficas, también desempeña un papel clave en el acceso a la asistencia. Para muchos pacientes, sobre todo los que se encuentran en una situación económica precaria, el acceso a la asistencia sanitaria puede verse obstaculizado por el coste de las consultas, los medicamentos o los tratamientos. En este contexto, las ayudas económicas y los regímenes de protección social son esenciales para garantizar que la asistencia sanitaria sea accesible a todos. En Francia, por ejemplo, la Couverture Maladie Universelle Complémentaire (CMU-C) y la Aide Médicale d'État (AME) permiten a las personas más desfavorecidas acceder a la asistencia sanitaria sin tener que pagar por adelantado. Del mismo modo, programas específicos, como los vales de comida y las ayudas a la vivienda, contribuyen a estabilizar la situación de los pacientes vulnerables, facilitándoles la gestión de su tratamiento, en particular proporcionándoles una mejor alimentación o un entorno estable en el que seguir su tratamiento.

El acceso a la atención sanitaria no es sólo cuestión de dinero. Para muchos pacientes, **gestionar su tratamiento es** un reto importante, sobre todo por la complejidad de los protocolos médicos, el número de medicamentos que tienen que tomar o las limitaciones asociadas a ciertas enfermedades. En estos casos, las redes de apoyo y la asistencia externa son esenciales para ayudar a los pacientes a gestionar su tratamiento. Por ejemplo, **los cuidadores familiares** suelen **desempeñar** un papel fundamental a la hora de ayudar a los pacientes a tomar su medicación con regularidad, respetar los horarios prescritos y vigilar cualquier efecto secundario. Los cuidadores también pueden ser contactos clave para los profesionales sanitarios, transmitiendo información importante sobre los cambios en el estado de salud del paciente y facilitando la comunicación entre el paciente y su médico.

Además, **las enfermeras a domicilio** y los **equipos sanitarios móviles** prestan una ayuda inestimable a los pacientes que tienen dificultades para desplazarse o seguir su tratamiento de forma independiente. Al desplazarse directamente al domicilio del paciente, estos profesionales sanitarios pueden garantizar la continuidad de la asistencia y un seguimiento más estrecho. Esto es especialmente importante para los pacientes que padecen enfermedades crónicas o están perdiendo su independencia, que necesitan controles periódicos de su estado de salud. Estas intervenciones a domicilio también permiten adaptar la asistencia al entorno del paciente, teniendo en cuenta sus condiciones de vida y sus necesidades específicas.

Las redes digitales y las **tecnologías sanitarias conectadas** también ofrecen nuevas posibilidades para mejorar el acceso a la asistencia y la gestión de los tratamientos. Gracias a plataformas en línea, aplicaciones móviles y objetos conectados, los pacientes pueden controlar su salud de forma más independiente y en tiempo real. Por ejemplo, los dispositivos para controlar los niveles de azúcar en sangre en el caso de los diabéticos, los tensiómetros conectados o los recordatorios para tomar la medicación a través de aplicaciones móviles contribuyen a mejorar el cumplimiento del tratamiento y a reducir el riesgo de olvidos o errores. Las redes digitales también favorecen los intercambios entre pacientes y profesionales sanitarios, permitiendo las teleconsultas o el seguimiento a distancia, lo que resulta especialmente beneficioso para los pacientes que viven en zonas alejadas de los centros de salud o tienen dificultades para desplazarse.

Además de la tecnología, **plataformas de intercambio de información** como foros y grupos de apoyo en línea ofrecen a los pacientes un espacio de intercambio y solidaridad. Estos espacios virtuales permiten a los pacientes compartir sus experiencias, plantear preguntas sobre sus tratamientos y encontrar respuestas de personas con antecedentes similares. Estos grupos refuerzan la solidaridad entre pacientes, para que no se sientan solos ante su enfermedad, al tiempo que acceden a información adicional sobre la gestión de su salud.

La importancia de las redes sociales y el apoyo también se extiende a la **prevención**. Para muchos pacientes, sobre todo los que se encuentran en situación precaria o viven en entornos aislados, las redes sociales y comunitarias desempeñan un papel importante en la transmisión de información sobre los programas de prevención y cribado. Las campañas de vacunación y las pruebas de cribado gratuitas organizadas por asociaciones o estructuras sanitarias locales suelen difundirse a través de las redes locales. Estas iniciativas son esenciales para la detección precoz de enfermedades como la diabetes, el cáncer y las enfermedades cardiovasculares, y contribuyen a informar a las poblaciones vulnerables sobre las buenas prácticas sanitarias.

○ Apoyo psicológico y social a pacientes vulnerables

El apoyo psicológico y social a los pacientes vulnerables es una parte esencial de la asistencia global, que va mucho más allá de la atención médica. Los pacientes vulnerables, ya vivan en condiciones precarias, padezcan enfermedades crónicas, se encuentren al final de sus vidas o sufran trastornos psicológicos, necesitan un apoyo que incorpore tanto sus necesidades emocionales como sociales. Este apoyo debe tener como objetivo mejorar su bienestar, restaurar su autonomía y ayudarles a gestionar mejor los complejos retos asociados a sus condiciones de vida o de salud. Se trata de un proceso que requiere un enfoque interdisciplinar, en el que participan no sólo profesionales sanitarios, sino también trabajadores sociales, psicólogos, asociaciones y, en ocasiones, la familia del paciente.

El primer aspecto fundamental del apoyo psicológico a los pacientes vulnerables **es la escucha y la empatía**. Muchos de estos pacientes se sienten aislados, incomprendidos o estigmatizados a causa de su enfermedad o de su situación social. La escucha activa ayuda a crear un vínculo de confianza, esencial para que puedan expresar sus miedos, dudas y sufrimientos. Los cuidadores, ya sean auxiliares de enfermería, enfermeros o psicólogos, deben escuchar estas emociones, sin juzgarlas, y mostrar una empatía genuina. Este vínculo es esencial para que los pacientes se sientan respetados y se reconozca su dignidad, que es el primer paso hacia una atención eficaz. Por ejemplo, un paciente que padece una enfermedad crónica como la diabetes puede sentirse frustrado por lo pesado que resulta su tratamiento diario. Ayudarles a expresar esta frustración con palabras, al tiempo que se les ofrecen soluciones para ayudarles a gestionar mejor su vida cotidiana, puede aliviar su carga psicológica.

El apoyo psicológico formal puede incluir intervenciones específicas como consultas con un psicólogo, sesiones de psicoterapia o grupos de debate. Los pacientes vulnerables, sobre todo los que padecen enfermedades graves como cáncer o enfermedades neurodegenerativas, a menudo tienen que hacer frente a emociones muy intensas, como ansiedad, miedo al futuro, depresión o ira. Estas emociones pueden tener un impacto directo en su salud, su capacidad para seguir el tratamiento y sus relaciones con quienes les rodean. En este contexto, la intervención de un psicólogo ayuda a los pacientes a comprender y gestionar mejor estas emociones, a recuperar la sensación de serenidad y a aprender técnicas para afrontar los momentos difíciles. El apoyo psicológico también puede ser beneficioso para los pacientes al final de la vida, ayudándoles a abordar esta fase con calma, reflexionando sobre sus prioridades y sobre cómo desean pasar sus últimos momentos.

El objetivo del apoyo social es satisfacer las **necesidades materiales y prácticas** de los pacientes vulnerables. Muchos de estos pacientes experimentan dificultades en su vida cotidiana que complican la gestión de su salud. Pueden sufrir inseguridad económica, estar en una situación de vivienda inestable o no tener acceso a los recursos que necesitan para seguir su tratamiento adecuadamente. En este contexto, los trabajadores sociales desempeñan un papel fundamental a la hora de identificar estas necesidades y dirigir a los pacientes hacia los recursos adecuados. Por ejemplo, un paciente diabético que vive en condiciones precarias puede tener dificultades para comprar la medicación o seguir una dieta adecuada debido a su limitado presupuesto. Un trabajador social puede ayudarles a acceder a planes de asistencia social, obtener una cobertura sanitaria adecuada o dirigirse a organizaciones benéficas para obtener comidas gratuitas o material médico.

El acceso a derechos y servicios es otro aspecto clave del apoyo social. Muchos pacientes vulnerables desconocen las ayudas y regímenes a los que tienen derecho, o tienen dificultades para realizar los trámites administrativos necesarios. Es el caso, por ejemplo, de las personas mayores dependientes, que no saben cómo acceder a la ayuda a domicilio o a las ayudas económicas para adaptar sus viviendas. Los trabajadores sociales actúan como intermediarios, guiando a los pacientes a lo largo del proceso, ayudándoles a rellenar formularios complejos y acompañándoles a las citas con las instituciones. Este apoyo contribuye a garantizar la situación del paciente y a eliminar los obstáculos que le impiden recibir los cuidados o la asistencia que necesita.

La dimensión social del apoyo también incluye el apoyo relacional, en particular para reconstruir los vínculos sociales. Los pacientes vulnerables, en particular los que se encuentran en situación precaria o aislada, pueden haber roto sus relaciones familiares, amistosas o comunitarias, lo que agrava su sentimiento de exclusión y perjudica su salud mental. Por ello, es esencial ayudar a estos pacientes a restablecer el contacto con su entorno o a crear nuevos vínculos sociales. Esto puede hacerse participando en grupos de apoyo, talleres colectivos o actividades sociales organizadas por asociaciones. Estas interacciones permiten a los pacientes sentirse menos solos, compartir sus experiencias con personas que atraviesan situaciones similares y recuperar una forma de equilibrio emocional. Para las personas mayores, por ejemplo, unirse a grupos comunitarios o asociaciones de vecinos puede ayudar a romper el aislamiento y mejorar su calidad de vida.

El apoyo psicológico y social a los pacientes vulnerables también debe ser **preventivo**. No se trata sólo de reaccionar a los problemas una vez que han surgido, sino también de poner en marcha acciones para evitar que la situación se deteriore. Por ejemplo, los profesionales sanitarios y los trabajadores sociales deben estar atentos a los primeros signos de malestar psicológico o deterioro social en los pacientes frágiles. Una persona mayor que empieza a retraerse, a descuidar su dieta o a faltar a las citas médicas puede estar desarrollando una depresión. Una intervención precoz, ya sea en forma de apoyo psicológico, visita a domicilio o derivación a los servicios sociales, puede ayudar a limitar el empeoramiento de la situación.

El papel de la familia y los amigos también es esencial en este apoyo. Los familiares de pacientes vulnerables a menudo se encuentran ellos mismos en dificultades y no siempre saben cómo proporcionar el apoyo necesario a su pariente o amigo enfermo. Por lo tanto, los cuidadores también deben incluir a las familias en el proceso de apoyo, informándoles, ofreciéndoles apoyo psicológico si es necesario y dándoles consejos prácticos sobre la mejor manera de cuidar a su ser querido. Esto puede incluir formación para aprender a manejar ciertas patologías (como la enfermedad de Alzheimer), o información sobre los recursos disponibles para aliviar la carga de los cuidadores familiares. Tener en cuenta la fatiga o el agotamiento de los cuidadores es crucial para mantener el equilibrio familiar y evitar que la carga de los cuidados agrave la vulnerabilidad de quienes les rodean.

Por último, la **continuidad del apoyo** es clave. Para los pacientes vulnerables, es esencial que el apoyo psicológico y social sea continuo y adaptado a la evolución de su situación. La precariedad, la enfermedad o los problemas psicológicos no pueden resolverse en una sola intervención, y es importante que los servicios sociales, médicos y psicológicos trabajen en sinergia para ofrecer un seguimiento regular. Esto permite reevaluar las necesidades del paciente a lo largo del tiempo, ajustar el apoyo a medida que evoluciona la situación y evitar lagunas en la atención que puedan poner en peligro su salud.

- **Subsección 3: Diabetes en niños y adolescentes**
  - Cuidados específicos y educación terapéutica adaptada a pacientes jóvenes

Los cuidados específicos y la educación terapéutica adaptada a los pacientes jóvenes son de vital importancia en el ámbito sanitario, porque los niños y adolescentes tienen necesidades únicas, tanto físicas como psicológicas. El tratamiento de enfermedades crónicas o agudas en los jóvenes no consiste simplemente en aplicar tratamientos médicos. Requiere un enfoque integral que incluya no sólo los aspectos clínicos, sino también un componente educativo que les permita comprender y gestionar su afección, teniendo en cuenta al mismo tiempo su etapa de desarrollo y su capacidad para responsabilizarse de su salud. La educación terapéutica adaptada a los jóvenes debe ser divertida, participativa y progresiva, respetando al mismo tiempo su creciente autonomía y necesidad de apoyo.

Uno de los principales retos de la atención a pacientes jóvenes **es adaptar los cuidados** a su edad, madurez y comprensión. Los niños, sobre todo los más pequeños, tienen una percepción de la enfermedad diferente a la de los adultos. Puede resultarles difícil entender por qué tienen que someterse a un tratamiento o seguir determinadas instrucciones, sobre todo porque el dolor o las molestias asociadas al tratamiento pueden preocuparles o frustrarles. Por eso es fundamental que los profesionales sanitarios, ya sean médicos, enfermeras o auxiliares, adopten un enfoque educativo que explique la enfermedad y el tratamiento de forma sencilla y comprensible, en función de la edad del niño. Por ejemplo, para un niño pequeño, se pueden utilizar metáforas o cuentos para explicarle cómo un medicamento "combate los gérmenes repugnantes". Esto ayuda a restar importancia a la situación y hace que el tratamiento sea más accesible.

El juego es un elemento central en la educación terapéutica de los pacientes jóvenes. Incorporando juegos, ayudas visuales o actividades interactivas, los cuidadores pueden hacer que el aprendizaje resulte más atractivo y menos intimidatorio. Para un niño diabético, por ejemplo, pueden utilizarse juegos que le ayuden a reconocer qué alimentos tienen un alto contenido en hidratos de carbono y cuáles son adecuados para su dieta. El uso de aplicaciones sanitarias o juegos digitales educativos también puede hacer que el aprendizaje sea más interactivo y motivador, al tiempo que fomenta la autonomía en la gestión de la enfermedad. Este tipo de enfoque permite a los niños y adolescentes sentirse activos en su propio cuidado, en lugar de soportar pasivamente los tratamientos y las restricciones que se les imponen.

La educación terapéutica también debe incluir a los padres o tutores, ya que desempeñan un papel crucial en la gestión de las enfermedades de los jóvenes. Si un niño padece una enfermedad crónica, como asma, diabetes o epilepsia, es esencial que los padres comprendan perfectamente el tratamiento y sean capaces de ayudar a su hijo a cumplir las prescripciones. Sin embargo, también es importante encontrar un equilibrio: a medida que los niños crecen, tienen que asumir gradualmente más responsabilidad en la gestión de su enfermedad. Por tanto, la educación terapéutica debe ser progresiva y adaptarse a la edad y madurez del niño. En el caso de un adolescente, por ejemplo, podríamos explicarle cómo controlar los niveles de azúcar en sangre y ajustar el tratamiento en función de los resultados, al tiempo que nos aseguramos de que comprende la importancia de mantener una rutina de cuidados rigurosa.

Otro reto de la atención a los pacientes jóvenes es **mantener su motivación** para seguir un tratamiento a largo plazo, sobre todo en el caso de las enfermedades crónicas. Los pacientes jóvenes pueden sentirse frustrados, o incluso rebeldes, ante las limitaciones impuestas por su estado de salud. Esto puede llevar al incumplimiento del tratamiento, especialmente en la adolescencia, cuando la búsqueda de la independencia y el deseo de ajustarse a sus compañeros adquieren gran importancia. Es crucial que los cuidadores adopten una actitud de apoyo, explicando no sólo la importancia del tratamiento, sino también teniendo en cuenta las necesidades psicológicas y sociales del joven. Por ejemplo, un adolescente con diabetes puede sentirse estigmatizado por sus amigos debido a las inyecciones de insulina que tiene que ponerse. Además de apoyarles en la gestión médica de su enfermedad, los cuidadores tienen que ofrecerles las herramientas necesarias para gestionar esta dimensión social, reforzando su autoestima y ayudándoles a encontrar formas de integrar sus cuidados en su vida cotidiana sin sentirse diferentes.

La comunicación con los pacientes jóvenes también es esencial. Los niños y adolescentes, incluso los que padecen enfermedades graves, deben ser considerados socios activos en su cuidado. Por ello, es fundamental que los profesionales sanitarios hablen directamente con ellos, les hagan preguntas sobre sus sentimientos y les hagan partícipes de las decisiones sobre su tratamiento, teniendo en cuenta su edad y su capacidad de comprensión. Esta participación activa contribuye a aumentar su autonomía, mejorar su cumplimiento del tratamiento y reducir su ansiedad ante la enfermedad. Por ejemplo, un adolescente que padece una enfermedad crónica debe poder opinar sobre cuándo tomar su medicación o sobre la elección de las actividades que le convienen, en el marco de un programa de ejercicio físico adaptado a su estado.

Otro aspecto clave de la atención a los pacientes jóvenes es el **apoyo psicológico**. Las enfermedades crónicas o graves pueden tener un impacto emocional considerable en los jóvenes, afectando a su autoestima, estado de ánimo y relaciones sociales. Es esencial que los cuidadores identifiquen los signos de malestar psicológico, como ansiedad, depresión o aislamiento, e incorporen el apoyo psicológico a su atención general. Esto puede incluir sesiones de psicoterapia, participación en grupos de apoyo con otros jóvenes en situaciones similares o actividades para desarrollar la resiliencia emocional. Para un niño hospitalizado de larga duración, poder expresar sus emociones mediante actividades creativas, como dibujar o escribir, puede ser una forma eficaz de gestionar el estrés y recuperar cierto control sobre su situación.

Por último, es esencial **preparar a los pacientes jóvenes para la transición a la atención de adultos**. Para los niños con enfermedades crónicas, la transición de la atención pediátrica a la atención de adultos es una etapa delicada que debe planificarse cuidadosamente. Es importante que esta transición sea gradual, para que los pacientes jóvenes puedan hacerse cargo gradualmente de su propia salud, sin dejar de beneficiarse del apoyo necesario. Los cuidadores deben asegurarse de que los jóvenes comprenden bien su enfermedad, saben cómo gestionar su tratamiento de forma independiente y tienen la confianza necesaria para desenvolverse en el sistema de asistencia para adultos. Esta transición no debe ser brusca, sino ir acompañada de un seguimiento cuidadoso para garantizar que el joven paciente no se sienta abandonado o abrumado por la gestión de su salud.

○ Problemas psicológicos asociados a la diabetes en adolescentes: aceptación de la enfermedad e integración social

La diabetes en los adolescentes plantea retos únicos, no sólo desde el punto de vista físico, sino también psicológico. La adolescencia es ya de por sí un periodo complejo, marcado por profundas transformaciones, tanto físicas como emocionales, así como por la búsqueda de la identidad y la independencia. En este contexto, el diagnóstico y tratamiento de una enfermedad crónica como la diabetes puede resultar especialmente perturbador para un adolescente. Los problemas psicológicos resultantes suelen **estar relacionados con** dos aspectos principales: la **aceptación de la enfermedad** y la **integración social**. Estos retos pueden tener un gran impacto en el cumplimiento del tratamiento, la autoestima y la calidad de vida en general.

Aceptar la enfermedad es un proceso largo y difícil para muchos adolescentes con diabetes. A diferencia de los niños más pequeños que, con el apoyo de sus padres, pueden aceptar su enfermedad sin demasiados cuestionamientos, los adolescentes empiezan a pensar de forma más crítica sobre su enfermedad y su futuro. La diabetes, con sus limitaciones diarias -control de la glucemia, inyecciones de insulina, gestión de las comidas- impone un marco estricto que puede parecer contradictorio con el deseo de libertad y espontaneidad típico de este periodo de la vida. Muchos adolescentes pueden sentir una forma de **rebeldía** ante estas exigencias, negándose a veces a obedecer las instrucciones médicas, ya sea por desafío o porque les cuesta aceptar su condición. Este rechazo puede dar lugar a periodos de no adherencia, en los que los adolescentes descuidan deliberadamente su tratamiento, lo que aumenta el riesgo de complicaciones agudas, como la hiperglucemia o la hipoglucemia, y compromete el control a largo plazo de la enfermedad.

Esta dificultad para aceptar la enfermedad suele ir asociada a **sentimientos de ira, frustración e injusticia**. Los adolescentes pueden sentirse estigmatizados por su enfermedad, creyendo que la diabetes les diferencia de sus compañeros. Tener que controlar constantemente los niveles de azúcar en sangre o inyectarse insulina puede reforzar la sensación de ser "anormal", de no poder vivir como los demás. Esta percepción puede exacerbar la sensación de malestar y provocar episodios de ansiedad o depresión. La ira también puede dirigirse contra los cuidadores o los padres quienes, los adolescentes acusan a veces de controlar sus vidas imponiendo normas que perciben como opresivas.

Al mismo tiempo, la **integración social** se convierte en una cuestión crucial. En la adolescencia, la forma en que te ven los demás adquiere una importancia considerable. Ajustarse a las normas del grupo y ser aceptado por los compañeros se convierte en una prioridad, y la diabetes puede verse como un obstáculo para esta integración. Los adolescentes con diabetes pueden temer distinguirse de los demás por sus cuidados o su dieta. Las situaciones sociales, como las comidas con amigos, las salidas o las actividades físicas, pueden percibirse como momentos estresantes en los que tienen que pensar constantemente en su tratamiento. Por ejemplo, los adolescentes pueden sentirse incómodos al tener que medirse el azúcar en sangre o inyectarse insulina delante de sus amigos, por miedo a las miradas o a las preguntas indiscretas. Este miedo al juicio social puede llevar al adolescente a esconderse, evitando tomar su medicación o controlar sus niveles de azúcar en sangre para no llamar la atención.

Esta necesidad de **conformarse** también puede llevar a comportamientos de riesgo, como el consumo excesivo de alcohol o de alimentos ricos en carbohidratos, sin tener en cuenta el impacto sobre el control glucémico. De hecho, la tentación de comportarse "como los demás" puede primar a veces sobre el control riguroso de la enfermedad, exacerbando los desequilibrios glucémicos. Esta presión social puede conducir a **la soledad**, ya que los adolescentes sienten que nadie a su alrededor comprende realmente por lo que están pasando. Este sentimiento de aislamiento puede verse reforzado si no cuentan con el apoyo adecuado, tanto familiar como médico.

Sin embargo, la integración social no se limita a las relaciones con los compañeros. El **papel de la familia** es crucial en el tratamiento de la diabetes del adolescente. Aunque los padres desempeñan un papel clave en la prestación de apoyo y la gestión de los cuidados, este periodo de transición hacia la independencia suele estar marcado por las tensiones familiares. Los adolescentes pueden rechazar la participación de los padres, percibiéndola como una intrusión o una falta de confianza en su capacidad para gestionar su propia salud. A la inversa, a algunos padres les puede resultar difícil dejarse llevar, temiendo que su hijo aún no esté preparado para gestionar solo su enfermedad. Este delicado equilibrio entre el apoyo de los padres y la capacitación del adolescente requiere una comunicación abierta y un enfoque gradual.

La educación terapéutica desempeña un papel fundamental a **la hora de** afrontar estos retos. No debe limitarse a explicaciones técnicas sobre el tratamiento de la diabetes, sino incluir una dimensión psicológica y social adaptada a las necesidades de los adolescentes. El objetivo es ayudar a los pacientes jóvenes a comprender su enfermedad, integrar los cuidados en su vida cotidiana y desarrollar estrategias para conciliar el tratamiento y la vida social. Esto puede implicar talleres específicos para adolescentes, en los que no sólo aprenden a gestionar su diabetes de forma independiente, sino también a enfrentarse a situaciones sociales complicadas. Estos talleres de grupo también ayudan a reforzar el **apoyo entre iguales**, al darles la oportunidad de hablar con otros adolescentes que se enfrentan a las mismas dificultades, lo que puede reducir los sentimientos de aislamiento.

El apoyo psicológico también es esencial para los adolescentes que luchan contra su diabetes. El seguimiento con un psicólogo especializado en enfermedades crónicas puede ayudarles a trabajar para aceptar su enfermedad, expresar las emociones asociadas a la situación y desarrollar estrategias para vivir mejor con la diabetes. Los grupos de debate y los foros en línea también pueden ser lugares donde los jóvenes pueden hablar libremente de sus preocupaciones, miedos y frustraciones, sin miedo a ser juzgados.

       ◦   El papel del cuidador con los padres y la familia

El papel del cuidador en relación con los padres y la familia es esencial, ya que no se limita a prestar cuidados al paciente, sino que también incluye el apoyo general al círculo familiar. Las familias desempeñan un papel fundamental en el apoyo a los pacientes, especialmente cuando son vulnerables debido a enfermedades crónicas, dependencia o necesidades especiales. El cuidador, como figura de proximidad, se convierte a menudo en mediador entre el paciente y su familia, ofreciendo un oído atento, consejos prácticos y apoyo emocional. Este papel es aún más importante cuando las familias se sienten impotentes ante la enfermedad o los cuidados que deben prestar.

Uno de los primeros aspectos del papel del cuidador con la familia **es la escucha activa**. Ante la enfermedad de un ser querido, los padres y familiares del paciente pueden sentirse ansiosos, inseguros o impotentes. Por eso es crucial que el cuidador esté disponible para escucharles, responder a sus preguntas y tranquilizarles sobre qué hacer en el día a día. La escucha activa ayuda a crear un vínculo de confianza en el que las familias se sienten comprendidas y apoyadas. Esto es especialmente cierto en situaciones difíciles, como las relacionadas con enfermedades graves o terminales, en las que el cuidador puede convertirse en un punto de referencia para la familia, ayudándola a atravesar este periodo de incertidumbre.

El asistente de cuidados también desempeña un papel clave **en la educación de las familias** sobre la gestión de los cuidados a domicilio o el seguimiento de determinados parámetros médicos. Por ejemplo, en el caso de un niño diabético, el asistente puede ayudar a los padres a aprender a gestionar los niveles de azúcar en sangre, las inyecciones de insulina o los ajustes de las comidas. El objetivo no es sólo transmitir conocimientos técnicos, sino que las familias se sientan cómodas con estas tareas cotidianas. El asistente debe asegurarse de que los padres o familiares entienden las instrucciones médicas y las medidas que deben tomarse, dedicando tiempo a repetir y explicar todo lo que sea necesario.

Prevenir el agotamiento familiar también forma parte de la función del cuidador. Cuando el cuidado de un paciente depende en gran medida de la familia, como suele ocurrir en el caso de los ancianos o discapacitados, los familiares pueden verse rápidamente desbordados por la carga emocional y física que conlleva. Al observar los signos de fatiga en sus seres queridos, los asistentes asistenciales pueden orientarles hacia la ayuda externa, como el acceso a servicios de relevo, ayuda a domicilio o asociaciones especializadas. Al aliviar a los familiares, el cuidador contribuye a preservar su salud mental y física, al tiempo que garantiza una mejor calidad de los cuidados al paciente. De este modo, se convierten en un eslabón esencial de la organización de los cuidados que equilibra la implicación familiar con los recursos profesionales disponibles.

El **apoyo psicológico** que los cuidadores pueden ofrecer a las familias es también de gran importancia. Cuando se enfrentan a situaciones angustiosas, como el empeoramiento del estado de salud de un familiar o su ingreso en cuidados paliativos, las familias pueden verse desbordadas por sus emociones. El enfoque humano y afectuoso del cuidador puede proporcionar un espacio en el que los seres queridos puedan expresar su dolor, miedo o tristeza sin ser juzgados. Este apoyo emocional puede adoptar la forma de gestos sencillos, como dedicar tiempo a hablar, tranquilizarles con palabras tranquilizadoras o simplemente estar presente en momentos difíciles, como durante la agonía o al final de la vida.

Al mismo tiempo, la **mediación entre el paciente y la familia** es otro aspecto central del papel del cuidador. A veces los pacientes, sobre todo los que pierden su independencia, expresan frustraciones o tensiones que pueden ser malinterpretadas por sus familiares. El cuidador, gracias a su proximidad diaria con el paciente, puede desempeñar un papel mediador explicando a la familia las razones de determinadas reacciones del paciente y ayudándoles a comprender mejor su estado. Por ejemplo, un paciente que sufre demencia puede mostrar un comportamiento confuso o agresivo, lo que puede resultar molesto para la familia. Al explicar estos comportamientos y ofrecer consejos sobre cómo manejarlos, el cuidador ayuda a reducir las tensiones y a aumentar la comprensión mutua entre el paciente y sus familiares.

Los asistentes sanitarios también ayudan a **las familias a tomar decisiones médicas**. Cuando hay que tomar decisiones cruciales, como adoptar tratamientos importantes, limitar los cuidados o entrar en la fase paliativa, las familias pueden sentirse perdidas o en conflicto. Sin invadir el papel de los médicos, el cuidador puede aportar una perspectiva informada y tranquilizadora sobre las implicaciones prácticas de estas decisiones, recordándoles al mismo tiempo que cada elección debe hacerse respetando los deseos del paciente. Este apoyo es inestimable, ya que permite a las familias sentirse respaldadas en un momento en que la carga emocional es intensa.

Por último, **ayudar a las familias con los trámites administrativos** forma parte del papel del cuidador, sobre todo cuando los familiares se sienten abrumados por el papeleo o los procedimientos que hay que seguir. En situaciones de dependencia o enfermedad grave, son necesarios muchos trámites para organizar la ayuda a domicilio, los reembolsos médicos o las adaptaciones del hogar. Los cuidadores, a menudo en colaboración con trabajadores sociales, pueden guiar a las familias a través de estos trámites, dirigiéndolas a las personas adecuadas y asegurándose de que se movilizan todos los recursos disponibles para aliviar la carga de los cuidados.

Capítulo 8

Control de la diabetes en contextos asistenciales específicos

- **Subsección 1: Diabetes y cirugía: precauciones y cuidados pre y postoperatorios**
  ○ Control de la glucemia antes de la cirugía: ajuste de los tratamientos

El control de la glucemia antes de la intervención quirúrgica es una cuestión crucial, sobre todo para los pacientes diabéticos. El control preciso de los niveles de azúcar en sangre es esencial para reducir el riesgo de complicaciones durante y después de la operación, ya que la hiperglucemia puede aumentar el riesgo de infecciones, retraso en la cicatrización e inestabilidad hemodinámica. Por el contrario, una hipoglucemia grave puede comprometer la operación y poner en peligro la vida del paciente. Por eso, el ajuste de los tratamientos antidiabéticos antes de la cirugía debe planificarse cuidadosamente en colaboración con los profesionales sanitarios, para garantizar una atención óptima y segura.

La **evaluación preoperatoria de los** niveles de glucosa en sangre es el primer paso en esta gestión. Durante las consultas previas a la cirugía, médicos y cuidadores deben evaluar el control glucémico del paciente, identificar los riesgos asociados a su condición de diabético y elaborar un plan para mantener un control glucémico estable antes, durante y después de la cirugía. Esto incluye una historia clínica completa, el tipo de diabetes (tipo 1 o tipo 2), la duración de la enfermedad y la eficacia de los tratamientos actuales. Los niveles de glucosa en sangre capilar, los resultados de la hemoglobina glucosilada (HbA1c) y cualquier complicación ya presente, como neuropatía o nefropatía, son parámetros que deben tenerse en cuenta para adaptar el tratamiento.

En función de estos factores, los profesionales sanitarios ajustarán los **tratamientos de la diabetes** del paciente. El tipo de tratamiento habitual del paciente -insulina, medicación oral u otros agentes antidiabéticos inyectables- influirá en los cambios que deban realizarse antes de la operación. Por ejemplo, para un paciente con **insulina**, la gestión preoperatoria de la glucemia requiere un ajuste cuidadoso. La insulina lenta, que suele administrarse para mantener los niveles de azúcar en sangre durante 24 horas, puede reducirse el día antes de la operación para evitar la hipoglucemia durante el ayuno preoperatorio. El día antes de la operación, es habitual mantener la insulina basal (generalmente al 50% de la dosis habitual), pero suspender o reducir las insulinas de acción rápida o intermedia. El día de la operación, hay que vigilar de cerca los niveles de glucemia para asegurarse de que se mantienen dentro de un intervalo objetivo, generalmente entre 100 y 180 mg/dl, con el fin de prevenir cualquier desequilibrio metabólico.

Para los pacientes que toman **medicación oral**, también es esencial un ajuste. Los antidiabéticos orales, como las sulfonamidas hipoglucemiantes o los inhibidores de la DPP-4, a menudo deben suspenderse antes de la intervención, sobre todo si el paciente está en ayunas o si el riesgo de hipoglucemia es elevado. Por ejemplo, las sulfonamidas, que aumentan la secreción de insulina, pueden provocar una hipoglucemia prolongada, sobre todo si el paciente está en ayunas. Por ello, suelen suspenderse entre 24 y 48 horas antes de la intervención. En cambio, los inhibidores de la SGLT-2 suelen suspenderse unos días antes de la operación, ya que aumentan el riesgo de deshidratación y cetoacidosis diabética, complicaciones peligrosas en momentos de estrés quirúrgico.

Uno de los pasos críticos en la gestión de la glucemia antes de la cirugía es el **ayuno preoperatorio**, que a menudo es necesario para minimizar el riesgo de aspiración durante la anestesia. El ayuno puede ser difícil de controlar para los pacientes diabéticos, ya que altera el equilibrio glucémico habitual. Durante un periodo de ayuno, el cuerpo puede reaccionar liberando glucosa almacenada en el hígado, lo que provoca hiperglucemia, mientras que una ausencia prolongada de ingesta de alimentos también puede provocar hipoglucemia. Por tanto, la solución pasa por un seguimiento más estrecho de los niveles de azúcar en sangre durante este periodo de ayuno, con controles frecuentes, sobre todo la mañana de la operación, para ajustar la insulina u otros tratamientos en función de los resultados.

En general, el **día de la operación** el paciente debe dejar de tomar cualquier antidiabético oral y adaptar las dosis de insulina según las recomendaciones médicas. Puede utilizarse una infusión intravenosa de glucosa o insulina para mantener un control óptimo de la glucemia durante la operación. Este método permite ajustar en tiempo real la cantidad de insulina necesaria en función de las variaciones de los niveles de azúcar en sangre, bajo la supervisión de los anestesistas y el equipo médico. El objetivo es mantener estables los niveles de azúcar en sangre durante toda la operación para minimizar el riesgo de complicaciones postoperatorias.

Una vez finalizada la operación, la gestión de la glucemia debe seguir vigilándose estrechamente en la **fase postoperatoria**. El estrés quirúrgico, el dolor, la inmovilización y la administración de determinados fármacos, como los corticosteroides, pueden influir en los niveles de glucemia, provocando a menudo hiperglucemias transitorias. Por lo tanto, durante este periodo es esencial un seguimiento estrecho de los niveles de glucemia, con controles regulares y una adaptación gradual de los tratamientos antidiabéticos en función de la evolución del estado de salud del paciente y de su capacidad para volver a comer.

Como parte de la **rehabilitación posquirúrgica**, la reanudación de una dieta normal desempeña un papel clave en la estabilización de los niveles de azúcar en sangre. Puede preverse una reanudación gradual de los tratamientos habituales en cuanto el paciente pueda comer con normalidad. Sin embargo, las dosis de insulina o de antidiabéticos orales deben ajustarse en función de las necesidades específicas del paciente, que pueden cambiar tras la operación debido a cambios en el metabolismo o en el estado general.

○ Vigilancia específica tras la cirugía: mayor riesgo de infección y complicaciones

El seguimiento específico tras la intervención es crucial, sobre todo en pacientes con factores de riesgo particulares, como la diabetes, que puede aumentar la probabilidad de complicaciones. El postoperatorio es una fase delicada en la que el organismo, debilitado por la operación, debe recuperarse mientras hace frente a las agresiones externas y las alteraciones internas. Los riesgos aumentan con las **infecciones postoperatorias**, las complicaciones asociadas a la cicatrización de las heridas y los desequilibrios metabólicos o hemodinámicos. Una gestión rigurosa de este periodo es esencial para reducir la morbilidad y favorecer una recuperación óptima.

El riesgo de infección postoperatoria es especialmente elevado en determinados grupos de pacientes, como los diabéticos, los inmunodepresores o los ancianos. La infección puede producirse en la zona quirúrgica, en los pulmones, en las vías urinarias o incluso en el torrente sanguíneo, lo que puede provocar una septicemia. En los diabéticos, el control de la glucemia es un factor clave, ya que la hiperglucemia prolongada debilita el sistema inmunitario, reduce la capacidad de los glóbulos blancos para combatir las infecciones y retrasa la cicatrización de las heridas. Por lo tanto, es esencial controlar cuidadosamente los niveles de azúcar en sangre en el periodo postoperatorio, con ajustes rápidos de los tratamientos antidiabéticos en función de los niveles de azúcar en sangre. Los controles frecuentes, a menudo cada 4 ó 6 horas, ayudan a mantener los niveles de azúcar en sangre dentro de unos márgenes seguros, evitando así que la hiperglucemia agrave el riesgo de infección.

Las infecciones del sitio quirúrgico (ISQ) figuran entre las complicaciones posquirúrgicas más frecuentes. Suelen producirse en los días o semanas siguientes a la operación y se manifiestan mediante signos locales, como enrojecimiento, hinchazón, calor o secreción de la cicatriz, así como signos sistémicos, como fiebre. Hay que extremar la vigilancia ante los primeros signos de infección para evitar que evolucione a complicaciones más graves, como abscesos o septicemia. La vigilancia incluye controles visuales periódicos de las heridas, combinados con lecturas frecuentes de la temperatura y pruebas biológicas si es necesario. Una infección superficial puede tratarse con antibióticos y cuidados locales, pero en los casos más graves puede ser necesaria una intervención quirúrgica para drenar la infección.

Al mismo tiempo, la **mala cicatrización de las heridas** es otra complicación frecuente, sobre todo en pacientes con comorbilidades. En estos pacientes, las heridas pueden tardar más en cerrarse y el riesgo de dehiscencia (apertura prematura de la herida) es mayor. Esta complicación es especialmente preocupante tras la cirugía abdominal o torácica, donde la apertura de la herida puede provocar una infección profunda o incluso una hernia postoperatoria. Debe prestarse especial atención al cuidado de la herida, con apósitos adecuados y técnicas estériles para minimizar el riesgo de contaminación. Pueden utilizarse agentes cicatrizantes o apósitos especializados para favorecer la regeneración tisular, sobre todo si la cicatrización es lenta debido a factores como la diabetes, la obesidad o la mala circulación.

Las complicaciones pulmonares también figuran entre los riesgos postoperatorios, sobre todo tras operaciones prolongadas o que implican anestesia general. La inmovilidad prolongada, el dolor torácico o abdominal y la disminución de la capacidad respiratoria pueden favorecer infecciones como la neumonía. Por lo tanto, es esencial vigilar el estado respiratorio, fomentando los ejercicios respiratorios lo antes posible, así como el uso de espirómetros de incentivo para prevenir la atelectasia (colapso parcial o total del pulmón). En los pacientes de riesgo, como los fumadores o los que padecen enfermedad pulmonar obstructiva crónica (EPOC), el seguimiento postoperatorio debe incluir exámenes radiográficos periódicos y tratamientos profilácticos (como antibióticos) para prevenir las infecciones pulmonares.

Además, **las infecciones del tracto urinario** son una complicación frecuente tras la cirugía, especialmente en pacientes que requieren un sondaje vesical prolongado. Las sondas urinarias pueden convertirse en puntos de entrada de bacterias y provocar infecciones urinarias, que a veces pueden complicarse con pielonefritis o septicemia. La gestión de estos riesgos requiere protocolos de higiene estrictos y la retirada de las sondas siempre que sea posible. Los análisis de orina periódicos y el seguimiento de los síntomas (dolor, fiebre, cambios en el color o el olor de la orina) también son necesarios para detectar la infección en sus primeros signos.

Las complicaciones tromboembólicas, como la trombosis venosa profunda (TVP) o la embolia pulmonar, representan otro riesgo importante tras la cirugía, sobre todo en pacientes encamados o con movilidad reducida. El riesgo de formación de coágulos sanguíneos aumenta tras la cirugía, sobre todo en pacientes obesos, ancianos o con enfermedades cardiovasculares. La prevención de estas complicaciones implica una serie de medidas, como la administración de anticoagulantes profilácticos, el uso de medias de compresión y el fomento de la movilización precoz siempre que el estado del paciente lo permita. Una mayor vigilancia de los signos de TVP, como dolor inexplicable en las extremidades inferiores, hinchazón o enrojecimiento, así como de los síntomas de embolia pulmonar (dificultad respiratoria repentina, dolor torácico), es esencial para un tratamiento rápido.

Por último, la **vigilancia metabólica** postoperatoria no se limita a la gestión de la glucemia. Los pacientes pueden estar expuestos a desequilibrios electrolíticos, como alteraciones de los niveles de potasio, sodio o calcio, debido a la pérdida de agua o a los tratamientos médicos administrados durante y después de la operación. Estos desequilibrios pueden provocar complicaciones graves, como arritmias cardiacas o calambres musculares. Por lo tanto, es necesario un control minucioso de los análisis de sangre para ajustar rápidamente el aporte de electrolitos y garantizar la estabilidad metabólica.

La recuperación postoperatoria depende en gran medida de la gestión y prevención de estas complicaciones. Una rehabilitación rápida, que incluya la movilización precoz, el control nutricional y el tratamiento del dolor, ayuda a reducir el riesgo de infección y favorece una recuperación más rápida. El tratamiento del dolor, en particular, debe estar bien controlado para permitir al paciente movilizarse y respirar profundamente, reduciendo así el riesgo de inmovilidad y de complicaciones respiratorias.

○ Colaboración con el equipo quirúrgico y anestésico
La colaboración con el equipo quirúrgico y el anestesista es un aspecto fundamental de la atención al paciente antes, durante y después de la cirugía. Una comunicación eficaz y una estrecha coordinación entre todos los profesionales sanitarios implicados son esenciales para garantizar que la cirugía se desarrolle sin problemas, minimizando los riesgos y optimizando la recuperación del paciente. Cada uno de los intervinientes, ya sean cirujanos, anestesistas, auxiliares de enfermería, enfermeros u otros especialistas, desempeña un papel complementario y decisivo en cada fase del proceso, garantizando una asistencia segura e integral.

Desde la fase **preoperatoria**, la estrecha colaboración entre el equipo quirúrgico, el anestesista y otros profesionales sanitarios, como diabetólogos o cardiólogos en caso de comorbilidad, permite planificar la operación de la mejor manera posible. Uno de los elementos clave de esta fase es la evaluación del paciente, que implica un análisis detallado de su estado general de salud, su historial médico, los tratamientos actuales y cualquier riesgo particular asociado a la operación. El anestesista, en colaboración con el cirujano, evalúa las necesidades específicas del paciente en términos de anestesia y analgesia, teniendo en cuenta cualquier riesgo potencial, como alergias, trastornos respiratorios o problemas cardiovasculares. El celador y el personal de enfermería desempeñan un papel crucial en esta fase, recopilando información médica y asegurando la preparación física y psicológica del paciente, que incluye la comprobación del ayuno o los cuidados preoperatorios específicos.

La coordinación con el anestesista es especialmente importante en pacientes con enfermedades crónicas como diabetes, hipertensión o cardiopatías. Los tratamientos deben ajustarse con precisión para evitar desequilibrios metabólicos o complicaciones durante la operación. Por ejemplo, en el caso de un paciente diabético, la dosis de insulina o fármacos hipoglucemiantes se discutirá entre el equipo asistencial y el anestesista para mantener un equilibrio estable de azúcar en sangre durante el ayuno preoperatorio y la operación. El anestesista también debe adaptar los protocolos anestésicos a las necesidades específicas de cada paciente, teniendo en cuenta las particularidades metabólicas y fisiológicas.

Durante la **fase operatoria**, la colaboración es esencial para garantizar la seguridad del paciente y el buen desarrollo de las operaciones. El equipo quirúrgico, dirigido por el cirujano jefe, se concentra en la operación, mientras que el anestesista vigila las funciones vitales del paciente durante todo el proceso. La comunicación constante entre ambos es esencial para gestionar los imprevistos, ajustar la anestesia si es necesario y garantizar la estabilidad hemodinámica. El personal de enfermería de quirófano también desempeña un papel fundamental, ya que vela por la correcta organización de los equipos e instrumentos, se anticipa a las necesidades de los cirujanos y garantiza la esterilidad y seguridad de los pacientes.

Durante esta fase, el anestesista controla en tiempo real los parámetros vitales del paciente, como la tensión arterial, la frecuencia cardiaca, la oxigenación y, en algunos casos, los niveles de azúcar en sangre, sobre todo en diabéticos o pacientes con riesgo metabólico. Puede ajustar los fármacos anestésicos y otras infusiones para mantener la homeostasis del paciente durante toda la operación. Si surgen complicaciones, como hemorragias excesivas, inestabilidad cardiaca o reacciones alérgicas, es crucial que el anestesista y el cirujano colaboren eficazmente para intervenir con rapidez y estabilizar la situación. Por ejemplo, si el anestesista observa un descenso significativo de la tensión arterial, informará inmediatamente al cirujano y juntos evaluarán si se debe a una pérdida de sangre, a una reacción al fármaco o a otra complicación, y ajustarán el tratamiento en consecuencia.

Tras la operación, la fase de recuperación o seguimiento postanestésico marca otra etapa crucial de la colaboración. El equipo de anestesia vigila de cerca al paciente cuando sale de la anestesia, asegurándose de que sus funciones vitales vuelven a niveles normales. Los auxiliares de enfermería y las enfermeras de la sala de recuperación desempeñan un papel fundamental en el control de los signos clínicos del paciente, la gestión del dolor postoperatorio y la garantía de la comodidad y seguridad del paciente. El tratamiento del dolor, bajo la supervisión del anestesista, es esencial para prevenir complicaciones asociadas a la inmovilidad, como problemas respiratorios o trombosis, y para favorecer una rápida recuperación.

El equipo asistencial también sigue colaborando estrechamente con los cirujanos y el anestesista para controlar cualquier **complicación postoperatoria**, como infecciones, hemorragias o desequilibrios metabólicos. Si se detecta alguna anomalía, la comunicación entre los distintos miembros del equipo permite una gestión rápida y coordinada, ya se trate de administrar antibióticos, reevaluar el tratamiento anticoagulante o intervenir quirúrgicamente en caso de complicaciones graves. El anestesista desempeña un papel clave en la evaluación de los efectos residuales de la anestesia, como confusión o depresión respiratoria, y colabora con otros profesionales sanitarios para ajustar los tratamientos analgésicos y antiinflamatorios con el fin de prevenir el dolor postoperatorio.

Por último, la **rehabilitación postoperatoria** es otra fase importante de colaboración, en la que el equipo asistencial, el anestesista y el cirujano coordinan sus esfuerzos para promover una recuperación óptima. Esta fase incluye el tratamiento del dolor, la recuperación gradual de la movilidad, la vigilancia de las heridas y la gestión de los cuidados en el domicilio en caso necesario. El auxiliar de enfermería y la enfermera desempeñan un papel esencial en los cuidados diarios del paciente, velando por que se sigan las instrucciones médicas y ayudando a vigilar los signos de complicaciones. También están en contacto permanente con el anestesista para adaptar los tratamientos, como los analgésicos, a fin de mantener un confort óptimo y evitar efectos secundarios indeseables.

- **Subsección 2: Diabetes y maternidad**
  - ○ Seguimiento de las embarazadas diabéticas: mayores riesgos y atención especializada

Las mujeres embarazadas con diabetes requieren una atención específica y muy especializada debido al **aumento de los riesgos** tanto para la madre como para el niño. La diabetes, ya sea preexistente (tipo 1 o tipo 2) o diagnosticada durante el embarazo en forma de **diabetes gestacional**, requiere un seguimiento riguroso para prevenir las complicaciones que puedan surgir a lo largo del embarazo, en el momento del parto y después del nacimiento. Esta atención implica una colaboración multidisciplinar entre obstetras, diabetólogos, enfermeras, matronas y otros especialistas, para garantizar un seguimiento adecuado en cada etapa.

Uno de los primeros retos para las mujeres embarazadas con diabetes es mantener un control estricto de la glucemia, ya que la hiperglucemia, si no se controla adecuadamente, puede tener graves consecuencias tanto para la madre como para el feto. Desde el principio del embarazo, e incluso antes de la concepción, los profesionales sanitarios insisten en la importancia de mantener **bajo control los niveles de azúcar en sangre.** La hiperglucemia durante el desarrollo embrionario puede aumentar el riesgo de malformaciones congénitas, sobre todo del corazón y el sistema nervioso. En la madre, una diabetes mal controlada durante el embarazo puede provocar complicaciones graves como la **preeclampsia**, enfermedad caracterizada por hipertensión arterial y daño renal, o el **parto prematuro.**

El control de la glucemia en una mujer embarazada con diabetes implica **ajustar los tratamientos antidiabéticos,** lo que suele ser más complejo que en una mujer no embarazada. En el caso de las mujeres con diabetes de tipo 1, es esencial controlar de cerca las dosis de insulina, ya que las necesidades de insulina varían considerablemente durante el embarazo. A medida que avanza el embarazo, sobre todo en el segundo y tercer trimestres, las necesidades de insulina aumentan debido a las hormonas placentarias, que hacen que las células sean menos sensibles a la insulina, lo que provoca **resistencia a ésta**. Por tanto, es esencial controlar con frecuencia la glucemia, a menudo varias veces al día, para ajustar las dosis de insulina y evitar episodios de hiperglucemia o hipoglucemia, que pueden ser especialmente peligrosos durante el embarazo.

En los casos de **diabetes de tipo 2** o **diabetes gestacional**, las recomendaciones iniciales suelen incluir ajustes dietéticos y actividad física moderada para controlar los niveles de azúcar en sangre. Las mujeres con diabetes gestacional, una forma temporal de diabetes que suele aparecer en el segundo trimestre, a menudo pueden controlar sus niveles de azúcar en sangre con una dieta equilibrada, centrada en el control de los carbohidratos y las comidas fraccionadas. Sin embargo, si los ajustes dietéticos no son suficientes, se hace necesaria la adición de insulina u otros tratamientos antidiabéticos para evitar las complicaciones asociadas a la hiperglucemia materna.

La educación terapéutica desempeña un papel clave en esta atención, al **concienciar a las embarazadas** de la importancia de controlar sus niveles de azúcar en sangre, adaptar su dieta y cumplir las instrucciones médicas. Dietistas y diabetólogos trabajan en estrecha colaboración con estas mujeres para elaborar planes dietéticos personalizados adaptados a las necesidades energéticas del embarazo, teniendo en cuenta al mismo tiempo las restricciones relacionadas con la diabetes. El objetivo es equilibrar la ingesta de hidratos de carbono, proteínas y grasas, teniendo cuidado de no provocar picos de azúcar en sangre después de las comidas. El apoyo en la gestión de los tentempiés, la hidratación y la actividad física también es esencial para mantener el equilibrio glucémico a lo largo del día.

El **seguimiento prenatal** de las mujeres embarazadas con diabetes es más intensivo que el de las mujeres embarazadas sin esta enfermedad, debido al mayor riesgo para el feto. Se realizan ecografías periódicas para controlar el crecimiento del bebé, ya que la hiperglucemia materna puede provocar **macrosomía fetal**, es decir, un peso excesivo del bebé al nacer. Un bebé macrosómico puede dificultar el parto y aumentar el riesgo de cesárea, distocia de hombros y traumatismo obstétrico. Un peso fetal excesivo también puede aumentar el riesgo de complicaciones neonatales, como la hipoglucemia neonatal, que se produce cuando el bebé, acostumbrado a niveles elevados de azúcar en sangre en el útero, produce demasiada insulina tras el nacimiento. Para prevenir estas complicaciones, se utiliza la monitorización ecográfica para adaptar el tratamiento en función del crecimiento fetal.

Los **riesgos de hipertensión** y preeclampsia también son mayores en las embarazadas diabéticas. La preeclampsia, una enfermedad potencialmente mortal tanto para la madre como para el niño, requiere un control constante de la tensión arterial, la función renal y la presencia de proteínas en la orina. Si aparecen signos de preeclampsia, puede ser necesaria la hospitalización para vigilar de cerca a la madre y al feto, y en algunos casos se considera la posibilidad de practicar una cesárea precoz para proteger la vida de la madre y el niño.

La gestión del parto en una mujer diabética también requiere una coordinación precisa. Si el control glucémico es bueno y el crecimiento fetal está dentro de los límites normales, puede preverse un parto vaginal a término. Sin embargo, si surgen complicaciones, como macrosomía fetal, puede programarse una cesárea para evitar el riesgo de traumatismo durante el parto. Durante el parto, deben vigilarse estrechamente los niveles de azúcar en sangre de la madre, y pueden realizarse ajustes de insulina para mantener los niveles de azúcar en sangre dentro de un rango objetivo (generalmente entre 70 y 110 mg/dl) para minimizar el ricsgo de complicaciones para el bebé.

Tras el nacimiento, es necesario un **seguimiento postnatal** riguroso tanto para la madre como para el recién nacido. El bebé puede desarrollar una hipoglucemia neonatal en las primeras horas de vida, que debe tratarse rápidamente para evitar complicaciones neurológicas. En cuanto a la madre, su tratamiento antidiabético debe ajustarse rápidamente, ya que las necesidades de insulina suelen disminuir inmediatamente después del parto. En el caso de las mujeres que han padecido diabetes gestacional, el control de la glucemia debe continuar durante varias semanas después del parto, ya que, aunque los niveles de glucemia suelen normalizarse tras el parto, algunas mujeres pueden desarrollar diabetes de tipo 2 a largo plazo.

○ Aspectos especiales de los cuidados postnatales para la madre y el bebé

Los cuidados posnatales de la madre y el bebé son una fase crucial en la que la atención médica se centra no sólo en la recuperación física de la madre, sino también en el bienestar y la salud del recién nacido. Este periodo está marcado por necesidades específicas tanto para la madre como para el bebé, y requiere un seguimiento cuidadoso para prevenir complicaciones y garantizar una transición sin problemas a esta nueva fase de la vida. Los cuidados posparto varían en función de muchos factores, como el tipo de parto, la presencia de patologías durante el embarazo, como la diabetes gestacional, y el estado general de salud tanto de la madre como del niño.

Para la madre, las primeras horas tras el parto están marcadas por intensos cambios fisiológicos. Tanto si el parto ha sido vaginal como por cesárea, el cuerpo de la mujer experimenta una serie de rápidas transformaciones. La primera prioridad de los cuidados posparto es vigilar la **hemorragia posparto**, una complicación potencialmente grave que puede producirse en las horas siguientes al parto. Los cuidadores vigilan la cantidad de hemorragia, la contracción del útero y los signos de shock hemorrágico, como una bajada de la tensión arterial o un aumento de la frecuencia cardiaca. En caso de cesárea, se presta especial atención a la cicatriz para evitar infecciones y garantizar su correcta cicatrización.

En segundo lugar, uno de los aspectos fundamentales de los cuidados posnatales se refiere al tratamiento del **dolor**. Tras un parto vaginal, algunas mujeres pueden experimentar dolor perineal debido a desgarros o a una episiotomía. En este caso, pueden recetarse analgésicos, así como tratamientos locales para favorecer la cicatrización. Para las mujeres que han tenido una cesárea, el tratamiento del dolor postoperatorio es esencial. Se administran analgésicos adecuados para que la madre pueda movilizarse rápidamente, favoreciendo así la recuperación y evitando al mismo tiempo complicaciones como la trombosis venosa profunda (TVP).

Los cuidados posparto también incluyen un seguimiento riguroso de las **infecciones**, que pueden producirse en el útero, el perineo o la cicatriz de la cesárea. Los signos de infección, como fiebre, dolor anormal o secreciones sospechosas, son vigilados cuidadosamente por los cuidadores. También se anima a las mujeres a notificar cualquier signo de malestar para poder tratar precozmente las complicaciones.

La **lactancia** y el amamantamiento también son fundamentales en la atención posparto. Los auxiliares de enfermería y las matronas desempeñan un papel fundamental a la hora de ayudar a las madres a iniciar la lactancia, sobre todo a las primíparas que pueden encontrar dificultades. La lactancia materna se fomenta en las primeras horas tras el parto, ya que no sólo favorece el vínculo entre la madre y el bebé, sino que también estimula la contracción del útero, reduciendo así el riesgo de hemorragia. Los cuidadores ayudan a las madres a encontrar una postura cómoda para dar el pecho, les explican cómo agarrarse correctamente al pecho y les ayudan a gestionar problemas comunes como el dolor de pezones o la congestión mamaria. Si la madre no desea dar el pecho o encuentra obstáculos insalvables, también se le aconseja sobre una lactancia con biberón segura y adecuada.

El estado emocional de la madre es otro aspecto esencial que hay que vigilar tras el parto. El periodo posparto suele estar marcado por **importantes variaciones hormonales**, que pueden provocar vulnerabilidad emocional, a veces denominada "melancolía posparto". Este fenómeno, que afecta a muchas mujeres en los días posteriores al parto, se caracteriza por sentimientos de tristeza, cansancio y lágrimas sin motivo aparente. Sin embargo, si estos síntomas persisten durante más de dos semanas, es crucial detectar una posible **depresión posparto**, un trastorno más grave que requiere seguimiento psicológico y, a veces, médico. Por tanto, los cuidadores deben estar atentos a los signos de malestar psicológico de la madre y ofrecerle el apoyo adecuado, remitiéndola a profesionales de la salud mental si es necesario.

Para el bebé, las primeras horas y días tras el nacimiento son una fase de adaptación a la vida extrauterina. Los cuidados que se dispensan al recién nacido están diseñados para garantizar una transición suave y vigilar los signos de complicaciones. Uno de los primeros pasos es evaluar la puntuación de Apgar, que mide la salud general del bebé inmediatamente después del nacimiento evaluando criterios como la respiración, la frecuencia cardiaca, el tono muscular, el color de la piel y los reflejos. Una puntuación baja requiere una intervención inmediata para estabilizar al recién nacido.

El **control de la temperatura** es esencial, ya que los recién nacidos son especialmente vulnerables a la hipotermia. Los cuidadores se aseguran de que el bebé se mantenga caliente, bien mediante el contacto piel con piel con la madre (método canguro), bien utilizando mantas e incubadoras si es necesario. La temperatura del bebé se controla periódicamente para garantizar que se mantiene dentro de unos valores normales.

Otra preocupación importante tras el parto es la **vigilancia de la hipoglucemia** en el recién nacido, sobre todo si la madre es diabética. Los bebés de madres diabéticas suelen correr riesgo de hipoglucemia en las primeras horas tras el parto, debido a la producción excesiva de insulina por parte del bebé en respuesta a la hiperglucemia materna en el útero. Se realizan controles periódicos de la glucemia y, si es necesario, se introduce la lactancia materna rápida o con biberón, o una infusión de glucosa en caso de hipoglucemia grave.

La **vigilancia de los signos de ictericia (ictericia neonatal)** es también una parte fundamental de los cuidados posnatales. La ictericia, causada por la acumulación de bilirrubina en la sangre del bebé, es frecuente en los recién nacidos y suele aparecer a los dos o tres días de nacer. Aunque la ictericia leve suele ser benigna y se resuelve de forma natural, los niveles excesivamente altos de bilirrubina pueden requerir un tratamiento específico, como la fototerapia. Por ello, los cuidadores deben vigilar el color de la piel del bebé y realizar análisis de sangre si es necesario.

El **cuidado del cordón umbilical** y la gestión de la dieta del bebé (ya sea lactancia materna o biberón) forman parte de los cuidados rutinarios, al igual que el control de las deposiciones y la primera diuresis del recién nacido. También se vigila de cerca el peso del bebé en los primeros días para asegurarse de que no pierde más del 10% de su peso al nacer, lo que podría indicar un problema de alimentación o deshidratación.

Además de los aspectos físicos, el vínculo emocional entre la madre y el bebé está en el centro de los cuidados posparto. **El contacto piel con piel se** fomenta no sólo para estabilizar la temperatura del bebé, sino también para reforzar el vínculo emocional, favorecer la lactancia materna y reducir el estrés tanto de la madre como del niño. Este apego temprano desempeña un papel clave en el bienestar emocional del bebé y en el establecimiento de una base sólida para su desarrollo.

○ Educación para madres jóvenes con diabetes: nutrición, control de los niveles de azúcar en sangre y cuidados del recién nacido

Educar a las madres jóvenes con diabetes después del parto es una parte esencial de su atención. Su objetivo es darles las herramientas que necesitan para gestionar tanto su propia salud como la de su recién nacido. Las necesidades nutricionales, el control de los niveles de azúcar en sangre y los cuidados del bebé son aspectos en los que las madres deben recibir consejos adaptados para garantizar una transición fluida a su nueva vida como madres, manteniendo al mismo tiempo un estricto control de su diabetes. Esta educación debe ser continua y adaptarse a la vida cotidiana, para que las jóvenes madres puedan cuidarse a sí mismas mientras atienden a su bebé.

La nutrición es uno de los primeros aspectos que hay que abordar, porque después de dar a luz, las necesidades energéticas y nutricionales de las jóvenes madres diabéticas cambian. Si están amamantando, tendrán mayores necesidades calóricas para producir leche, al tiempo que deberán controlar sus niveles de azúcar en sangre. Aunque es beneficiosa tanto para la madre como para el bebé, la lactancia puede provocar a veces fluctuaciones en los niveles de azúcar en sangre, con un mayor riesgo de hipoglucemia en la madre. Por ello, los cuidadores deben enseñar a las madres a adaptar su dieta en consecuencia. Por ejemplo, es esencial adoptar una dieta equilibrada, favoreciendo las comidas ricas en fibra y proteínas, al tiempo que se controla la ingesta de carbohidratos para evitar los picos de azúcar en sangre.

A menudo se recomienda una dieta dividida, con tentempiés planificados entre las comidas, para mantener un equilibrio glucémico estable a lo largo del día. Los cuidadores deben explicar a las madres cómo calcular sus necesidades de hidratos de carbono y cómo repartirlas entre las distintas ingestas de alimentos. También se debe informar a las madres jóvenes con diabetes sobre los efectos de la lactancia en sus niveles de azúcar en sangre, ya que puede provocar bajadas repentinas de azúcar. Tener un tentempié a mano durante o justo después de la lactancia puede ayudar a prevenir la hipoglucemia. Este control nutricional es crucial para garantizar la salud de la madre y evitar las complicaciones asociadas a un mal control de la diabetes.

El control de la glucemia sigue siendo una parte fundamental del tratamiento de la diabetes después del parto. Es importante que las madres jóvenes con diabetes sigan controlando regularmente sus niveles de glucosa en sangre, sobre todo en las primeras semanas tras el parto, cuando las fluctuaciones hormonales pueden afectar a la regulación de la glucemia. En el caso de las mujeres con diabetes gestacional, aunque los niveles de azúcar en sangre suelen normalizarse tras el parto, es esencial seguir controlando los niveles de azúcar en sangre durante unas semanas, ya que algunas mujeres pueden desarrollar diabetes tipo 2 posteriormente. Un seguimiento regular, con controles de la glucemia en ayunas y después de las comidas, permite detectar precozmente cualquier desequilibrio y adaptar el tratamiento si es necesario.

Las mujeres que **reciben insulina** deben recibir consejos sobre cómo reajustar sus dosis después del parto. Las necesidades de insulina pueden disminuir inmediatamente después del parto, pero variarán en función de la lactancia y de la recuperación general de la madre. Es importante que estas madres aprendan a ajustar su tratamiento en función de los resultados de glucosa en sangre y a reconocer los signos de hipo o hiperglucemia. Los cuidadores también pueden fomentar el uso de dispositivos de monitorización continua de la glucosa, que ofrecen un control en tiempo real y permiten gestionar mejor las variaciones de la glucemia, sobre todo durante los periodos en que la madre está ocupada con el bebé y tiene menos tiempo para concentrarse en su tratamiento.

La atención al recién nacido es otro aspecto crucial de la educación de las madres jóvenes con diabetes. Desde el nacimiento, los bebés de madres diabéticas pueden correr un mayor riesgo de complicaciones, como la hipoglucemia neonatal, debido a la exposición a altos niveles de azúcar en el útero. Por lo tanto, es esencial que la madre esté informada de los signos que debe observar en el recién nacido, como somnolencia excesiva, dificultad para alimentarse o temblores, que pueden ser signos de hipoglucemia. Los cuidadores deben explicar a la madre la importancia de alimentar a su bebé pronto y con frecuencia para mantener estables los niveles de azúcar en sangre, ya sea mediante lactancia materna o biberón.

Si se prefiere la lactancia materna, debe apoyarse a las madres en este proceso, ya que desempeña un papel importante en la salud tanto del bebé como de la madre. La lactancia también puede ayudar a estabilizar los niveles de azúcar en sangre de la madre a largo plazo y reducir su riesgo de desarrollar diabetes de tipo 2 tras la diabetes gestacional. Si surgen complicaciones, como una hipoglucemia neonatal grave, las madres deben ser informadas de los protocolos a seguir, incluida la administración de glucosa al bebé si es necesario.

Las madres jóvenes con diabetes también deben aprender a **gestionar el cuidado diario de** su bebé al tiempo que se responsabilizan de su propia salud. Esto incluye organizar su horario para incorporar el cuidado del recién nacido respetando al mismo tiempo sus propias rutinas médicas, como las inyecciones de insulina, la toma de medicamentos o el control de los niveles de azúcar en sangre. El estrés de cuidar a un bebé, la falta de sueño y la recuperación posparto pueden afectar al control de la diabetes. Los cuidadores deben animar a las madres a buscar ayuda cuando la necesiten, ya sea de familiares, amigos o profesionales sanitarios, para evitar el agotamiento físico y emocional.

Por último, el apoyo a las madres diabéticas jóvenes debe incluir **apoyo psicológico**. La diabetes puede ser una fuente de ansiedad y estrés, sobre todo después del parto, cuando la carga emocional ya es elevada. Los cuidadores deben animar a las madres a expresar sus preocupaciones y a buscar apoyo psicológico si se sienten desbordadas. El control de la diabetes requiere una vigilancia constante y, combinado con la maternidad, a veces puede parecer abrumador. Un apoyo psicológico adecuado puede contribuir a prevenir trastornos como la depresión posparto, al ayudar a las madres a gestionar mejor el estrés asociado a su estado de salud y a su nuevo papel como madres.

- **Subsección 3: Diabetes en situaciones de emergencia o reanimación**
    - ◦ Manejo de pacientes diabéticos en cuidados intensivos: manejo de las crisis hiperglucémicas

El manejo de los pacientes diabéticos en cuidados intensivos, especialmente durante las crisis hiperglucémicas, representa un importante reto médico debido a la gravedad de los desequilibrios metabólicos que pueden poner en peligro la vida del paciente. Los pacientes diabéticos ingresados en cuidados intensivos pueden desarrollar crisis hiperglucémicas graves, como la cetoacidosis diabética (CAD) o el síndrome hiperosmolar, dos complicaciones agudas graves que requieren un tratamiento rápido, adecuado y multidisciplinar. El tratamiento de las crisis hiperglucémicas en la unidad de cuidados intensivos tiene como objetivo no sólo estabilizar los niveles de azúcar en sangre, sino también tratar las causas subyacentes, corregir los desequilibrios electrolíticos y vigilar de cerca las posibles complicaciones.

La cetoacidosis diabética (CAD), que se observa sobre todo en pacientes con diabetes de tipo 1, se produce cuando el organismo, carente de insulina, empieza a utilizar la grasa como fuente de energía, produciendo grandes cantidades de cuerpos cetónicos. Esto provoca una acumulación de ácidos en la sangre (acidosis metabólica) que, si no se trata, puede conducir rápidamente a un coma diabético. Por otro lado, el **síndrome hiperosmolar**, más frecuente en pacientes con diabetes de tipo 2, se caracteriza por una hiperglucemia grave asociada a una deshidratación masiva, sin producción significativa de cuerpos cetónicos. Estos dos estados de crisis requieren un abordaje específico e inmediato para evitar complicaciones graves como insuficiencia renal aguda, problemas cardiovasculares o incluso la muerte.

El tratamiento inmediato de las crisis hiperglucémicas en cuidados intensivos comienza con una rápida evaluación clínica del estado del paciente, seguida de la aplicación de un tratamiento para corregir las anomalías metabólicas y restablecer la homeostasis. El primer paso crítico es la **rehidratación**, ya que la deshidratación es una de las principales causas de deterioro clínico en estas crisis. En el síndrome hiperosmolar, la pérdida de líquidos corporales es masiva debido a la diuresis osmótica inducida por la hiperglucemia grave, por lo que la corrección del déficit de líquidos es prioritaria. Se administran infusiones intravenosas de soluciones salinas isotónicas (solución salina fisiológica) a un ritmo rápido, ajustado según el estado hemodinámico y la función renal del paciente. Por término medio, pueden ser necesarios varios litros de líquido en las primeras horas para restablecer el equilibrio hídrico y mantener las funciones vitales.

Al mismo tiempo, **la administración de insulina** es esencial para reducir los niveles de azúcar en sangre y detener la producción de cuerpos cetónicos, sobre todo en casos de cetoacidosis diabética. La insulina se administra en infusión intravenosa continua, ya que este método proporciona un control más preciso y rápido de los niveles de glucosa en sangre que las inyecciones subcutáneas. El tratamiento con insulina debe iniciarse con precaución, ajustando la dosis gradualmente para evitar descensos rápidos de los niveles de glucosa en sangre que podrían provocar complicaciones como edema cerebral, sobre todo en niños y adultos jóvenes. El objetivo es reducir los niveles de azúcar en sangre de forma controlada, generalmente entre 50 y 70 mg/dl por hora, para que los niveles de azúcar en sangre vuelvan a la normalidad sin provocar hipoglucemia u otros desequilibrios.

Corregir los desequilibrios electrolíticos, en particular la hipopotasemia (niveles bajos de potasio), es otra prioridad en el tratamiento de los pacientes diabéticos en cuidados intensivos. Al reducir el azúcar en sangre, la insulina atrae potasio a las células, lo que puede empeorar la hipopotasemia preexistente y provocar complicaciones graves, como arritmias cardiacas. Antes de iniciar una infusión de insulina, deben vigilarse estrechamente los niveles de potasio. Si los niveles de potasio son demasiado bajos, es esencial administrar suplementos de potasio antes de iniciar el tratamiento con insulina para evitar complicaciones cardiacas. Esta corrección debe realizarse bajo estrecha vigilancia del electrocardiograma (ECG) y análisis de sangre periódicos.

En el **síndrome hiperosmolar**, el tratamiento de los desequilibrios metabólicos y electrolíticos es igual de importante. La corrección de la hiperosmolaridad debe ser gradual, ya que una corrección demasiado rápida de los niveles de sodio o de la osmolaridad plasmática podría provocar un edema cerebral. Esto requiere una monitorización cuidadosa de los electrolitos y los gases sanguíneos, con ajustes constantes de la infusión de solutos en función de los resultados. El paciente debe ser objeto de un seguimiento intensivo, con controles frecuentes de los parámetros vitales, la diuresis, el estado de conciencia y los resultados biológicos para detectar cualquier deterioro o complicación.

En cuidados intensivos, los pacientes diabéticos en crisis hiperglucémica suelen tener **comorbilidades** o factores precipitantes que desencadenaron el episodio, como infecciones, infarto de miocardio o ictus. Identificar y tratar estas causas subyacentes es esencial para garantizar la estabilización completa del paciente. Por ejemplo, si se detecta una infección como factor desencadenante, pueden administrarse inmediatamente antibióticos de amplio espectro, mientras que los tratamientos específicos se ajustarán en función de los resultados de los cultivos. Por lo tanto, es crucial llevar a cabo investigaciones paralelas para identificar los factores desencadenantes y adaptar el tratamiento en consecuencia.

El **seguimiento estrecho** del paciente continúa incluso después de que los ataques de hiperglucemia se hayan estabilizado. Una vez controlada la hiperglucemia y corregidos los desequilibrios metabólicos, es esencial adaptar progresivamente el tratamiento para evitar recidivas. Esto incluye la transición a la terapia con insulina subcutánea en pacientes tratados con infusión intravenosa, así como la gestión a largo plazo de los agentes antidiabéticos orales para quienes los estén tomando actualmente. Es necesario un plan de seguimiento riguroso, que incluya la monitorización periódica de la glucemia y los electrolitos, para garantizar que el paciente permanezca estable y evitar nuevas descompensaciones.

◦ Manejo de pacientes diabéticos con respiradores o en estado crítico

El manejo de los pacientes diabéticos ventilados o en estado crítico es un reto complejo y multidimensional, que requiere cuidados altamente especializados y una atención constante. Cuando un paciente diabético se encuentra en cuidados intensivos, su estado crítico puede deberse a una insuficiencia respiratoria que requiera ventilación mecánica, o a otras afecciones graves como una infección sistémica, un shock séptico o una crisis hiperglucémica aguda. En este contexto, el tratamiento de la diabetes se vuelve aún más delicado, ya que la homeostasis metabólica suele verse alterada por el estado general de salud del paciente, los tratamientos administrados (como los corticosteroides) y la inmovilización prolongada.

El control de la glucemia es uno de los principales retos en el tratamiento de los pacientes diabéticos con respiradores. Una hiperglucemia mal controlada en un paciente crítico puede aumentar el riesgo de complicaciones graves, como infecciones, problemas de cicatrización de heridas y fallo orgánico. Además, las variaciones extremas de los niveles de glucosa en sangre, ya sean hiperglucémicas o hipoglucémicas, aumentan la morbilidad y la mortalidad en cuidados intensivos. En consecuencia, es esencial una monitorización estrecha y continua de la glucemia para ajustar el tratamiento a medida que evoluciona el estado del paciente.

En las unidades de cuidados intensivos, el método de referencia para el control de la glucemia en pacientes con ventilación mecánica **es la administración intravenosa de insulina**. Este método permite ajustar las dosis con precisión en función de las fluctuaciones de los niveles de azúcar en sangre, y ofrece una respuesta rápida en caso de hiperglucemia o hipoglucemia. La insulina intravenosa es especialmente útil en pacientes críticos, ya que la absorción de la insulina subcutánea puede ser impredecible debido a trastornos circulatorios o a una perfusión sanguínea deficiente en estos pacientes. Por lo tanto, se establece una infusión continua de insulina, con controles frecuentes de la glucemia, a menudo cada hora, para ajustar las dosis en tiempo real. El objetivo es mantener los niveles de azúcar en sangre dentro de un intervalo objetivo, generalmente entre 140 y 180 mg/dl, para minimizar las complicaciones metabólicas y evitar al mismo tiempo la hipoglucemia.

Los desequilibrios electrolíticos son otro aspecto crítico en el tratamiento de los pacientes diabéticos con respiradores. El tratamiento con insulina puede provocar cambios en los niveles de potasio en sangre, y los pacientes diabéticos en estado crítico pueden estar ya en riesgo de hipopotasemia o hiperpotasemia debido a su estado metabólico inestable. Por lo tanto, es esencial controlar regularmente los electrolitos, especialmente el potasio, ya que una hipopotasemia no corregida puede provocar arritmias cardiacas graves. Si los niveles de potasio descienden, se administran suplementos junto con el tratamiento de insulina para mantener un equilibrio electrolítico seguro.

Al mismo tiempo, el uso frecuente de **fármacos en cuidados intensivos**, como los corticosteroides, puede complicar el tratamiento de la diabetes. Se sabe que los corticoides, utilizados a menudo para tratar la inflamación o controlar la insuficiencia respiratoria (como en el síndrome de dificultad respiratoria aguda), aumentan la resistencia a la insulina, lo que provoca **una hiperglucemia inducida por corticoides**. En estas situaciones, es crucial adaptar las dosis de insulina para compensar este efecto hiperglucémico sin dejar de tratar la patología subyacente. Por lo tanto, los cuidadores deben colaborar estrechamente para equilibrar los efectos del tratamiento y mantener al mismo tiempo un control glucémico óptimo.

Los pacientes diabéticos sometidos a ventilación mecánica también presentan un mayor riesgo de **complicaciones infecciosas**, como neumonía asociada a la ventilación o infecciones nosocomiales, debido a la fragilidad de su sistema inmunitario y a la presencia prolongada de dispositivos invasivos (catéteres, sondas). La hiperglucemia agrava este riesgo, ya que debilita aún más la respuesta inmunitaria. La vigilancia estrecha de los signos de infección, la gestión estricta de la higiene de los dispositivos médicos y la administración precoz de antibióticos en caso de sospecha de infección son esenciales para prevenir complicaciones graves.

Otro reto importante en el tratamiento de los pacientes diabéticos en estado crítico es la **nutrición artificial**, ya sea enteral (por sonda gástrica) o parenteral (intravenosa), ya que la ingesta nutricional influye directamente en los niveles de glucosa en sangre. Los pacientes con ventilación mecánica no pueden ingerir alimentos por vía oral, y su estado crítico suele requerir una nutrición enteral precoz para evitar la desnutrición. Por lo tanto, los cuidadores deben ajustar las dosis de insulina en función de la ingesta nutricional, asegurándose al mismo tiempo de que la infusión continua de insulina compensa adecuadamente el aumento de los niveles de glucemia debido a la ingesta de hidratos de carbono. En el caso de la nutrición parenteral, que a menudo contiene soluciones ricas en glucosa, el ajuste de la insulina es aún más delicado, ya que los niveles de azúcar en sangre pueden fluctuar rápidamente.

La movilización y rehabilitación de los pacientes con ventilación mecánica, aunque menos directamente relacionada con la diabetes, también es una cuestión crucial. La inmovilización prolongada aumenta el riesgo de complicaciones metabólicas y resistencia a la insulina, exacerbando los problemas de gestión de la glucemia. En cuanto el estado del paciente lo permita, debe fomentarse la rehabilitación temprana, incluida la movilización pasiva o activa, para reducir estos riesgos. Los cuidadores deben trabajar con fisioterapeutas y especialistas en rehabilitación para ayudar a los pacientes a recuperar gradualmente su movilidad, al tiempo que ajustan su tratamiento de la diabetes en consecuencia.

Por último, **la monitorización posterior a la reanimación** es esencial para los pacientes diabéticos que salen de una fase crítica. Una vez que el paciente ha sido desconectado del ventilador y se está estabilizando, el control de la glucemia debe ajustarse a medida que el paciente recupera una nutrición normal y una mayor movilidad. Es crucial reevaluar el tratamiento de la diabetes del paciente, ya sea insulina o terapia oral, según el estado general del paciente y sus necesidades específicas. Esta transición debe estar bien supervisada para evitar cualquier desequilibrio en los niveles de azúcar en sangre durante esta fase de recuperación.

- ○ Importancia de la monitorización continua de la glucosa

La monitorización continua de la glucosa es de vital importancia para los pacientes con diabetes, ya que ayuda a mantener un control óptimo de la glucemia y a prevenir las complicaciones asociadas a las fluctuaciones de los niveles de azúcar en sangre. A diferencia de los métodos tradicionales de control puntual de los niveles de azúcar en sangre, la monitorización continua proporciona una visión general en tiempo real de las variaciones de azúcar en sangre a lo largo del día y de la noche. Este método es especialmente beneficioso para los pacientes con diabetes inestable, los que siguen un tratamiento intensivo con insulina o los que corren riesgo de hipoglucemia grave, ya que permite ajustar los tratamientos con precisión y rapidez, en función de las necesidades individuales.

Una de las principales razones por las que **la monitorización continua de la glucosa** es tan esencial es su capacidad para **detectar variaciones rápidas de los niveles de glucosa en sangre**, en particular episodios de hipoglucemia e hiperglucemia. Los pacientes diabéticos, en particular los que reciben tratamiento con insulina, pueden experimentar variaciones significativas de los niveles de azúcar en sangre, a menudo relacionadas con la ingesta de alimentos, la actividad física o las situaciones de estrés. La hipoglucemia, que se produce cuando los niveles de azúcar en sangre caen por debajo de lo normal, puede ser extremadamente peligrosa y provocar síntomas como mareos, sudores fríos, temblores e incluso pérdida de consciencia. La monitorización continua permite detectar estas bajadas de azúcar en una fase temprana, antes de que aparezcan los síntomas, lo que permite corregirlas rápidamente mediante la ingesta de hidratos de carbono. Esta prevención es especialmente crucial para los pacientes con hipoglucemia no percibida, es decir, aquellos que ya no perciben las señales de alarma de la hipoglucemia.

Por otra parte, la hiperglucemia, cuando los niveles de azúcar en sangre se mantienen altos durante un periodo prolongado, puede provocar complicaciones agudas y crónicas, como cetoacidosis diabética o daños orgánicos a largo plazo. Gracias a la monitorización continua, los pacientes pueden observar cómo reacciona su glucemia a las comidas, el ejercicio o la medicación, de modo que pueden ajustar sus dosis de insulina o adaptar su dieta de forma proactiva. Esto ayuda a evitar fluctuaciones extremas, que suelen ser difíciles de detectar con métodos de monitorización intermitentes, como los pinchazos en la yema de los dedos.

Otra gran ventaja de la monitorización continua de la glucosa es su capacidad para proporcionar **tendencias y datos a largo plazo**, lo que permite un control más detallado de la diabetes. Al recoger información a lo largo del día y de la noche, estos dispositivos permiten a los pacientes y a los profesionales sanitarios identificar patrones específicos en las fluctuaciones de la glucosa en sangre. Por ejemplo, pueden revelar episodios recurrentes de hipoglucemia nocturna, que de otro modo pasarían desapercibidos con los análisis convencionales de glucosa en sangre. Estos datos permiten perfeccionar los planes de tratamiento en función de los momentos concretos en que los niveles de azúcar en sangre tienden a bajar o subir, lo que ofrece una personalización más avanzada de la asistencia.

Reducir el riesgo de complicaciones a largo plazo es otra de las razones por las que la monitorización continua de la glucosa es tan crucial. Un mal control glucémico, con niveles de azúcar en sangre demasiado altos o demasiado bajos a largo plazo, es una de las principales causas de complicaciones de la diabetes, como retinopatía, nefropatía y neuropatía. Mantener los niveles de azúcar en sangre dentro de los límites deseados ayuda a prevenir o ralentizar estas complicaciones. Los estudios han demostrado que el uso de la monitorización continua de la glucosa conduce a una mayor estabilidad de los niveles de azúcar en sangre y a una reducción de las fluctuaciones de azúcar en sangre, ayudando así a reducir el riesgo de estas complicaciones crónicas.

Además, la monitorización continua de la glucemia facilita la **toma de decisiones informadas** sobre el tratamiento. Para los pacientes en tratamiento con insulina, por ejemplo, permite ajustar las dosis con mayor precisión en función de las necesidades inmediatas. Esto es especialmente importante en el caso de los pacientes con bombas de insulina, en los que la monitorización continua puede combinarse con una bomba para ajustar automáticamente la dosis de insulina en tiempo real. Esta automatización hace que la gestión de la diabetes sea menos estresante y más eficaz, al tiempo que reduce el riesgo de errores en la dosificación de la insulina.

Tampoco hay que subestimar la **dimensión psicológica** de la monitorización continua. Vivir con diabetes puede ser una fuente de ansiedad, sobre todo cuando se trata de gestionar picos inesperados de azúcar en sangre y ataques de hipoglucemia. La monitorización continua permite a los pacientes sentirse más seguros sabiendo que pueden reaccionar rápidamente ante cualquier desequilibrio de la glucemia. Esto proporciona una sensación de control y tranquilidad, reduciendo el estrés asociado a la gestión diaria de la diabetes.

La monitorización continua también desempeña un papel importante **en la educación terapéutica**. Permite a los pacientes comprender mejor cómo reacciona su organismo ante distintos estímulos, ya sea un alimento específico, ejercicio físico o medicación. Al ver los efectos en tiempo real, los pacientes son más conscientes del impacto de sus elecciones en sus niveles de azúcar en sangre, lo que les ayuda a tomar decisiones más informadas sobre su dieta, actividad física o medicación. Esta información inmediata es una poderosa herramienta educativa que ayuda a los pacientes a controlar su diabetes.

Por último, la monitorización continua facilita la **comunicación entre los pacientes y los profesionales sanitarios**. Gracias a los modernos dispositivos que permiten compartir datos con los médicos en tiempo real o retrospectivamente, los cuidadores pueden analizar las tendencias glucémicas a lo largo de varios días o semanas, y ajustar el tratamiento en consecuencia durante las consultas. Esto permite intercambios más ricos y precisos basados en datos objetivos, en lugar de observaciones o recuerdos fragmentados. Como resultado, los médicos pueden ajustar los tratamientos de forma más proactiva e individualizada, mejorando los resultados clínicos a largo plazo.

Capítulo 9

Las nuevas tecnologías y su impacto en el control de la diabetes

- **Parte 1: Productos sanitarios conectados**
  - Medidores continuos de glucosa: principios y ventajas para los pacientes

Los monitores continuos de glucosa (MCG) han revolucionado el control de la diabetes al proporcionar un seguimiento en tiempo real de los niveles de azúcar en sangre. A diferencia de los métodos tradicionales de control de la glucemia, que requieren pinchazos en la yema de los dedos para obtener mediciones puntuales, los monitores continuos de glucosa proporcionan datos constantes sobre las variaciones de la glucemia a lo largo del día y la noche. Esto permite a los pacientes diabéticos comprender mejor cómo reacciona su organismo a la dieta, el tratamiento, el ejercicio y otros factores de su vida cotidiana. Los beneficios de estos dispositivos son numerosos, y van desde un mejor control glucémico hasta una mayor seguridad y una mejor calidad de vida para los pacientes.

El **principio de** los monitores continuos de glucosa se basa en el uso de un sensor, generalmente colocado bajo la piel, que mide la glucosa presente en el líquido intersticial (el líquido que rodea las células). Este sensor, del tamaño de una moneda pequeña, se inserta por vía subcutánea y permanece colocado durante varios días o semanas, según el modelo. Envía los datos a un receptor, a menudo en forma de dispositivo portátil o aplicación móvil, proporcionando información en tiempo real sobre los niveles de glucosa. Algunas tecnologías son incluso capaces de alertar al paciente de variaciones rápidas en los niveles de glucosa en sangre, lo que permite una intervención rápida, ya sea para corregir la hipoglucemia o para ajustar la dosis de insulina en caso de hiperglucemia.

Una de las principales ventajas de los monitores continuos de glucosa es su capacidad para proporcionar una **monitorización en tiempo real de** los niveles de azúcar en sangre. Esto permite a los pacientes conocer sus niveles de glucemia en cualquier momento del día, sin tener que pincharse periódicamente para obtener una lectura. Esta monitorización constante proporciona una visión dinámica de las variaciones de azúcar en sangre, lo que es especialmente importante para los pacientes cuyos niveles de azúcar en sangre fluctúan de forma impredecible, o para aquellos con diabetes de tipo 1 que necesitan controlar el tratamiento con insulina. Con la monitorización tradicional, los pacientes pueden pasar por alto episodios de hiperglucemia o hipoglucemia que se producen entre las pruebas puntuales. Los monitores continuos de glucosa llenan este vacío proporcionando una imagen completa de los niveles de glucosa en sangre a lo largo del día, lo que permite una gestión más proactiva y reactiva de la diabetes.

Esta **monitorización** en tiempo real también **reduce el riesgo de hipoglucemia**, sobre todo por la noche, cuando los pacientes son especialmente vulnerables a los descensos repentinos de los niveles de azúcar en sangre. Los dispositivos de monitorización continua suelen estar equipados con sistemas de alerta que avisan al paciente (o a sus allegados) cuando los niveles de glucosa en sangre alcanzan un umbral crítico, ya sea en caso de hipoglucemia o de hiperglucemia. Estas alertas son esenciales para prevenir ataques graves de hipoglucemia, que pueden provocar pérdida de conciencia, convulsiones u otras complicaciones graves si no se tratan con rapidez. Gracias a estas alertas, los pacientes pueden intervenir antes de que la situación se vuelva peligrosa, consumiendo hidratos de carbono para recuperar sus niveles de azúcar en sangre o ajustando su insulina en caso de niveles elevados de azúcar en sangre.

Los **datos continuos** que proporcionan estos dispositivos también permiten comprender mejor las **tendencias glucémicas** a largo plazo. Al observar cómo fluctúan los niveles de azúcar en sangre en función de las comidas, la actividad física o la hora del día, los pacientes y los profesionales sanitarios pueden adaptar los tratamientos con mayor precisión. Por ejemplo, un paciente puede darse cuenta de que, después de ciertas comidas, los niveles de azúcar en sangre tienden a aumentar más rápidamente de lo esperado, lo que puede inducirle a ajustar la cantidad de insulina que se inyecta antes de esas comidas concretas. Esta información permite personalizar mejor el tratamiento de la diabetes, teniendo en cuenta las necesidades individuales de cada paciente y ajustando en consecuencia las dosis de insulina o la ingesta dietética.

Otra gran ventaja de los monitores continuos de glucosa es que pueden **emparejarse con bombas de insulina**, creando un sistema más automatizado de control de la diabetes. Algunos dispositivos permiten la comunicación directa entre el sensor de glucosa en sangre y la bomba de insulina, lo que permite realizar ajustes automáticos de las dosis de insulina en función de los niveles de glucosa medidos continuamente. Esto reduce la carga cognitiva de los pacientes, que ya no tienen que vigilar constantemente sus niveles de azúcar en sangre ni ajustar manualmente sus dosis de insulina. Estos sistemas, a veces denominados de bucle cerrado, representan un gran avance tecnológico en el tratamiento de la diabetes, ya que ofrecen una gestión prácticamente automatizada de los niveles de glucosa en sangre, al tiempo que mejoran la estabilidad glucémica y reducen los picos hiperglucémicos y los valles hipoglucémicos.

La mayor autonomía que ofrecen estos dispositivos es otra ventaja considerable para los pacientes. Vivir con diabetes implica muchas exigencias, como la gestión constante de los niveles de glucosa en sangre, los tratamientos y las comidas. Los monitores continuos de glucosa reducen la carga diaria al proporcionar información clara y en tiempo real y permitir a los pacientes responder mejor a sus necesidades metabólicas. Además, la ausencia de frecuentes pinchazos en la yema de los dedos supone un alivio para muchos pacientes, sobre todo para los que necesitan medirse la glucemia varias veces al día. Los monitores continuos de glucosa hacen que el control de la diabetes sea menos invasivo y más cómodo, mejorando el cumplimiento terapéutico y la calidad de vida del paciente.

Otro aspecto importante de los monitores continuos de glucosa es su **papel en la educación terapéutica**. Al proporcionar una visión general de las fluctuaciones de la glucemia, estos dispositivos permiten a los pacientes comprender mejor el impacto de sus elecciones dietéticas, su nivel de actividad física o el manejo de la insulina en sus niveles de azúcar en sangre. Este conocimiento más profundo les ayuda a controlar mejor su enfermedad y a adoptar comportamientos más adecuados para mantener estables sus niveles de azúcar en sangre. Por ejemplo, los pacientes pueden aprender a anticipar las subidas o bajadas de azúcar después de determinadas comidas o tipos de ejercicio, y ajustar sus dosis de insulina en consecuencia. Los cuidadores también pueden utilizar los datos recogidos para asesorar mejor a los pacientes sobre los ajustes necesarios de su tratamiento, basándose en pruebas tangibles y personalizadas.

Por último, estos dispositivos facilitan la **comunicación con los profesionales sanitarios**. La mayoría de los monitores continuos de glucosa pueden almacenar y compartir datos a través de plataformas digitales, lo que permite a médicos, diabetólogos y enfermeras controlar a distancia los niveles de glucosa en sangre de los pacientes. Esta función es especialmente útil durante las consultas, ya que permite a los profesionales sanitarios acceder a datos detallados y precisos, lo que les permite tomar decisiones más informadas sobre los ajustes del tratamiento. La monitorización a distancia también permite detectar rápidamente cualquier desequilibrio o problema en el control de la diabetes, para poder actuar antes de que surjan complicaciones.

    ◦   Bombas de insulina: funcionamiento y control por parte del cuidador

Las bombas de insulina son dispositivos médicos avanzados que administran insulina de forma continua y precisa, lo que facilita el control de la diabetes, sobre todo en pacientes que requieren un tratamiento intensivo, como los que padecen diabetes de tipo 1. Ofrecen una alternativa más flexible y a menudo más eficaz que las inyecciones manuales de insulina, ya que mantienen unos niveles de azúcar en sangre más estables a lo largo del día y la noche. Su funcionamiento se basa en un principio sencillo pero muy sofisticado: la bomba administra pequeñas dosis de insulina de forma continua, imitando el funcionamiento normal del páncreas, y también permite administrar bolos adicionales de insulina antes de las comidas o en caso de niveles elevados de azúcar en sangre.

El papel del asistente sanitario en el tratamiento de pacientes con una bomba de insulina es crucial. Requiere un buen conocimiento del funcionamiento del dispositivo, así como un seguimiento cuidadoso para garantizar que el paciente utiliza la bomba correctamente, que los ajustes se adaptan a sus necesidades y que se evitan posibles complicaciones relacionadas con el dispositivo o el tratamiento.

Las bombas de insulina son relativamente sencillas en apariencia, pero se basan en tecnología punta. Consisten en un pequeño dispositivo portátil, que suele llevarse en el cinturón o en el bolsillo, conectado a una fina cánula que se introduce bajo la piel, normalmente en el abdomen o el brazo. Este catéter se cambia periódicamente para evitar infecciones o irritaciones cutáneas. La bomba administra insulina a dos niveles: una tasa basal continua para mantener un nivel constante de insulina a lo largo del día, y bolos adicionales que el paciente puede administrar antes de las comidas o cuando es necesario corregir la glucemia. Estos bolos son programados manualmente por el paciente o automáticamente en sistemas de bomba integrados con un monitor continuo de glucosa, creando un sistema de "bucle cerrado".

La **supervisión del uso de la bomba por parte del asistente sanitario** tiene varios aspectos, como la asistencia técnica y ayudar al paciente a manejar el dispositivo en el día a día. El cuidador debe asegurarse de que el paciente se sienta cómodo utilizando la bomba, comprenda los ajustes y sepa cómo ajustar los bolos en función de la ingesta de alimentos y la actividad física. También debe estar capacitado para reconocer las situaciones en las que es necesario adaptar el tratamiento, como la hipoglucemia, la hiperglucemia o una enfermedad intercurrente.

Por tanto, una de las primeras tareas del asistente sanitario es comprobar que el paciente sabe **manejar** correctamente **la**

bomba. Esto incluye aprender a cambiar el catéter cada dos o tres días, llenar el depósito de insulina y programar bolos antes de las comidas. Si al paciente le resulta difícil hacer estas cosas de forma independiente, el asistente sanitario puede proporcionarle apoyo y consejos para aumentar su confianza. Una buena higiene de las manos y de la zona de punción también es crucial para evitar cualquier infección relacionada con la inserción del catéter.

La monitorización de los niveles de azúcar en sangre sigue siendo una cuestión clave, incluso con una bomba de insulina. El cuidador puede fomentar el uso de monitores continuos de glucosa o sensores puntuales de glucosa para ayudar al paciente a ajustar las dosis de insulina en función de los resultados de glucemia. La función de la bomba es mantener los niveles de azúcar en sangre lo más estables posible, pero a menudo es necesario realizar ajustes periódicos, sobre todo si se producen cambios en la dieta, el ejercicio o el estado general de salud del paciente. En este contexto, el asistente sanitario puede ayudar al paciente a comprender **las tendencias de la glucemia** y adaptar los ajustes de la bomba en consecuencia, en colaboración con el diabetólogo o la enfermera especializada en diabetes.

Uno de los aspectos más delicados del seguimiento de los pacientes con bombas de insulina es la posibilidad **de complicaciones relacionadas** con el dispositivo o el tratamiento. La cánula puede doblarse o desconectarse, impidiendo la administración de insulina y provocando una hiperglucemia rápida, a veces seguida de cetoacidosis diabética si no se corrige rápidamente. Los cuidadores deben estar atentos a estas situaciones y ser capaces de detectar los primeros signos de fallo de la bomba o de hiperglucemia incontrolada, como sed excesiva, cansancio inusual o micción frecuente. En caso de problema técnico, es importante que el cuidador sepa qué hacer, como comprobar el flujo de insulina, reinsertar el catéter o reprogramar la bomba si es necesario. A menudo, una actuación rápida puede corregir el problema antes de que se descontrole.

El apoyo psicológico es también una parte integral del papel del cuidador con los pacientes que utilizan una bomba de insulina. El cambio a la bomba puede ser estresante para algunos pacientes, que tienen que adaptarse a la presencia constante del dispositivo y a la mayor responsabilidad que conlleva. Los cuidadores deben estar disponibles para responder preguntas, tranquilizar a los pacientes sobre los beneficios a largo plazo de la bomba y ayudarles a superar cualquier temor que puedan tener sobre su uso. Este apoyo es especialmente importante para los pacientes que tienen dificultades para aceptar los aspectos intrusivos de la bomba, como llevar constantemente el dispositivo o cambiar con frecuencia el catéter.

Además, el asistente sanitario desempeña un papel clave en la **educación terapéutica** de los pacientes, enseñándoles a adaptar su estilo de vida al uso de la bomba de insulina. Por ejemplo, los pacientes necesitan entender cómo ajustar sus dosis de insulina en función de su dieta, actividad física o enfermedad. Los consejos del cuidador ayudan a los pacientes a sentir que controlan mejor su diabetes, al tiempo que optimizan la eficacia de su tratamiento. El apoyo puede incluir consejos sobre la dieta, asegurándose de que los pacientes comprenden bien el índice glucémico de los alimentos y el impacto de los carbohidratos en sus niveles de azúcar en sangre.

La **interacción con otros profesionales sanitarios** también es esencial cuando se controla a pacientes con bombas de insulina. El auxiliar sanitario trabaja en estrecha colaboración con diabetólogos, enfermeras y dietistas para garantizar que el tratamiento se ajusta a las necesidades individuales del paciente. Esto incluye el análisis de los datos de la bomba, que registra los niveles de glucosa en sangre, las dosis de insulina administradas y los bolos, para ajustar el tratamiento a medida que cambian las necesidades del paciente. En caso de avería o de un problema técnico más complejo, el asistente sanitario también puede derivar al paciente a un especialista o ponerse en contacto con el fabricante de la bomba para resolver el problema.

- El impacto de la telemedicina en el seguimiento de los pacientes diabéticos

La telemedicina ha transformado la gestión y el seguimiento de los pacientes con diabetes, ofreciendo nuevas oportunidades para mejorar la atención y haciendo que el seguimiento sea más accesible, receptivo y personalizado. Esta tecnología, que permite las consultas a distancia, la transmisión de datos médicos en tiempo real y la interacción continua entre el paciente y el equipo sanitario, ha cobrado especial importancia en los últimos años. Para los pacientes diabéticos, que requieren un seguimiento regular de sus niveles de azúcar en sangre, su tratamiento y su estado general de salud, la telemedicina ha demostrado ser una valiosa herramienta para mejorar la eficacia de la asistencia, reduciendo al mismo tiempo los obstáculos geográficos y logísticos.

Una de las principales ventajas de la telemedicina en el tratamiento de la diabetes es la posibilidad de **control en tiempo real**. Gracias a dispositivos conectados como monitores continuos de glucosa, bombas de insulina y aplicaciones de monitorización, los pacientes pueden compartir sus datos de glucemia con su médico o diabetólogo a distancia. Esto permite una **monitorización proactiva** y continua, en la que el profesional sanitario puede seguir las variaciones de azúcar en sangre del paciente e intervenir rápidamente en caso de desequilibrio. Por ejemplo, si un paciente tiene episodios recurrentes de hipoglucemia nocturna o hiperglucemia después de las comidas, el médico puede ajustar el tratamiento sin esperar a la siguiente cita en la consulta. Esta reactividad ayuda a prevenir complicaciones graves, al tiempo que permite estabilizar mejor la diabetes.

La telemedicina también facilita la **personalización de la asistencia**. Al acceder a los datos sanitarios en tiempo real, los profesionales de la salud pueden adaptar los tratamientos a las necesidades individuales de cada paciente. Esto es especialmente importante para los pacientes cuya diabetes es difícil de controlar, o para los que experimentan fluctuaciones significativas en los niveles de azúcar en sangre. Por ejemplo, un paciente que utilice una bomba de insulina puede ajustar su tratamiento con mayor precisión gracias a los datos transmitidos por telemedicina. Estos ajustes se basan en información continua, lo que significa que la diabetes puede controlarse con mucha más precisión que con las tradicionales consultas a intervalos.

Otra repercusión significativa de la telemedicina en la atención a los pacientes diabéticos es la **reducción de las barreras que dificultan el acceso a la asistencia**. Para muchos pacientes, los desplazamientos frecuentes al médico pueden ser restrictivos, sobre todo para los que viven en zonas rurales o tienen problemas de movilidad. La telemedicina permite evitar estos desplazamientos al ofrecer consultas a distancia a través de plataformas digitales, teléfonos u ordenadores. Los pacientes pueden consultar a su médico desde casa, lo que mejora la frecuencia de los seguimientos y proporciona un acceso más regular a la asistencia. Esto es especialmente beneficioso para los pacientes de edad avanzada, a los que puede resultar difícil desplazarse, o para las personas cuyos horarios de trabajo son incompatibles con las citas médicas tradicionales.

Además de mejorar el acceso a la asistencia, la telemedicina contribuye **a aumentar la independencia de los pacientes** diabéticos. Al poder controlar sus propios niveles de azúcar en sangre, dosis de insulina y otros parámetros de salud a través de aplicaciones conectadas, los pacientes se vuelven más activos en la gestión de su propia enfermedad. Las plataformas digitales suelen ofrecer herramientas de análisis de datos que permiten a los pacientes visualizar las tendencias de sus niveles de azúcar en sangre y adaptar sus hábitos en consecuencia. Por ejemplo, un paciente puede descubrir que determinados alimentos o actividades físicas tienen una gran influencia en sus niveles de azúcar en sangre y ajustar su dieta o tratamiento en consecuencia, previa consulta con su médico. Esto refuerza la autogestión, que es un pilar fundamental del control eficaz de la diabetes.

La telemedicina también permite **mejorar la educación terapéutica**. Los pacientes pueden beneficiarse de consultas a distancia con dietistas, enfermeros o educadores en diabetes, que pueden ayudarles a entender cómo gestionar mejor su enfermedad. Los programas educativos en línea, los vídeos explicativos y los seminarios web pueden utilizarse para enseñar a los pacientes buenas prácticas en materia de dieta, ejercicio y gestión del estrés, así como para asesorarles sobre el uso de sus dispositivos médicos. Esta educación a distancia complementa la atención médica y ayuda a los pacientes a controlar mejor su diabetes en el día a día.

La **reducción del riesgo de complicaciones** a largo plazo es otra de las principales repercusiones de la telemedicina en el cuidado de los pacientes diabéticos. Un seguimiento regular y personalizado permite detectar precozmente desequilibrios de la glucemia que de otro modo pasarían desapercibidos hasta la siguiente visita a la consulta. Interviniendo rápidamente para ajustar el tratamiento, es posible prevenir complicaciones graves de la diabetes, como la retinopatía, la nefropatía y las infecciones ligadas a una mala cicatrización de las heridas. La telemedicina también ofrece a los profesionales sanitarios la oportunidad de controlar otros indicadores de salud, como la tensión arterial o el peso, que a menudo están relacionados con la diabetes, lo que permite prestar una atención más completa e integrada.

El impacto psicológico de la telemedicina también es significativo. Vivir con diabetes puede ser una fuente de ansiedad para muchos pacientes, sobre todo para los que temen no poder controlar adecuadamente sus niveles de azúcar en sangre o enfrentarse a complicaciones repentinas como una hipoglucemia grave. La telemedicina ofrece una **sensación** adicional **de seguridad**, ya que los pacientes saben que pueden ser controlados a distancia y tener acceso directo a su médico si lo necesitan. Esta tranquilidad mejora la calidad de vida y reduce el estrés asociado al control diario de la diabetes.

Por último, la telemedicina ayuda a **optimizar la asignación de recursos** en los sistemas sanitarios. Al ofrecer consultas a distancia y seguimiento continuo, reduce la carga de las consultas presenciales, lo que permite a los profesionales sanitarios concentrarse en los casos más complejos sin dejar de prestar una atención de calidad a distancia. Esto contribuye a reducir los tiempos de espera de los pacientes y a mejorar la eficiencia global del sistema sanitario.

- **Subsección 2: Herramientas digitales para la educación terapéutica**
  - ○ Aplicaciones móviles de control de la glucosa: cómo utilizarlas con los pacientes

Las aplicaciones móviles de control de la glucosa en sangre se han convertido en herramientas esenciales en la gestión diaria de la diabetes, ya que permiten a los pacientes realizar un seguimiento de sus niveles de glucosa en sangre, dosis de insulina, dieta y actividad física de forma sencilla y eficaz. Estas aplicaciones no sólo ofrecen una mejor visibilidad de las fluctuaciones de la glucemia, sino que también facilitan la comunicación entre los pacientes y los profesionales sanitarios, lo que permite un ajuste más preciso del tratamiento y una gestión más personalizada. El uso de estas aplicaciones con los pacientes ofrece muchas ventajas, pero también requiere un enfoque educativo para garantizar que los pacientes sepan utilizarlas correctamente y sacarles el máximo partido.

Las aplicaciones móviles de control de la glucosa en sangre se basan en la recogida y registro de datos relacionados con la gestión de la diabetes. Estas aplicaciones suelen ser compatibles con dispositivos conectados, como monitores continuos de glucosa, bombas de insulina o glucómetros, lo que permite transmitir automáticamente los datos de glucosa en sangre sin necesidad de introducirlos manualmente. Además, los propios pacientes pueden introducir información, como las comidas ingeridas, las dosis de insulina administradas o el ejercicio realizado. A continuación, estos datos se organizan en forma de gráficos o tablas, lo que permite analizar las tendencias de la glucemia a lo largo de varios días, semanas o meses. Algunas aplicaciones ofrecen incluso alertas y recordatorios para indicar a los pacientes que se controlen la glucemia, se administren insulina o vigilen las variaciones anormales.

El **uso de estas aplicaciones con los pacientes** comienza con **una formación adecuada**. El cuidador o el profesional sanitario deben acompañar al paciente durante la configuración inicial de la aplicación, explicándole las principales características y asegurándose de que se siente cómodo utilizándola. Esto incluye crear un perfil, añadir información personal como el tipo de diabetes y el tratamiento, y sincronizar la aplicación con los dispositivos de monitorización conectados, como un medidor de glucosa en sangre o una bomba de insulina. Si los pacientes utilizan un medidor de glucosa convencional, tendrán que recibir formación para introducir manualmente sus valores de glucosa en sangre después de cada prueba. El objetivo es que esta tarea sea lo más sencilla posible, para no desanimar a los pacientes ni crear una sobrecarga cognitiva en su control de la diabetes.

Una de las principales ventajas de las aplicaciones móviles de control de la glucemia es su capacidad para **proporcionar datos en tiempo real**. Esto permite a los pacientes ver inmediatamente cómo sus hábitos alimentarios o sus dosis de insulina están afectando a sus niveles de azúcar en sangre. Por ejemplo, si un paciente nota una tendencia a la hiperglucemia después de ciertas comidas, puede ajustar su dieta o sus dosis de insulina en consecuencia, bajo la supervisión de su médico. Esta información inmediata ayuda a los pacientes a comprender mejor las interacciones entre su estilo de vida y los niveles de azúcar en sangre, y a tomar decisiones con conocimiento de causa. Por ello, los profesionales sanitarios deben animar a los pacientes a consultar los gráficos con regularidad y a utilizar esta información para mejorar su control diario de la diabetes.

Los ajustes personalizados son otra característica clave de las aplicaciones de control de la glucosa en sangre. Los pacientes pueden programar objetivos de glucemia personalizados basados en las recomendaciones de su médico. Esto puede incluir rangos objetivo de glucosa en sangre antes o después de las comidas, u objetivos específicos para la actividad física. Muchas aplicaciones también permiten establecer alertas cuando los niveles de glucosa en sangre se salen de estos intervalos, lo que ayuda a los pacientes a reaccionar rápidamente si surgen problemas. Por ejemplo, si la glucemia cae por debajo del umbral recomendado, una alerta puede recordar al paciente que consuma hidratos de carbono para evitar una hipoglucemia. Estas funciones de personalización proporcionan a los pacientes un control más preciso de su salud y les animan a cumplir sus objetivos glucémicos.

Las aplicaciones móviles para controlar los niveles de azúcar en sangre también ayudan a **mejorar la comunicación entre los pacientes y los profesionales sanitarios**. A menudo, estas aplicaciones permiten compartir los datos de glucemia en tiempo real con el médico o la enfermera, lo que facilita el seguimiento a distancia y permite ajustar el tratamiento con mayor precisión entre consultas. De este modo, los profesionales sanitarios pueden controlar los niveles de azúcar en sangre de sus pacientes, detectar anomalías o tendencias preocupantes e intervenir rápidamente si es necesario. Esta comunicación más fluida ayuda a evitar complicaciones relacionadas con un mal control glucémico y mejora la gestión global. Es importante que los cuidadores expliquen a los pacientes cómo compartir sus datos a través de la aplicación y les animen a hacerlo con regularidad para optimizar los ajustes del tratamiento.

Además del control de la glucemia, **la gestión de las comidas y la ingesta de carbohidratos** es un aspecto esencial para los pacientes diabéticos. Muchas aplicaciones incorporan funciones de seguimiento de las comidas, en las que el paciente puede introducir los alimentos ingeridos, calcular los carbohidratos ingeridos y recibir recomendaciones sobre las dosis de insulina correspondientes. Para que los pacientes puedan utilizar estas funciones con eficacia, deben recibir formación sobre los aspectos básicos del recuento de carbohidratos y su impacto en los niveles de glucosa en sangre. El cuidador también puede fomentar el uso de esta funcionalidad para mejorar la gestión de las comidas, al tiempo que comprueba regularmente que el paciente introduce sus comidas correctamente y utiliza la información proporcionada para ajustar sus dosis de insulina. Esta función permite comprender mejor el impacto de los alimentos en los niveles de glucosa en sangre y puede ayudar a prevenir la hiperglucemia posprandial.

Los recordatorios y notificaciones de las aplicaciones móviles son una ayuda inestimable para los pacientes que pueden olvidar tomar su medicación o comprobar sus niveles de azúcar en sangre. Estos recordatorios pueden programarse para recordar a los pacientes que deben administrarse la insulina, medirse la glucemia a horas concretas o tomar un tentempié en caso de hipoglucemia. Los cuidadores deben animar a los pacientes a configurar estas notificaciones de acuerdo con su rutina diaria y sus necesidades específicas, lo que refuerza el cumplimiento del tratamiento y reduce los olvidos que pueden comprometer el control glucémico.

La **dimensión educativa** de las aplicaciones móviles también es esencial. Muchas aplicaciones ofrecen recursos educativos integrados, como artículos, vídeos o consejos sobre el control de la diabetes. Estos contenidos ayudan a los pacientes a comprender mejor su enfermedad, mantenerse al día de las buenas prácticas en el manejo de los niveles de azúcar en sangre y aprender nuevas estrategias para mejorar su control. Los cuidadores pueden guiar a los pacientes en el uso de estos recursos, aconsejándoles que consulten las secciones educativas e incorporando esta información a las conversaciones durante las consultas.

Por último, es importante subrayar que las aplicaciones de monitorización de la glucemia no sustituyen a las consultas médicas periódicas, sino que las **complementan** al proporcionar una monitorización continua y facilitar los intercambios entre citas. Los cuidadores deben asegurarse de que los pacientes comprendan la importancia de seguir acudiendo al médico y de utilizar la app como una herramienta adicional para optimizar el control de la diabetes.

○ Formación de auxiliares sanitarios en nuevas tecnologías médicas

La formación de auxiliares sanitarios en nuevas tecnologías médicas se ha convertido en una cuestión crucial a medida que las innovaciones tecnológicas revolucionan la asistencia sanitaria. Con la aparición de dispositivos conectados, programas informáticos de control y gestión a distancia y sistemas de seguimiento en tiempo real, los asistentes sanitarios desempeñan un papel cada vez más importante en la asistencia a los pacientes y el uso de estas tecnologías. Una formación adecuada no solo les permite dominar estas herramientas, sino también mejorar la calidad de la asistencia, aligerar la carga de trabajo y aumentar la autonomía del paciente. En un entorno médico en constante evolución, es esencial que los asistentes sanitarios estén preparados para incorporar estas innovaciones a sus prácticas diarias.

Uno de los primeros aspectos de esta formación se refiere a la **apropiación de los dispositivos médicos conectados**, como los monitores continuos de glucosa, las bombas de insulina o los dispositivos de control a distancia de los parámetros vitales. Estas tecnologías permiten recoger datos sanitarios de forma continua, pero para que sean plenamente eficaces, los asistentes deben comprender su funcionamiento, saber instalarlas correctamente y controlarlas. Por ejemplo, en el caso de un paciente diabético con una bomba de insulina, el cuidador debe ser capaz de comprobar que el dispositivo funciona correctamente, enseñar al paciente a utilizarlo y detectar cualquier anomalía, como alarmas o fallos en la administración de insulina. Con un buen dominio de estos dispositivos, el asistente sanitario puede actuar rápidamente en caso de problema y evitar complicaciones.

Además, el **uso de programas informáticos de monitorización de pacientes** es otra área clave para la formación. Muchos centros sanitarios están recurriendo a sistemas de historia clínica electrónica (HCE) y plataformas digitales de gestión de la atención. Este software permite un seguimiento más preciso y exhaustivo de los pacientes, con actualizaciones en tiempo real de la información médica, lo que facilita la comunicación entre los distintos profesionales sanitarios. Los auxiliares asistenciales, como profesionales de proximidad, suelen estar en primera línea a la hora de registrar datos importantes, como los parámetros vitales, la evolución de los síntomas o los cuidados diarios prestados a los pacientes. Por ello, es necesario formarles en el uso eficaz de estos sistemas, para evitar errores en la introducción de datos y garantizar una transmisión fluida de la información al resto del equipo asistencial.

Otra dimensión de la formación en nuevas tecnologías consiste en **educar a los pacientes en el uso de herramientas conectadas**. Cada vez son más los pacientes equipados con dispositivos como glucómetros, tensiómetros o básculas conectadas, que recogen y transmiten sus datos sanitarios a su equipo médico. Para que estas tecnologías sean realmente beneficiosas, es necesario formar a los pacientes para que las utilicen correctamente y con regularidad. Los cuidadores desempeñan un papel fundamental en este sentido, explicando a los pacientes cómo utilizar los dispositivos, cómo interpretar los resultados y cuándo alertar a un profesional sanitario en caso de resultados anómalos. Por tanto, la formación de los asistentes sanitarios debe incluir una dimensión educativa que les permita explicar conceptos técnicos en términos sencillos y ayudar a los pacientes a integrar estas tecnologías en su rutina diaria.

La **importancia de la ciberseguridad** y la protección de los datos personales es otro aspecto crucial de la formación en nuevas tecnologías. Con el creciente uso de dispositivos conectados y sistemas digitales, la seguridad de la información médica se está convirtiendo en una prioridad. Hay que concienciar a los asistentes sanitarios de los riesgos de fuga de datos o piratería informática, y formarlos en buenas prácticas para proteger los datos sanitarios. Esto incluye el acceso seguro al software, la gestión de contraseñas y el cumplimiento estricto de los protocolos de confidencialidad, para garantizar que la información de los pacientes permanezca protegida. Una mala gestión de estos aspectos no sólo puede comprometer la seguridad del paciente, sino también exponer a los centros sanitarios a riesgos legales.

La **telemedicina**, en plena expansión, es otro ámbito en el que la formación de los asistentes sanitarios es esencial. En situaciones en las que se favorecen las consultas a distancia, los asistentes sanitarios suelen ser llamados a actuar como enlace entre pacientes y médicos. Pueden tener que instalar equipos de telemedicina, acompañar a los pacientes durante las consultas a distancia y transmitir información médica o datos de seguimiento a los profesionales sanitarios. Actúan como mediadores tecnológicos, garantizando que la consulta se desarrolle sin problemas y que el médico disponga de toda la información necesaria para evaluar el estado de salud del paciente. Por ello, la formación debe incluir módulos específicos sobre las herramientas de telemedicina, así como sobre las habilidades de comunicación necesarias para facilitar estos intercambios a distancia.

Las nuevas tecnologías también **influyen en el reparto de tareas** dentro de los equipos asistenciales. Al automatizar ciertas tareas administrativas o de supervisión, permiten que los auxiliares asistenciales se concentren más en la atención directa al paciente. Sin embargo, para que esto sea eficaz, los auxiliares de cuidados deben estar formados para identificar los momentos en los que el uso de la tecnología puede aligerar su carga de trabajo, garantizando al mismo tiempo una atención óptima al paciente. Por ejemplo, la monitorización a distancia de los parámetros vitales permite la detección precoz de anomalías sin necesidad de múltiples comprobaciones manuales, lo que permite a los auxiliares concentrarse en otros aspectos de la asistencia, como el apoyo psicológico o la comodidad del paciente.

Por último, la **formación continua** es esencial en un campo tecnológico en constante evolución. Los auxiliares asistenciales deben recibir formación periódica sobre las nuevas funciones de los dispositivos que utilizan, los nuevos programas informáticos de monitorización y los últimos avances en telemedicina o dispositivos conectados. Esto implica sesiones de formación periódicas, así como acceso a recursos en línea, seminarios web y grupos de debate con otros profesionales sanitarios. El objetivo es que los auxiliares sanitarios estén al día y sean capaces de integrar rápidamente las nuevas tecnologías en sus prácticas, garantizando al mismo tiempo una atención de alta calidad a los pacientes.

  ○ El impacto de la tecnología en la autonomía del paciente

El impacto de la tecnología en la autonomía del paciente es ya considerable, transformando la forma en que los pacientes gestionan su salud cotidiana. Los avances tecnológicos, ya sea en dispositivos conectados, aplicaciones móviles, telemedicina o herramientas de educación digital, han permitido a los pacientes ser más activos en su cuidado. Estas innovaciones ofrecen a los pacientes los medios para conocer mejor su estado de salud, controlar parámetros clave en tiempo real e interactuar directamente con sus profesionales sanitarios, lo que les permite desempeñar un papel central en la gestión de su enfermedad.

Uno de los principales puntos fuertes de las tecnologías sanitarias es su capacidad para proporcionar **información en tiempo real**, permitiendo a los pacientes controlar datos esenciales como los niveles de azúcar en sangre, la tensión arterial o la frecuencia cardíaca. Tomemos el ejemplo de los monitores continuos de glucosa para pacientes diabéticos: estos dispositivos les permiten controlar constantemente sus niveles de azúcar en sangre, sin necesidad de inyecciones repetidas. Gracias a esta información en tiempo real, los pacientes pueden ajustar su dieta, tratamiento o actividad física al instante, sin esperar a una cita médica. Esto no sólo aumenta su autonomía, sino también su seguridad, ya que pueden actuar inmediatamente en caso de anomalías, como hipoglucemia o hiperglucemia.

Las aplicaciones móviles de salud también desempeñan un papel importante en este empoderamiento. Numerosas aplicaciones permiten a los pacientes seguir y gestionar diversos aspectos de su salud, desde la toma de medicamentos hasta el control de parámetros vitales y la gestión de la dieta y la actividad física. Estas herramientas suelen estar equipadas con funciones de recordatorio, alertas en caso de resultados anormales o incluso recomendaciones personalizadas, lo que ayuda a los pacientes a seguir siendo proactivos en la gestión de su enfermedad. Por ejemplo, una persona que sufra hipertensión puede utilizar una aplicación para controlar su tensión arterial a diario y recibir consejos sobre cómo ajustar su estilo de vida en función de los resultados. Este seguimiento diario, antes reservado a las consultas, se convierte así en un proceso integrado en la rutina del paciente, mejorando su autonomía y su capacidad para tomar decisiones informadas sobre su salud.

Las tecnologías también están teniendo un impacto considerable en la **educación de los pacientes**, ya que proporcionan acceso directo a recursos médicos y educativos. Ya sea a través de plataformas de educación terapéutica en línea, videotutoriales o foros de debate de pacientes, las tecnologías permiten a las personas profundizar en el conocimiento de su enfermedad y de las mejores formas de gestionarla. Un paciente con diabetes, por ejemplo, puede acceder a cursos en línea sobre la gestión de los hidratos de carbono, entender cómo ajustar las dosis de insulina en función de las comidas o aprender a interpretar los resultados de glucosa en sangre. Con un mejor acceso a la información y a la autoeducación, los pacientes están mejor equipados para tomar el control de su salud y adaptarse a los cambios diarios.

La **telemedicina** ha dado aún más autonomía a los pacientes al facilitarles el acceso a consultas médicas a distancia. Gracias a las consultas en línea, los pacientes pueden interactuar directamente con sus médicos sin tener que desplazarse, lo que simplifica enormemente la gestión de su seguimiento, sobre todo para las personas que viven en zonas rurales o tienen dificultades de movilidad. Además, las herramientas de telemonitorización permiten a los profesiónales sanitarios controlar a distancia los datos del paciente y realizar ajustes del tratamiento en tiempo real. De este modo se crea una interacción continua entre el paciente y su equipo médico, al tiempo que se empodera al paciente, que puede gestionar su estado de salud desde casa sin dejar de estar conectado con su médico. De este modo, las consultas virtuales permiten mantener un seguimiento regular y personalizado, incluso entre citas presenciales, y ayudan a los pacientes a mantener el control de su salud sin interrupciones.

Otro aspecto crucial del impacto de la tecnología en la autonomía del paciente es la **personalización de la asistencia**. Gracias a los datos recogidos por los dispositivos conectados y las aplicaciones sanitarias, los pacientes pueden comprender mejor cómo reacciona su cuerpo a distintos tratamientos, alimentos o actividades físicas. Esto les permite ajustar su estilo de vida y su tratamiento a sus necesidades individuales. Por ejemplo, un paciente asmático puede utilizar un sensor conectado para controlar la calidad del aire y anticiparse a los ataques, adaptando sus actividades o tratamientos preventivos. Esta personalización de la asistencia no sólo mejora la eficacia del tratamiento, sino que también otorga a los pacientes un papel activo en la gestión de su enfermedad, adaptando su comportamiento en función de la información que reciben.

El uso de **dispositivos conectados**, como relojes inteligentes o pulseras de seguimiento de la actividad, también permite a los pacientes gestionar mejor su salud diaria. Estos dispositivos proporcionan información sobre el sueño, la frecuencia cardiaca, el gasto energético e incluso la saturación de oxígeno. Al ser conscientes del impacto de sus hábitos diarios en su salud, los pacientes pueden ajustar su estilo de vida de forma más independiente, sin esperar a recibir asesoramiento médico externo para cada decisión. Estas herramientas también ofrecen apoyo a los pacientes que necesitan seguir programas de ejercicio físico o rehabilitación tras una enfermedad u operación. Los cuidadores pueden fomentar el uso de estos dispositivos para mejorar el cumplimiento de los programas prescritos y permitir a los pacientes controlar sus progresos de forma independiente.

Sin embargo, para que esta autonomía sea plenamente beneficiosa, es esencial que los pacientes **reciban una formación** adecuada **sobre el uso de** las tecnologías. Un mal uso o una interpretación errónea de los resultados proporcionados por los dispositivos conectados podría conducir a decisiones sanitarias inadecuadas. Por eso, el papel de los profesionales sanitarios, en particular de los auxiliares asistenciales, es crucial para ayudar a los pacientes a adoptar y utilizar eficazmente estas herramientas. Pueden enseñarles a interpretar los resultados, ajustar su comportamiento o tratamiento en consecuencia y reconocer las señales de alarma que requieren intervención médica.

- **Parte 3: El futuro de la tecnología en el control de la diabetes**
  - ◦ Inteligencia artificial para la gestión personalizada del tratamiento

La inteligencia artificial (IA) está revolucionando la gestión personalizada de los tratamientos, ofreciendo soluciones avanzadas que permiten una atención más precisa, individualizada y reactiva. Gracias a sofisticados algoritmos y al análisis de ingentes cantidades de datos, la IA es capaz de optimizar las decisiones terapéuticas en función de las características específicas de cada paciente, sobre todo en el tratamiento de enfermedades crónicas como la diabetes, las cardiopatías y el cáncer. Este enfoque no solo mejora la eficacia de la asistencia, sino que también permite prevenir las complicaciones con mayor eficacia y adaptar continuamente los tratamientos en función de los cambios en el estado de salud de los pacientes.

Una de las principales ventajas de la inteligencia artificial en la gestión de tratamientos es su capacidad para **analizar volúmenes masivos de datos** en tiempo real, procedentes de diversas fuentes: historias clínicas electrónicas, sensores conectados, datos genéticos e historiales médicos de los pacientes. Estos algoritmos de aprendizaje automático son capaces de detectar patrones invisibles para el ojo humano, facilitando diagnósticos más precisos y recomendaciones de tratamiento más adecuadas. Por ejemplo, en el tratamiento de la diabetes, la IA puede analizar los datos de glucosa en sangre recogidos por un medidor continuo de glucosa, junto con información sobre la dieta, el ejercicio y el sueño, para recomendar ajustes de las dosis de insulina en función de las tendencias observadas en el paciente. Esta atención personalizada garantiza un **control glucémico** más estable, reduciendo el riesgo de hipoglucemia o hiperglucemia, al tiempo que alivia la carga mental del paciente.

Otro campo en el que la IA muestra un gran potencial es **la medicina predictiva**, que permite anticipar las reacciones de un paciente a un determinado tratamiento o predecir el curso de su enfermedad. En el cáncer, por ejemplo, la inteligencia artificial puede analizar los datos genéticos y biológicos de un paciente para determinar qué tratamiento tendrá más posibilidades de éxito, minimizando al mismo tiempo los efectos secundarios. En oncología, estos enfoques basados en la IA permiten adaptar los protocolos de quimioterapia a las mutaciones específicas del tumor de un paciente, ofreciendo una **medicina de precisión** que ataca mejor las células cancerosas y preserva el tejido sano. Esta personalización no sólo mejora las tasas de curación, sino que también reduce el riesgo de toxicidad y efectos secundarios indeseables.

La IA también desempeña un papel esencial en la **modelización de los tratamientos** y el ajuste de las terapias en función de la evolución del paciente. Gracias al **aprendizaje automático**, los sistemas de IA pueden aprender de los datos de un paciente determinado, pero también de otros miles de pacientes con perfiles similares, para recomendar ajustes de los tratamientos en tiempo real. Esto es especialmente útil en la gestión de enfermedades crónicas, donde las necesidades de un paciente cambian constantemente como consecuencia de múltiples factores. Por ejemplo, un algoritmo de inteligencia artificial puede predecir la respuesta de un paciente a un medicamento concreto analizando su perfil genético y su historial médico, lo que permite elegir la dosis adecuada desde el principio. Del mismo modo, en el caso de los pacientes con bombas de insulina, la IA puede ajustar automáticamente las dosis basándose en los datos continuos de glucosa en sangre, lo que reduce la necesidad de intervención manual.

La **optimización de las dosis de fármacos** es otro campo en el que la IA está aportando importantes beneficios. Los algoritmos pueden ajustar las dosis con más precisión que los protocolos estándar, teniendo en cuenta no sólo las características clínicas, sino también factores individuales como la edad, el peso, el sexo, los hábitos alimentarios y el estilo de vida. En el tratamiento de enfermedades cardiacas, por ejemplo, la IA puede ayudar a ajustar las dosis de fármacos antihipertensivos o anticoagulantes, basándose en los parámetros vitales del paciente y en los datos recogidos a través de dispositivos conectados. Este seguimiento en tiempo real permite **optimizar continuamente los tratamientos**, reduciendo el riesgo de efectos adversos relacionados con dosis inadecuadas y mejorando los resultados terapéuticos.

Otro efecto clave de la IA en la gestión personalizada del tratamiento es su capacidad para **ayudar a los profesionales sanitarios a tomar decisiones mejores y más rápidas**. Mediante el análisis instantáneo de cientos de parámetros, la IA puede proporcionar recomendaciones basadas en pruebas, ayudando a los médicos a elegir el tratamiento más adecuado en un tiempo récord. Por ejemplo, en la compleja gestión de un paciente en cuidados intensivos, la IA puede analizar en tiempo real las constantes vitales, los resultados de laboratorio y el historial médico para alertar al equipo asistencial de un posible deterioro del estado del paciente o sugerir ajustes terapéuticos. Esto significa una toma de decisiones más rápida y mejor informada, especialmente en situaciones críticas en las que cada minuto cuenta.

En el campo de **los ensayos clínicos**, la inteligencia artificial también está transformando la forma de desarrollar tratamientos personalizados. Mediante el análisis de enormes bases de datos de pacientes, la IA puede identificar subgrupos de pacientes con probabilidades de responder mejor a un tratamiento concreto, lo que acelera el desarrollo de fármacos más específicos. También puede predecir qué pacientes corren más riesgo de desarrollar efectos secundarios específicos, facilitando el desarrollo de protocolos más seguros y eficaces. Al hacer más eficientes los ensayos clínicos, la IA contribuye a acelerar la disponibilidad de nuevos tratamientos personalizados en el mercado.

Sin embargo, para que la IA desarrolle todo su potencial en la gestión personalizada de tratamientos, es crucial **garantizar la calidad e integridad de los datos** utilizados. Esto se debe a que los algoritmos de IA se basan en datos amplios y variados para formular recomendaciones terapéuticas. Si los datos están incompletos, sesgados o malinterpretados, los resultados pueden ser erróneos, con consecuencias potencialmente graves para el paciente. Por lo tanto, la recogida y el uso de los datos deben cumplir estrictas normas de calidad, y las recomendaciones de la IA deben ser validadas siempre por un profesional sanitario.

Además, hay que tener en cuenta el aspecto **ético** del uso de la IA para gestionar los tratamientos. Aunque la IA es capaz de proponer recomendaciones terapéuticas, la decisión final debe seguir estando en manos de médicos y pacientes, que deben tener una visión general de las opciones y los riesgos asociados a cada tratamiento. Por tanto, es esencial que las herramientas basadas en IA se utilicen como **ayudas para la toma de decisiones**, y no como sustitutos de las habilidades y el juicio clínico de los profesionales sanitarios.

◦ Implantes avanzados y dispositivos de autocontrol

Los implantes avanzados y los dispositivos de autovigilancia representan una revolución en la gestión de las enfermedades crónicas, sobre todo para dolencias como la diabetes, las cardiopatías y ciertas afecciones respiratorias. Estas tecnologías, cada vez más miniaturizadas y sofisticadas, permiten controlar los parámetros de salud en tiempo real, lo que posibilita una gestión más fina y reactiva del tratamiento. Gracias a estos dispositivos, los pacientes pueden conocer mejor su estado de salud y tomar decisiones informadas sobre su tratamiento, a menudo en colaboración directa con su equipo médico. Estas innovaciones ofrecen un enorme potencial para mejorar la calidad de vida de los pacientes, reducir los ingresos hospitalarios y prevenir las complicaciones asociadas a una gestión inadecuada de la enfermedad.

Los implantes subcutáneos figuran entre los dispositivos avanzados de autocontrol más prometedores. Estos pequeños dispositivos, insertados bajo la piel, permiten la monitorización continua de diversos parámetros biológicos. Un ejemplo emblemático es el **sensor continuo de glucosa**, que mide en tiempo real los niveles de glucosa en el líquido intersticial. Este sensor, que se inserta bajo la piel, normalmente en el abdomen o el brazo, es capaz de transmitir continuamente datos de glucosa en sangre a una aplicación móvil o un lector portátil, alertando al paciente en caso de hiperglucemia o hipoglucemia. A diferencia de los métodos tradicionales de control de la glucemia que requieren pinchazos periódicos en la yema de los dedos, estos implantes ofrecen un control constante sin intervenciones invasivas repetidas, lo que facilita la vida a los pacientes al tiempo que reduce el riesgo de errores o descuidos en el control de la glucemia.

Estos implantes no se limitan a la diabetes. **Los implantes cardíacos**, como los monitores de frecuencia cardíaca o los dispositivos de detección de arritmias, controlan continuamente el ritmo cardíaco del paciente. Si se detecta un ritmo anormal o fibrilación auricular, estos dispositivos pueden alertar al paciente y a su médico, lo que permite una intervención rápida y reduce el riesgo de ictus o insuficiencia cardiaca. Además, estos implantes pueden almacenar datos durante varios meses, lo que permite a los cardiólogos analizar tendencias y comprender mejor la evolución del estado del paciente, facilitando la toma de decisiones terapéuticas más precisas.

Los **dispositivos de monitorización respiratoria**, como los implantes para controlar la oxigenación sanguínea o la función pulmonar, también se utilizan en pacientes que padecen enfermedades crónicas como la enfermedad pulmonar obstructiva crónica (EPOC) o el asma. Estos dispositivos pueden controlar los niveles de oxígeno y emitir alertas en caso de desaturación, lo que ofrece a los pacientes una seguridad adicional, sobre todo por la noche o durante la actividad física, cuando los ataques respiratorios pueden producirse de forma imprevisible.

Otro ejemplo de **dispositivos avanzados de autocontrol** es la **bomba de insulina conectada**, que puede acoplarse a un sensor continuo de glucosa, formando un sistema de "bucle cerrado". En este tipo de dispositivo, la bomba ajusta automáticamente la administración de insulina en función de los niveles de glucosa medidos en tiempo real. Esto permite mantener niveles estables de azúcar en sangre sin intervención manual constante, lo que ofrece una gestión prácticamente automatizada de la diabetes. Este tipo de tecnología es especialmente beneficiosa para los pacientes con diabetes de tipo 1, que requieren un ajuste constante de su insulina a lo largo del día y de la noche. De este modo, la bomba de insulina conectada reduce la carga mental del paciente, al tiempo que proporciona un control más preciso y seguro de los niveles de azúcar en sangre.

Otro avance fascinante en el campo de los dispositivos de autocontrol es la aparición de **sensores multiparamétricos implantables**, capaces de medir varios indicadores al mismo tiempo. Estos dispositivos pueden monitorizar la glucosa en sangre, la presión arterial, la frecuencia cardiaca e incluso los niveles de oxígeno en sangre, al tiempo que se conectan a una app o dispositivo wearable que alerta al paciente de cualquier anomalía. La ventaja de estos dispositivos reside en su capacidad para ofrecer una visión global del estado de salud del paciente, lo que permite reaccionar rápidamente ante desequilibrios que podrían pasar desapercibidos con una monitorización ad hoc o limitada a un único parámetro. Al proporcionar información global sobre la salud del paciente, estos sensores ofrecen una gestión más holística de las enfermedades crónicas, al tiempo que reducen el riesgo de complicaciones imprevistas.

El desarrollo de estos avanzados implantes y dispositivos de autocontrol también ha permitido **personalizar más los tratamientos**. Al recoger datos en tiempo real, estos dispositivos permiten ajustar los tratamientos con mayor precisión. Por ejemplo, un paciente cuyos niveles de azúcar en sangre varían en función de las comidas, el estrés o la actividad física puede ajustar sus dosis de insulina en tiempo real, según las recomendaciones basadas en los datos recogidos por su sensor de azúcar en sangre. Este enfoque personalizado ayuda a controlar mejor la enfermedad, evitar grandes fluctuaciones de los niveles de azúcar en sangre y mejorar la calidad de vida de los pacientes.

Además de la gestión diaria, los implantes avanzados y los dispositivos de autocontrol también **facilitan una mejor comunicación entre los pacientes y sus profesionales sanitarios**. La mayoría de estos dispositivos están equipados con funciones de transmisión remota de datos, lo que permite a los médicos controlar el estado de salud de sus pacientes en tiempo real, sin necesidad de visitas periódicas a la consulta. Esto es especialmente ventajoso para los pacientes que viven en zonas rurales o tienen problemas de movilidad. Gracias a esta monitorización a distancia, los profesionales sanitarios pueden intervenir rápidamente en caso de desequilibrio o crisis, ajustar los tratamientos entre citas y ofrecer un seguimiento más personalizado. Por ejemplo, un médico puede recibir una alerta si el sensor de un paciente detecta una hiperglucemia grave, lo que le permite intervenir rápidamente, modificando las dosis de insulina o ajustando la medicación.

Sin embargo, la implantación de estos dispositivos avanzados plantea **retos tecnológicos y éticos**. Es crucial garantizar que los datos recogidos por estos dispositivos sean seguros y estén protegidos contra cualquier violación de la privacidad. Además, hay que formar a los pacientes para que utilicen correctamente estas tecnologías e interpreten los resultados que reciben. Una interpretación errónea de las alertas o los datos podría dar lugar a ajustes inadecuados del tratamiento, con consecuencias potencialmente graves. Por tanto, es esencial que los dispositivos de autocontrol vayan acompañados de una educación y un seguimiento rigurosos, que garanticen que los pacientes saben cuándo y cómo reaccionar ante la información que reciben.

○ Realidad virtual para la educación terapéutica

La realidad virtual (RV) se perfila como una herramienta innovadora y prometedora para la educación terapéutica, transformando el modo en que los pacientes aprenden a gestionar su salud. Al ofrecer una inmersión total en entornos simulados, la realidad virtual permite a los pacientes adquirir habilidades y conocimientos de forma interactiva, divertida y atractiva. En el caso de enfermedades crónicas como la diabetes, las enfermedades cardiovasculares y el asma, la RV puede desempeñar un papel fundamental para ayudar a los pacientes a comprender mejor su enfermedad, aprender a gestionarla y cambiar su comportamiento para mejorar su calidad de vida.

Una de las principales ventajas de la realidad virtual en la educación terapéutica es su **capacidad para simular situaciones de la vida real**, lo que permite a los pacientes practicar y reaccionar ante escenarios que podrían encontrar en la vida cotidiana. Por ejemplo, para un paciente diabético, la RV puede recrear situaciones en las que los niveles de azúcar en sangre descienden repentinamente (hipoglucemia) o aumentan excesivamente (hiperglucemia). Mediante la simulación, el paciente puede aprender a detectar los primeros signos de estas variaciones y tomar decisiones rápidas y adecuadas, como ingerir carbohidratos en caso de hipoglucemia o ajustar su dosis de insulina en caso de hiperglucemia. Esta inmersión en escenarios reales, pero en un entorno seguro y controlado, permite a los pacientes familiarizarse con las acciones y los reflejos necesarios, reduciendo así la ansiedad asociada a la gestión cotidiana de estas crisis.

La RV también puede utilizarse para **reproducir entornos difíciles o estresantes**, con el fin de preparar a los pacientes para gestionar mejor su estrés o su enfermedad en esas condiciones. Por ejemplo, se puede sumergir a un paciente cardíaco en una simulación de una situación estresante, como una reunión importante o un esfuerzo físico intenso. El objetivo es enseñar al paciente a gestionar mejor sus emociones, respirar correctamente y aplicar las estrategias enseñadas para mantener una tensión arterial estable o reaccionar en caso de síntomas de malestar cardiaco. Este enfoque inmersivo proporciona un espacio de formación que va más allá de los consejos teóricos, permitiendo **un aprendizaje experiencial directamente** aplicable a la vida cotidiana.

La gamificación, es decir, la introducción de mecanismos de juego en las simulaciones de realidad virtual, es otra poderosa palanca para aumentar la adherencia de los pacientes a la educación terapéutica. Al proponer objetivos que alcanzar, retos que superar o recompensas virtuales por cada paso adelante, la RV transforma el aprendizaje en una experiencia divertida y motivadora. Esto resulta especialmente eficaz para el público más joven o para pacientes a los que puede resultar difícil mantener el interés en una formación más tradicional. Por ejemplo, un niño diabético puede aprender a gestionar su dieta y sus dosis de insulina en una simulación de juego en la que tiene que elegir los alimentos adecuados y ajustar sus tratamientos en función de su nivel virtual de azúcar en sangre, mientras recibe estímulos y recompensas por cada decisión correcta.

Otra ventaja de la realidad virtual es su **capacidad para ofrecer una educación muy personalizada**, adaptada a las necesidades específicas de cada paciente. Los programas de RV pueden ajustarse en función del nivel de comprensión, la edad, las preferencias o las limitaciones físicas del paciente. Por ejemplo, para un paciente con obesidad y diabetes, se puede diseñar una simulación que le enseñe a identificar los alimentos que debe evitar y a ajustar su actividad física, teniendo en cuenta su nivel de movilidad. La RV también puede simular ejercicios físicos suaves y graduales para fomentar una actividad adecuada, acompañando al paciente paso a paso en los movimientos. Este enfoque personalizado permite responder a las necesidades individuales de cada paciente, mejorando el **compromiso y la eficacia** de la educación terapéutica.

La realidad virtual también puede utilizarse para **reforzar la autogestión de la enfermedad** mediante la simulación de sesiones educativas que incluyan no sólo la gestión física de la enfermedad, sino también sus aspectos emocionales y psicológicos. Por ejemplo, para un paciente de cáncer, la RV puede ofrecer ejercicios de relajación y gestión del estrés, al tiempo que informa al paciente sobre los efectos del tratamiento y cómo gestionar los efectos secundarios. Gracias a la inmersión total que ofrece la realidad virtual, los pacientes pueden sumergirse en entornos relajantes, como un bosque o una playa, mientras aprenden técnicas de respiración o relajación. Este enfoque no sólo ayuda a comprender mejor la enfermedad, sino que también **mejora el bienestar emocional del** paciente, al enseñarle a gestionar el estrés y la ansiedad que suelen acompañar a las enfermedades crónicas.

Otro de los aspectos fascinantes de la realidad virtual es su capacidad para **reforzar los comportamientos preventivos**. Al simular las consecuencias directas de un mal control de la enfermedad, la RV puede ayudar a los pacientes a comprender la importancia de seguir rigurosamente sus tratamientos. Por ejemplo, una simulación podría mostrar los efectos nocivos de una dieta demasiado rica en carbohidratos para un paciente diabético, ilustrando complicaciones potenciales como problemas de vista, problemas renales o amputaciones debidas al pie diabético. Este enfoque visual e interactivo puede tener un impacto mucho mayor que una simple explicación verbal, al mostrar a los pacientes, de forma inmersiva, las consecuencias de sus acciones sobre su salud.

La realidad virtual también ofrece **una** valiosa **flexibilidad geográfica**. Los pacientes pueden seguir estos programas de educación terapéutica desde casa, sin tener que desplazarse, lo que resulta especialmente beneficioso para las personas que viven en zonas rurales o tienen problemas de movilidad. De este modo, la RV hace accesible la educación terapéutica a un mayor número de personas, al tiempo que ofrece una inmersión tan realista como si estuvieran en un centro de entrenamiento físico. Esta flexibilidad hace que las sesiones de aprendizaje sean más frecuentes y accesibles, lo que facilita la adaptación de los pacientes a las exigencias de la gestión diaria de su enfermedad.

Por último, la realidad virtual también permite a **los profesionales sanitarios comprender mejor el día a día de los pacientes**, invirtiendo los papeles. Por ejemplo, algunas simulaciones permiten a los cuidadores experimentar la gestión de la diabetes viviendo "en la piel" de un paciente. Estas simulaciones inmersivas ayudan a los cuidadores a comprender las dificultades cotidianas de los pacientes, como la gestión de las inyecciones de insulina o las sensaciones de hipoglucemia, mejorando así su empatía y su enfoque terapéutico. Esto refuerza el **vínculo entre cuidador y paciente**, creando una comprensión mutua de los retos a los que se enfrentan los pacientes.

Capítulo 10

Enfoques holísticos y complementarios para el control de la diabetes

- **Subparte 1: El impacto de la actividad física en el control de la diabetes**
  - Tipos de ejercicio recomendados para pacientes diabéticos

Para los pacientes diabéticos, el ejercicio es un componente esencial del tratamiento de la enfermedad, ya que ayuda a mejorar el control glucémico, perder peso, reducir el riesgo cardiovascular y mejorar el bienestar general. Mediante la adopción de un programa de ejercicio regular, los pacientes no sólo pueden regular mejor sus niveles de azúcar en sangre, sino también reducir la resistencia a la insulina, mejorar su forma física y prevenir complicaciones a largo plazo. Los tipos de ejercicio recomendados para los diabéticos se dividen en tres categorías principales: ejercicios de resistencia (aeróbicos), ejercicios de fortalecimiento muscular (anaeróbicos) y ejercicios de equilibrio y flexibilidad. Una combinación de estos tres tipos de actividad puede lograr resultados óptimos, teniendo en cuenta al mismo tiempo las capacidades y preferencias físicas individuales.

El ejercicio de resistencia, o ejercicio aeróbico, está ampliamente recomendado para los pacientes diabéticos, ya que ayuda a mejorar la utilización de la glucosa por los músculos, lo que a su vez contribuye a reducir los niveles de azúcar en sangre. Estos ejercicios incluyen todas las actividades que aumentan la frecuencia cardiaca y hacen trabajar el sistema cardiovascular durante un periodo prolongado. Por ejemplo, caminar a paso ligero, correr, nadar, montar en bicicleta o bailar. El objetivo para los pacientes diabéticos es realizar al menos 150 minutos de ejercicio de resistencia moderado a la semana, es decir, unos 30 minutos al día, cinco días a la semana. Estas sesiones pueden adaptarse en función de las capacidades del paciente: un paseo a paso ligero o una sesión de natación pueden ser suficientes para quienes prefieren un ejercicio menos intenso.

Caminar a paso ligero suele ser la forma de ejercicio más accesible para los pacientes diabéticos, especialmente los que acaban de empezar o tienen limitaciones físicas. Es fácil de incorporar a la vida cotidiana y no requiere ningún equipamiento especial. Caminar aumenta gradualmente la resistencia cardiovascular al tiempo que mejora la circulación sanguínea y la sensibilidad a la insulina. Además, es suave para las articulaciones, por lo que es la actividad preferida para los pacientes mayores o los que sufren dolores articulares.

El **ciclismo** y la **natación** también son opciones interesantes para los pacientes que buscan diversificar sus actividades manteniéndose dentro de un marco de ejercicio aeróbico moderado. La natación, en particular, es una opción excelente para los pacientes con problemas articulares o con un sobrepeso importante, ya que permite trabajar todos los músculos sin impactar en las articulaciones. El ciclismo, ya sea al aire libre o en una bicicleta estática, ofrece una alternativa de bajo impacto, al tiempo que proporciona un excelente ejercicio cardiovascular. Estas actividades ofrecen una variedad de placeres al tiempo que tienen un efecto beneficioso sobre el control glucémico.

Además de los ejercicios de resistencia, **los ejercicios de fortalecimiento muscular** (o anaeróbicos) son igual de importantes para los pacientes diabéticos. Aumentan la masa muscular, lo que a su vez mejora la sensibilidad a la insulina, ya que los músculos son más eficaces a la hora de captar y utilizar la glucosa. Las actividades de fortalecimiento incluyen el entrenamiento con pesas, ejercicios con bandas elásticas o con el peso corporal (flexiones, sentadillas, estocadas). Se recomienda que los pacientes realicen ejercicios de fortalecimiento muscular al menos dos veces por semana, además de las actividades aeróbicas.

Los ejercicios de entrenamiento de fuerza no requieren necesariamente el uso de máquinas o pesos pesados. Muchos pacientes pueden hacer ejercicios sencillos en casa, utilizando objetos cotidianos o simplemente su propio peso corporal. Por ejemplo, **las flexiones contra la pared** o las **estocadas hacia delante** son movimientos eficaces para fortalecer los músculos de brazos y piernas sin necesidad de equipos especiales. La ventaja de estos ejercicios es que pueden realizarse en cualquier momento del día y adaptarse al nivel de forma física del paciente.

Para los pacientes diabéticos que deseen incorporar actividades más estructuradas, el entrenamiento **en circuito**, que combina ejercicios de fortalecimiento muscular con ejercicios de resistencia, puede ser una excelente opción. Este tipo de entrenamiento permite ejercitar tanto los músculos como el sistema cardiovascular en la misma sesión, maximizando los beneficios para el control glucémico y la salud en general.

Los ejercicios de equilibrio y flexibilidad son un complemento ideal del programa de ejercicios de los pacientes diabéticos, especialmente los de edad avanzada o los que corren riesgo de caídas. Actividades como el yoga, el tai chi y el pilates ayudan a mejorar la flexibilidad, fortalecer los músculos posturales y mejorar el equilibrio. Estas disciplinas también ayudan a reducir el estrés, un factor que puede agravar los desequilibrios glucémicos al aumentar la producción de cortisol, una hormona que contribuye a elevar los niveles de azúcar en sangre.

El **yoga**en , particular, suele recomendarse por sus múltiples beneficios: además de mejorar la flexibilidad y el equilibrio, ayuda a reducir el estrés y favorece un estado de relajación, beneficioso para el sistema endocrino. Los estudios demuestran que la práctica regular del yoga puede ayudar a mejorar el control glucémico y reducir el riesgo de complicaciones asociadas a la diabetes, como la neuropatía y las enfermedades cardiovasculares. **El tai chi**, con sus movimientos lentos y fluidos, también es una práctica excelente para pacientes mayores o con limitaciones físicas, ya que mejora el equilibrio y la coordinación al tiempo que favorece la relajación.

Además de los beneficios físicos, el ejercicio regular aporta considerables **ventajas psicológicas** a los pacientes diabéticos. La actividad física libera endorfinas, hormonas que proporcionan una sensación de bienestar y ayudan a reducir la ansiedad y la depresión, trastornos a menudo asociados a la diabetes. El ejercicio regular refuerza la confianza en uno mismo, mejora el estado de ánimo y crea una rutina que ayuda a los pacientes a controlar mejor su enfermedad.

Por último, es fundamental adaptar los ejercicios a las necesidades y capacidades individuales del paciente, sobre todo si tiene complicaciones relacionadas con la diabetes, como neuropatía, problemas articulares o cardiovasculares. Se recomienda un seguimiento médico antes de iniciar un nuevo programa de ejercicios, para evaluar posibles contraindicaciones y ajustar la intensidad de las sesiones en función del estado de salud del paciente. También es importante que los pacientes diabéticos aprendan a controlar sus niveles de azúcar en sangre antes, durante y después del ejercicio para evitar episodios de hipoglucemia o hiperglucemia.

- ○ Integración de la actividad física en la vida diaria de los pacientes hospitalizados

Integrar la actividad física en la rutina diaria de un paciente hospitalizado es esencial para favorecer una rápida recuperación, mejorar la salud general y prevenir las complicaciones asociadas a una inmovilización prolongada. Cuando un paciente es hospitalizado, sobre todo por una enfermedad crónica como diabetes, problemas cardiovasculares o cirugía, a menudo se enfrenta a una movilidad reducida. Esto puede provocar pérdida de masa muscular, problemas circulatorios, ralentización del metabolismo e incluso efectos psicológicos negativos como ansiedad o depresión. Sin embargo, con el enfoque adecuado, es totalmente posible incorporar la actividad física a la rutina diaria de los pacientes hospitalizados, incluso cuando están convalecientes.

Uno de los primeros principios de la integración de la actividad física en el entorno hospitalario es **tener en cuenta el estado general del paciente**. Cada programa debe adaptarse al estado médico del paciente, su nivel de movilidad, sus capacidades físicas y las posibles contraindicaciones. Para un paciente diabético hospitalizado, por ejemplo, la actividad física no sólo puede ayudar a mejorar el control glucémico, sino también a prevenir complicaciones como las escaras, la trombosis venosa profunda o la pérdida de masa muscular debida a la inmovilidad. Se trata de encontrar un equilibrio entre la necesidad de reposo y la importancia de mantenerse activo, ajustando la intensidad del ejercicio en función de la evolución del paciente.

La movilización pasiva, a menudo utilizada en los primeros días de hospitalización, es un método suave de integración de la actividad física para pacientes con movilidad reducida. Con la ayuda de un cuidador o fisioterapeuta, se realizan ligeros movimientos en las extremidades del paciente para estimular la circulación sanguínea y evitar la rigidez articular. Este tipo de movilización puede realizarse incluso si el paciente está encamado. Los movimientos sencillos de brazos, piernas o tobillos ayudan a prevenir la formación de coágulos sanguíneos, al tiempo que favorecen la circulación linfática y reducen el riesgo de edema. Estos ejercicios son especialmente beneficiosos para los pacientes de cuidados intensivos o postoperatorios que aún no pueden ponerse de pie, pero que se benefician enormemente de la estimulación muscular.

A medida que mejora el estado del paciente, es posible pasar a **ejercicios ligeros y activos** que no requieran levantarse de la cama. Estos ejercicios pueden incluir movimientos de estiramiento, flexiones y extensiones de piernas, rotaciones de brazos o ejercicios respiratorios para mantener una buena capacidad pulmonar. Por ejemplo, un paciente diabético ingresado en el hospital con una complicación puede hacer ejercicios de estiramiento de las piernas y los pies para mejorar la circulación, manteniendo al mismo tiempo la fuerza muscular. Estos ejercicios suelen ser sencillos de realizar y pueden hacerse varias veces al día, bajo la supervisión de un cuidador o de forma independiente, según la capacidad del paciente.

Otro método eficaz para fomentar la actividad física en los pacientes hospitalizados consiste en **fomentar la marcha asistida** en cuanto su estado lo permita. Caminar, incluso distancias cortas, tiene efectos beneficiosos inmediatos, sobre todo en los sistemas circulatorio, respiratorio y metabólico. Para los pacientes recién operados o que padecen una enfermedad crónica, levantarse y caminar, aunque sea unos minutos al día, reduce considerablemente el riesgo de complicaciones como infecciones pulmonares o escaras. Los cuidadores pueden acompañar a los pacientes por los pasillos del hospital, ayudándoles a caminar a su propio ritmo, al tiempo que les proporcionan apoyo y la supervisión adecuada.

Para los pacientes que pueden levantarse y sentarse sin ayuda, pueden incorporarse a su rutina diaria ejercicios sencillos como **levantarse repetidamente de una silla o de la cama**. Este movimiento, similar a una sentadilla, fortalece los músculos de las piernas y el tronco, al tiempo que mejora el equilibrio. Estos ejercicios ayudan a prevenir el desgaste muscular, frecuente durante estancias hospitalarias prolongadas, manteniendo la fuerza y la movilidad del paciente.

El uso de accesorios sencillos, como pelotas blandas o bandas elásticas, también puede permitir a los pacientes practicar ejercicios de resistencia suaves. Las bandas elásticas proporcionan una resistencia ligera que fortalece los músculos de brazos, hombros y piernas, sin requerir demasiado esfuerzo. Esto es especialmente útil para los pacientes convalecientes, que pueden recuperar gradualmente la fuerza muscular sin riesgo de sobreesfuerzo.

Además de los beneficios físicos, incorporar la actividad física a los pacientes hospitalizados tiene **importantes beneficios psicológicos**. El ejercicio ayuda a liberar endorfinas, que mejoran el estado de ánimo y reducen la ansiedad. Es habitual que los pacientes hospitalizados se sientan deprimidos o estresados como consecuencia de su enfermedad o de una inmovilización prolongada. El ejercicio, por ligero que sea, ayuda a mantener una **sensación de normalidad y control**, manteniendo a los pacientes activos y comprometidos con su propia recuperación. El simple hecho de moverse, caminar o hacer ejercicios respiratorios puede aumentar la confianza de los pacientes en sus capacidades y acelerar su recuperación.

Otro elemento esencial para integrar la actividad física es la **coordinación con el equipo médico**. Enfermeros, fisioterapeutas y médicos deben trabajar juntos para establecer objetivos claros y adaptados a cada paciente, al tiempo que supervisan cuidadosamente sus progresos. Un programa de actividad física personalizado puede ajustarse diariamente en función de los progresos o las dificultades que encuentre el paciente. Por ejemplo, un paciente que sufra complicaciones relacionadas con la diabetes puede beneficiarse de un programa de marcha progresiva, junto con ejercicios para mejorar la circulación en las piernas y prevenir complicaciones como úlceras o escaras.

Por último, la integración de la actividad física en los pacientes hospitalizados debe ir siempre acompañada de **un seguimiento adecuado de** los parámetros vitales, como los niveles de azúcar en sangre, la tensión arterial y la frecuencia cardiaca. Para los pacientes diabéticos en particular, es esencial controlar los niveles de azúcar en sangre antes y después del ejercicio, con el fin de ajustar las dosis de insulina o la ingesta de alimentos si es necesario. Los cuidadores deben estar formados para identificar los signos de hipoglucemia o hiperglucemia e intervenir rápidamente en caso de desequilibrio. Esto garantiza que el ejercicio sea seguro y beneficioso.

○   El papel del cuidador en el apoyo al ejercicio físico

El papel del asistente sanitario en el apoyo al ejercicio físico es fundamental para la salud y el bienestar de los pacientes, sobre todo en el contexto de la hospitalización o la gestión de enfermedades crónicas como la diabetes, las enfermedades cardiovasculares o respiratorias. Como profesional local, el asistente sanitario suele ser una de las primeras personas en animar a los pacientes a mantenerse activos, apoyarles en sus esfuerzos físicos y proporcionarles consejos prácticos sobre cómo incorporar la actividad física a su vida diaria, ya sea en el hospital o en casa. Trabajando en coordinación con el equipo médico, el auxiliar de enfermería desempeña un papel clave a la hora de ayudar a los pacientes a mantener o recuperar su movilidad, mejorar su condición física y prevenir las complicaciones relacionadas con la inactividad.

Fomentar el movimiento es una de las primeras responsabilidades del auxiliar de cuidados a la hora de apoyar el ejercicio físico. Tanto si el paciente está en el hospital para someterse a una intervención quirúrgica como si se recupera de una enfermedad aguda o padece una enfermedad crónica, la inmovilidad prolongada puede tener efectos perjudiciales, como pérdida de masa muscular, problemas circulatorios y reducción de la función cardiorrespiratoria. Al asegurarse de que los pacientes se mueven con regularidad dentro de los límites de sus capacidades, los cuidadores ayudan a prevenir estas complicaciones. Animan a realizar acciones sencillas, como levantarse, caminar o hacer movimientos ligeros, al tiempo que procuran respetar el estado físico del paciente y las recomendaciones médicas.

La tranquilidad y el apoyo moral que el cuidador proporciona a los pacientes también son esenciales para superar cualquier reticencia o temor asociado al ejercicio. Muchos pacientes, sobre todo los que sufren dolores crónicos, agotamiento o dificultades respiratorias, pueden ser reacios a moverse por miedo a empeorar su estado. El auxiliar de enfermería interviene para tranquilizar al paciente, explicarle los beneficios de la actividad física y acompañarle en sus primeros esfuerzos. Por ejemplo, en el caso de un paciente diabético hospitalizado, el auxiliar puede explicarle cómo la actividad física contribuye a una mejor gestión de la glucemia al aumentar la sensibilidad a la insulina y reducir los niveles de azúcar en sangre. Acompaña al paciente en sesiones de ejercicio adaptado, como paseos ligeros o estiramientos, vigilando de cerca los signos de fatiga o de desequilibrio de la glucemia.

Controlar los parámetros vitales antes, durante y después del ejercicio es otra tarea crucial para el auxiliar asistencial. Es esencial que los pacientes puedan participar en la actividad física con seguridad, sobre todo si tienen riesgos o limitaciones médicas. En el caso de enfermedades como la diabetes o las dolencias cardiovasculares, el asistente puede tener que controlar los niveles de azúcar en sangre, la tensión arterial o la frecuencia cardiaca del paciente, y ajustar la intensidad del ejercicio en función de los resultados. Para los pacientes diabéticos, por ejemplo, la hipoglucemia relacionada con el ejercicio es una preocupación importante. Por ello, el cuidador debe estar atento a los síntomas de debilidad, sudores fríos o confusión, y reaccionar rápidamente ofreciéndole un tentempié o una bebida azucarada si es necesario. Esta vigilancia constante garantiza que el ejercicio sea adecuado y seguro.

En el entorno hospitalario, **la movilización activa de los pacientes** suele ser parte integrante de los cuidados, y el auxiliar de cuidados desempeña un papel fundamental en la realización de los ejercicios prescritos por el equipo médico o el fisioterapeuta. En función del estado del paciente, puede tratarse de actividades de reeducación física, como estiramientos, ejercicios respiratorios o ejercicios suaves de fortalecimiento muscular. El asistente acompaña al paciente durante estas sesiones, mostrándole los movimientos correctos que debe hacer y asegurándose de que los realiza con seguridad y eficacia. Por ejemplo, en el caso de un paciente con problemas respiratorios, el cuidador puede ayudarle con ejercicios de respiración profunda o el uso de técnicas como la respiración diafragmática, para favorecer una mejor oxigenación.

Adaptar los ejercicios a las capacidades físicas del paciente es otra responsabilidad clave del auxiliar asistencial. No todos los pacientes tienen el mismo nivel de resistencia o movilidad, y es crucial ajustar la intensidad y el tipo de ejercicio según la condición física y los objetivos de cada paciente. Para un paciente anciano, por ejemplo, el cuidador puede sugerir ejercicios ligeros como movimientos en posición sentada para fortalecer las piernas y mejorar el equilibrio, mientras que para un paciente en rehabilitación tras una intervención quirúrgica se preferirán ejercicios más centrados en la recuperación de las funciones motoras. Esta adaptación hace que la actividad física sea accesible para todos, evitando esfuerzos excesivos o inadecuados que puedan provocar lesiones o fatiga.

Además del ejercicio físico, **el auxiliar de enfermería anima** al paciente **a mantenerse activo a diario** en actividades básicas. Levantarse para ir al baño, sentarse en una silla en lugar de permanecer en cama o caminar hasta el final del pasillo son oportunidades para mantener cierto grado de movilidad. Estos sencillos gestos ayudan a evitar complicaciones asociadas a la inmovilidad, como coágulos de sangre, escaras y rigidez articular. Al animar a los pacientes a mantenerse activos en sus movimientos cotidianos, los cuidadores desempeñan un papel clave en el mantenimiento de su estado físico.

Fuera del ámbito hospitalario, los asistentes sanitarios también pueden ayudar a **establecer una rutina de actividad física en casa**, en el caso de pacientes crónicos o en rehabilitación. Al explicar la importancia de mantener una actividad regular y dar consejos prácticos sobre cómo incorporar el ejercicio a la vida cotidiana, el cuidador ayuda a los pacientes a ser autónomos en la gestión de su bienestar físico. Por ejemplo, para un paciente con sobrepeso que padece diabetes de tipo 2, el cuidador puede sugerir actividades accesibles como caminar a diario o utilizar las escaleras de casa, adaptando al mismo tiempo la intensidad a la evolución del paciente. Estos consejos son inestimables para fomentar una actividad sostenida, adaptada al ritmo y las capacidades del paciente.

Por último, el auxiliar de enfermería también desempeña un papel importante en la **dimensión psicológica** del apoyo al ejercicio físico. Al mantener una actitud benévola y positiva, ayudan a crear una dinámica de confianza y motivación en el paciente. Esto es esencial, porque muchos pacientes, sobre todo los que padecen enfermedades crónicas o dolores persistentes, pueden sentirse desanimados por la necesidad de ponerse en movimiento. Al valorar cada paso de progreso, por pequeño que sea, y mostrar a los pacientes los beneficios tangibles de sus esfuerzos, el asistente sanitario contribuye a aumentar su motivación y su autoestima. Esta dimensión psicológica es especialmente importante en los momentos en que el paciente se siente desmotivado o cansado, y cuando un estímulo bien colocado puede marcar la diferencia.

- **Subparte 2: La importancia del bienestar emocional en el control de la diabetes**
  ◦ El impacto del estrés en los niveles de azúcar en sangre: cómo ayudar a los pacientes a gestionarlo mejor

El estrés, ya sea físico, mental o emocional, tiene un impacto significativo en los niveles de azúcar en sangre, sobre todo en los pacientes diabéticos. Cuando el cuerpo percibe una situación estresante, libera hormonas como la adrenalina y el cortisol, que elevan los niveles de azúcar en sangre. Estas hormonas desencadenan un mecanismo de defensa natural que prepara al organismo para responder al peligro liberando más glucosa para obtener energía inmediata. Sin embargo, en los pacientes diabéticos, este mecanismo puede provocar un aumento incontrolado de los niveles de azúcar en sangre, ya que el organismo tiene dificultades para utilizar la insulina de forma eficaz o para producir la cantidad suficiente para reducir los niveles de azúcar en sangre.

El impacto del estrés en los niveles de azúcar en sangre puede provocar complicaciones graves si no se tiene en cuenta el control del estrés como parte del tratamiento general de la diabetes. La fluctuación de los niveles de azúcar en sangre debida al estrés no sólo puede empeorar la enfermedad, sino también aumentar el riesgo de complicaciones a largo plazo como cardiopatías, neuropatías y problemas renales. Es más, el estrés crónico puede conducir a un círculo vicioso en el que la propia ansiedad asociada al control de la diabetes se convierte en una fuente de estrés adicional, creando un desequilibrio permanente en la regulación del azúcar en sangre. En este contexto, es esencial proporcionar a los pacientes herramientas y estrategias para gestionar mejor su estrés, con el fin de estabilizar sus niveles de azúcar en sangre y mejorar su calidad de vida.

Explicar los mecanismos del estrés es un primer paso crucial para ayudar a los pacientes a comprender el impacto directo del estrés en su diabetes. Muchos pacientes no se dan cuenta de que su estado emocional o su estilo de vida estresante pueden influir en sus niveles de azúcar en sangre. Por eso es importante explicarles cómo reacciona el organismo al estrés y por qué puede provocar un aumento de los niveles de azúcar en sangre. Al comprender mejor este vínculo, los pacientes pueden sentirse más inclinados a tomar medidas contra el estrés, sabiendo que esto tendrá un efecto positivo en su salud general.

En segundo lugar, uno de los enfoques más eficaces para ayudar a los pacientes a gestionar mejor el estrés es animarles a **incorporar técnicas de relajación** a su rutina diaria. La relajación ayuda a reducir los niveles de adrenalina y cortisol, contribuyendo a restablecer unos niveles de azúcar en sangre más estables. Entre los métodos más recomendados, la **respiración profunda** es una técnica sencilla y accesible que los pacientes pueden practicar en cualquier momento y lugar. Concentrándose en su respiración, haciendo inspiraciones largas y profundas seguidas de espiraciones lentas, los pacientes pueden reducir su ritmo cardiaco y sus niveles de estrés. Esta técnica tiene un efecto relajante inmediato y puede practicarse antes de las comidas o en momentos de ansiedad intensa, por ejemplo antes de un análisis de azúcar en sangre o una inyección de insulina.

El **yoga** y el **tai chi** también son muy beneficiosos para los pacientes diabéticos. Estas prácticas, que combinan movimientos lentos, respiración controlada y meditación, ayudan a reducir el estrés al tiempo que favorecen la flexibilidad y el equilibrio. Practicando estas actividades con regularidad, los pacientes no sólo pueden mejorar su bienestar físico, sino también controlar mejor sus niveles de azúcar en sangre al reducir el estrés diario. El yoga, por ejemplo, ha demostrado ser una herramienta eficaz para reducir los niveles de cortisol, la principal hormona del estrés, y mejorar la sensibilidad a la insulina. En la actualidad hay muchas opciones disponibles, incluidas sesiones de yoga específicamente adaptadas para personas con enfermedades crónicas, lo que hace que la práctica sea accesible a un amplio abanico de pacientes, incluidos aquellos con limitaciones físicas.

El ejercicio regular es otra forma eficaz de controlar el estrés y regular los niveles de azúcar en sangre. La actividad física ayuda a liberar endorfinas, las hormonas del bienestar, al tiempo que reduce los niveles de cortisol. Para los pacientes diabéticos, incluso el ejercicio moderado no sólo les ayuda a utilizar la insulina con mayor eficacia, sino que también alivia la tensión acumulada. Un paseo diario, por ejemplo, puede convertirse en un momento de relajación mental, además de ser un ejercicio beneficioso para la regulación del azúcar en sangre. Los cuidadores pueden animar a los pacientes a incluir periodos regulares de actividad física en sus horarios, mostrándoles que incluso 30 minutos de paseo o ejercicio ligero pueden marcar la diferencia en su estrés y en el control de la diabetes.

La atención plena es otro método eficaz que puede ayudar a los pacientes a controlar el estrés. La atención plena consiste en concentrarse en el momento presente, observando los pensamientos, sensaciones y emociones sin juzgarlos. Esta práctica ayuda a reducir la ansiedad enseñando a los pacientes a desprenderse de pensamientos negativos o preocupaciones que pueden ser fuente de estrés. Los ejercicios de atención plena pueden proponerse en forma de breves sesiones de meditación, durante las cuales los pacientes se concentran en su respiración o en simples sensaciones corporales. Estos momentos de pausa mental ayudan a volver a centrarse y a recuperar un estado de calma, contribuyendo así a estabilizar las emociones y, por extensión, los niveles de azúcar en sangre.

La dieta también desempeña un papel en el control del estrés y los niveles de azúcar en sangre. El estrés puede llevar a menudo a los pacientes a adoptar hábitos alimentarios desequilibrados, como picar alimentos ricos en carbohidratos o azúcar para compensar la ansiedad. Esto puede provocar picos de azúcar en sangre y empeorar aún más la situación. El cuidador, en colaboración con un dietista, puede ayudar al paciente a identificar estos comportamientos y poner en marcha estrategias para adoptar una dieta equilibrada rica en fibra, proteínas y carbohidratos complejos buenos. Pueden sugerirse tentempiés saludables, como fruta o frutos secos de bajo índice glucémico, para ayudar a regular los niveles de azúcar en sangre sin provocar hiperglucemia.

Por último, el **apoyo psicológico y emocional** es un componente esencial de la gestión del estrés para los pacientes diabéticos. El estrés asociado a la gestión diaria de la enfermedad, las inyecciones de insulina, los análisis de glucosa en sangre y el miedo a futuras complicaciones pueden convertirse en una importante carga mental. El auxiliar de enfermería desempeña aquí un papel fundamental, proporcionando un apoyo cercano. Pueden escuchar las preocupaciones del paciente, ofrecer consejos prácticos sobre cómo gestionar los aspectos de la diabetes que inducen ansiedad y remitir a los pacientes a servicios de apoyo psicológico o grupos de discusión. Estos grupos, formados por personas que pasan por experiencias similares, permiten a los pacientes compartir sus preocupaciones, sentirse menos aislados y encontrar soluciones para gestionar mejor el estrés asociado a la enfermedad.

- ◦ Técnicas de relajación y meditación: apoyo holístico

Las técnicas de relajación y meditación desempeñan un papel crucial en el apoyo general de los pacientes, sobre todo los que padecen enfermedades crónicas como diabetes, enfermedades cardiovasculares o trastornos de ansiedad. Estas prácticas repercuten no sólo en el estrés y la ansiedad, sino también en el bienestar físico y emocional, ayudando a los pacientes a reconectar consigo mismos y con su cuerpo. Al reducir la producción de hormonas del estrés como el cortisol y favorecer la relajación, la relajación y la meditación ofrecen múltiples beneficios: mejoran la gestión emocional, refuerzan el equilibrio interior y favorecen una mejor salud general. Al incorporar estas técnicas a su enfoque terapéutico, los cuidadores pueden ofrecer a los pacientes un apoyo integral como complemento de la atención médica tradicional.

La relajación muscular progresiva, desarrollada por el médico Edmund Jacobson en la década de 1920, es una de las técnicas más utilizadas para relajar el cuerpo y la mente. Este método consiste en contraer y soltar progresivamente distintos grupos musculares, con el fin de liberar la tensión acumulada en el cuerpo. Se invita al paciente a colocarse en una posición cómoda, cerrar los ojos y concentrarse en cada parte del cuerpo, empezando por los pies y subiendo gradualmente hacia la cabeza. Primero se contraen los músculos durante unos segundos y luego se relajan lentamente, prestando atención a la sensación de relajación resultante. Este método es especialmente eficaz para reducir la tensión física relacionada con el estrés o el dolor, y para ayudar a los pacientes a relajarse, sobre todo a los que sufren ansiedad o dolores crónicos.

La **respiración profunda**, también conocida como respiración diafragmática o abdominal, es otra técnica de relajación sencilla pero poderosa. Consiste en respirar lenta y profundamente, utilizando el diafragma para llenar los pulmones de aire y exhalar lentamente para liberar la tensión. A diferencia de la respiración rápida y superficial que suele acompañar al estrés y la ansiedad, la respiración profunda estimula el sistema nervioso parasimpático, responsable de relajar el cuerpo. Practicando esta respiración con regularidad, los pacientes no sólo pueden calmar su mente, sino también regular su ritmo cardiaco y reducir su tensión arterial. Esta técnica puede enseñarse a los pacientes para que la utilicen a diario, sobre todo antes de situaciones estresantes como citas médicas, análisis de sangre o intervenciones quirúrgicas.

La meditación de atención plena es una práctica que pretende volver a centrar la atención del paciente en el momento presente, invitándole a observar sus pensamientos, emociones y sensaciones corporales sin juzgarlos. A diferencia de la meditación tradicional, que puede implicar centrarse en un único objeto, la atención plena anima al paciente a permanecer abierto a todas las experiencias del momento presente, observándolas con amabilidad y curiosidad. Esta técnica ayuda a romper el ciclo de pensamientos negativos o estresantes, enseñando al paciente a desprenderse de estos pensamientos y a verlos como acontecimientos temporales y no como realidades. Los estudios demuestran que la meditación de atención plena es especialmente eficaz para reducir el estrés, la ansiedad y la depresión, al tiempo que mejora el bienestar general. También es beneficiosa para los pacientes que sufren dolor crónico, ya que les permite gestionar mejor la percepción del dolor modificando la forma en que su mente reacciona ante estas sensaciones.

La exploración corporal es una técnica de relajación derivada del mindfulness, que consiste en prestar atención consciente a cada parte del cuerpo, tomándose el tiempo necesario para sentir y explorar las sensaciones presentes. Se invita al paciente a tumbarse en un lugar tranquilo y a centrar su atención en cada región del cuerpo, empezando por los pies y subiendo hasta la cabeza. El objetivo es tomar conciencia de cualquier tensión, dolor o sensación agradable que pueda estar presente, sin intentar cambiarlos. La exploración del cuerpo ayuda a desarrollar la conciencia corporal, lo que permite a los pacientes comprender mejor cómo el estrés o las emociones pueden afectar a su cuerpo. Esta práctica es especialmente útil para los pacientes que sufren dolor crónico, ya que les permite volver a conectar con su cuerpo de una forma calmante, sin huir del dolor, sino observándolo con distancia y amabilidad.

La visualización positiva, o imaginería mental, es otra técnica de relajación que utiliza la imaginación para crear imágenes mentales tranquilizadoras. Se invita a los pacientes a cerrar los ojos y concentrarse en un lugar o una situación que evoque calma, serenidad y bienestar. Puede ser una playa, un bosque o un recuerdo relajante de la infancia. Al sumergirse en esta imagen mental, los pacientes pueden experimentar una relajación profunda y aliviar el estrés. Esta técnica es especialmente útil para pacientes ansiosos o estresados, ya que les ofrece un "refugio mental" en el que pueden recargar las pilas. La visualización también puede utilizarse para preparar a los pacientes ante acontecimientos estresantes, como una intervención médica, ayudándoles a visualizarse tranquilos y seguros de sí mismos.

El yoga y el tai chi, como prácticas que combinan movimientos lentos, respiración controlada y concentración mental, ofrecen un enfoque holístico de la relajación y la meditación. Estas disciplinas no sólo ayudan a mejorar la flexibilidad y el equilibrio, sino que también reducen el estrés y mejoran la concentración. Al practicar yoga o tai chi, los pacientes aprenden a sincronizar sus movimientos con la respiración, lo que crea un estado de relajación profunda y ayuda a calmar el sistema nervioso. Estas prácticas son especialmente beneficiosas para los pacientes que padecen enfermedades crónicas, ya que ofrecen un método suave pero eficaz para controlar el dolor y mejorar la circulación, al tiempo que reducen la ansiedad.

La autohipnosis es otra técnica de relajación que puede utilizarse para ayudar a los pacientes a alcanzar un estado de calma profunda e influir positivamente en su bienestar mental y físico. Al concentrarse en sugestiones positivas o visualizar situaciones tranquilizadoras, los pacientes entran en un estado de relajación hipnótica, en el que son más receptivos a las sugestiones que favorecen la calma y la relajación. Este método se utiliza a menudo para tratar el dolor crónico, mejorar el sueño o preparar a los pacientes para procedimientos médicos reduciendo el estrés preoperatorio.

Por último, el papel del cuidador es esencial para integrar estas técnicas de relajación y meditación en los cuidados del paciente. En particular, los cuidadores pueden guiar a los pacientes a través de estas técnicas, adaptándolas a sus necesidades específicas y a su estado de salud. Por ejemplo, pueden enseñarles a practicar la respiración profunda o el escaneo corporal, acompañarles en una sesión de visualización o animarles a adoptar la atención plena en su vida cotidiana. Este apoyo personalizado ayuda a los pacientes a sentirse respaldados en sus esfuerzos por controlar el estrés, al tiempo que les proporciona herramientas prácticas para mejorar su bienestar general.

○ Promover el equilibrio psicológico en pacientes diabéticos

Promover el equilibrio psicológico de los pacientes diabéticos es un componente esencial del tratamiento integral de la enfermedad. La diabetes, ya sea de tipo 1 o 2, es una enfermedad crónica que afecta no sólo a la salud física del paciente, sino también a su bienestar mental y emocional. La gestión diaria de los niveles de azúcar en sangre, la medicación, la dieta y la actividad física puede ser una fuente de estrés, ansiedad e incluso depresión para muchos pacientes. A menudo se subestima el impacto psicológico de esta enfermedad, a pesar de que influye directamente en el cumplimiento del tratamiento y en la calidad de vida de los pacientes. Por este motivo, promover el equilibrio psicológico en los pacientes diabéticos es vital para ayudarles a gestionar su enfermedad de forma más eficaz y prevenir complicaciones a largo plazo.

Uno de los primeros elementos que hay que tener en cuenta para promover el equilibrio psicológico en un paciente diabético es **reconocer las emociones** asociadas a la enfermedad. El diagnóstico de diabetes puede suponer un shock para muchos pacientes, generando sentimientos de frustración, miedo e injusticia. Estas emociones se ven a menudo amplificadas por los retos diarios asociados al control de la diabetes: controles regulares de glucosa en sangre, inyecciones de insulina, restricciones dietéticas y miedo a las complicaciones. El cuidador desempeña un papel clave escuchando al paciente, reconociendo la carga emocional de la enfermedad y animándole a expresar sus sentimientos sin temor a ser juzgado. Al crear un espacio en el que pueden escuchar con simpatía, los asistentes sanitarios ayudan a aligerar la carga emocional que pueden sentir los pacientes y a establecer una relación de confianza, esencial para su cuidado.

La educación terapéutica es también una poderosa herramienta para promover el equilibrio psicológico de los pacientes diabéticos. La incertidumbre y la ansiedad ante el control de la enfermedad suelen deberse a una falta de comprensión o conocimiento de la diabetes. Al formar a los pacientes para que comprendan los mecanismos de la enfermedad, los efectos de la dieta en los niveles de azúcar en sangre, la importancia del tratamiento con insulina y los beneficios del ejercicio físico, los cuidadores y los profesionales sanitarios les dan los medios para recuperar el control. Un paciente que entiende perfectamente su diabetes está más capacitado para tomar decisiones con conocimiento de causa, seguir el tratamiento con mayor eficacia y gestionar las fluctuaciones de los niveles de azúcar en sangre sin sentirse abrumado por la ansiedad. Al reducir la incertidumbre asociada al control diario de la diabetes, la educación terapéutica aumenta la confianza en sí mismo y promueve un mayor equilibrio psicológico.

La incorporación de técnicas de control del estrés es otro componente clave para promover el equilibrio psicológico de los pacientes diabéticos. El estrés tiene un efecto directo sobre los niveles de azúcar en sangre, al favorecer la liberación de hormonas como el cortisol, que pueden provocar subidas de azúcar. El estrés vinculado a la gestión de la propia enfermedad, pero también a factores externos como el trabajo o la vida familiar, puede agravar la diabetes y reducir la calidad de vida del paciente. Técnicas como la **respiración profunda**, la **meditación consciente** y el **yoga** pueden ayudar a reducir estos efectos nocivos ofreciendo a los pacientes herramientas para volver a centrarse y calmar su mente. Los cuidadores pueden animar a los pacientes a practicar estas técnicas con regularidad, convirtiéndolas en parte de su rutina diaria, para ayudarles a controlar el estrés y estabilizar sus niveles de azúcar en sangre.

Otro aspecto importante de la promoción del equilibrio psicológico es ayudar a los pacientes a **reestructurar su visión de la diabetes**, invitándoles a ver el control de la enfermedad como una serie de oportunidades para cuidar de sí mismos, en lugar de como una carga insuperable. Es crucial evitar que la diabetes se perciba como una fuente constante de restricciones y limitaciones, ya que esto puede conducir a la desmotivación, el agotamiento psicológico y el abandono de los cuidados. El cuidador puede ayudar al paciente a poner en marcha estrategias para superar estos pensamientos negativos, destacando los momentos de éxito, por pequeños que sean, en el control de su enfermedad. Esto puede implicar dar ánimos con regularidad, establecer objetivos alcanzables o celebrar los progresos, como la estabilización de los niveles de azúcar en sangre o la adopción de un estilo de vida más saludable. Animar a los pacientes a que se centren en los aspectos positivos de su tratamiento ayuda a reforzar su resistencia frente a los retos cotidianos de la diabetes.

El apoyo social también es un factor determinante en el equilibrio psicológico de los pacientes diabéticos. Estos pacientes pueden sentirse muy aislados, sobre todo cuando quienes les rodean no siempre comprenden las implicaciones de la enfermedad. Los cuidadores pueden desempeñar un papel clave a la hora de animar a los pacientes a abrirse a sus allegados, explicarles sus necesidades y pedirles su apoyo. Participar en grupos de discusión o asociaciones de pacientes diabéticos también puede ser muy beneficioso, ya que permite a los pacientes compartir sus experiencias, encontrar consuelo en la compañía de personas que pasan por situaciones similares y descubrir nuevas estrategias para controlar su diabetes. Este sentimiento de pertenencia y comprensión puede mejorar significativamente la moral del paciente y reforzar su compromiso con el control de su salud.

También es esencial **vigilar a** los pacientes diabéticos **para detectar signos de depresión o agotamiento mental**. La diabetes suele asociarse a un mayor riesgo de depresión, debido a la carga emocional que supone el control constante de la enfermedad. Los síntomas de depresión, como la pérdida de interés por las actividades, la fatiga excesiva o los sentimientos de impotencia, pueden interferir en el cumplimiento del tratamiento y empeorar el control de la diabetes. Como profesional de la asistencia sanitaria, debe estar atento a estos signos y derivar al paciente para que reciba apoyo psicológico si es necesario. Un seguimiento psicológico regular, ya sea por parte de un psicólogo o de una terapia cognitivo-conductual (TCC), puede ayudar a los pacientes a superar la depresión y recuperar un equilibrio psicológico más estable.

Por último, promover el equilibrio psicológico en los pacientes diabéticos también implica adoptar un **estilo de vida sano y equilibrado** que incluya una actividad física regular, una dieta adecuada y un sueño de calidad. Estos elementos tienen un impacto directo en el estado mental y emocional del paciente, y el auxiliar de enfermería puede desempeñar un papel de apoyo en la implantación de estos hábitos. Por ejemplo, la actividad física no sólo ayuda a controlar los niveles de azúcar en sangre, sino que también favorece la liberación de endorfinas, las hormonas del bienestar que mejoran el estado de ánimo y reducen el estrés. Una dieta equilibrada, rica en nutrientes esenciales, también puede influir positivamente en la energía y la estabilidad emocional del paciente. Del mismo modo, una buena noche de sueño es crucial para regular las hormonas del estrés y promover una mejor gestión emocional.

- **Subsección 3: Nutrición funcional y alternativas dietéticas**
  - ○ Un enfoque personalizado de la nutrición: más allá de las dietas convencionales para diabéticos

El enfoque nutricional personalizado para pacientes diabéticos va mucho más allá de las dietas tradicionales que suelen prescribirse, que pueden parecer restrictivas y uniformes. Este enfoque moderno e individualizado tiene en cuenta las necesidades específicas de cada paciente, sus preferencias alimentarias, su estilo de vida, sus objetivos de salud e incluso factores psicológicos y sociales. En lugar de limitarse a recomendaciones genéricas como reducir los hidratos de carbono o eliminar los azúcares rápidos, busca adaptar la dieta para que se convierta en una herramienta eficaz para controlar los niveles de azúcar en sangre, respetando al mismo tiempo la diversidad de hábitos alimentarios y promoviendo una mejor calidad de vida. Un enfoque nutricional personalizado permite adoptar una estrategia realista, sostenible y más atractiva para el paciente, teniendo en cuenta al mismo tiempo las limitaciones médicas de la diabetes.

En un enfoque personalizado, la **evaluación de las necesidades individuales** es el primer paso. Cada paciente diabético es diferente, y las recomendaciones nutricionales deben reflejar esta diversidad. Un diabético de tipo 1, por ejemplo, tendrá necesidades nutricionales diferentes a las de un diabético de tipo 2 con sobrepeso. Del mismo modo, la edad, el nivel de actividad física, las comorbilidades (como la hipertensión o la enfermedad renal) y las preferencias culturales y dietéticas desempeñan un papel esencial en el desarrollo de un plan nutricional. Por eso es esencial partir de los hábitos y objetivos alimentarios actuales del paciente y ajustar gradualmente la dieta, en lugar de imponer cambios radicales que pueden ser difíciles de aceptar y mantener a largo plazo.

La **modulación de la ingesta de carbohidratos** está en el centro del tratamiento nutricional de la diabetes, pero debe adaptarse a cada paciente. A diferencia de la recomendación general de reducir los carbohidratos, el enfoque personalizado se centra en la **calidad de los carbohidratos** y su distribución a lo largo del día. En lugar de eliminar sistemáticamente determinados alimentos, la idea es enseñar a los pacientes a hacer elecciones más inteligentes y a equilibrar la ingesta de carbohidratos con sus necesidades de insulina o medicación. Por ejemplo, se puede guiar a los pacientes para que elijan hidratos de carbono con un índice glucémico bajo, como las legumbres, las verduras o los cereales integrales, que tienen un efecto más moderado sobre los niveles de azúcar en sangre que los hidratos de carbono refinados. Además, es importante permitir **cierta flexibilidad**, sobre todo en los actos sociales, para que los pacientes aprendan a gestionar las desviaciones ocasionales sin sentirse limitados.

El enfoque nutricional personalizado también tiene en cuenta la **crononutrición**, es decir, la importancia de los horarios de las comidas y la distribución del aporte nutricional a lo largo del día. En lugar de centrarse únicamente en el contenido de las comidas, es útil analizar el impacto de las horas a las que se realizan estas comidas. Algunos pacientes pueden beneficiarse de una distribución diferente de la ingesta de carbohidratos a lo largo del día para regular mejor sus niveles de azúcar en sangre. Por ejemplo, si el nivel de azúcar en sangre de un paciente alcanza su punto máximo por la mañana, podría ser aconsejable limitar la ingesta de carbohidratos en el desayuno y dar prioridad a las proteínas y las grasas, al tiempo que se equilibra la ingesta de carbohidratos durante el resto del día. Esto ayuda a controlar las variaciones en los niveles de azúcar en sangre sin comprometer la ingesta total de energía.

Los lípidos y las proteínas no deben descuidarse en este enfoque. Aunque el control de los hidratos de carbono es fundamental para el tratamiento de la diabetes, también es esencial asegurarse de que los pacientes consumen **proteínas y grasas de calidad**, que desempeñan un papel crucial en la saciedad, el control del peso y la estabilidad glucémica. Por ejemplo, las proteínas, presentes en la carne magra, el pescado, las legumbres y los productos lácteos, ralentizan la absorción de los hidratos de carbono y estabilizan los niveles de azúcar en sangre después de las comidas. En cuanto a los lípidos, las grasas insaturadas, presentes en aceites vegetales como el aceite de oliva, los frutos secos, los aguacates o el pescado azul, pueden ayudar a mejorar la sensibilidad a la insulina y prevenir las enfermedades cardiovasculares, frecuentes entre los pacientes diabéticos.

También es **crucial** integrar **la educación terapéutica** en el enfoque nutricional personalizado. Los pacientes deben comprender cómo afectan los distintos alimentos a sus niveles de azúcar en sangre y aprender a ajustar sus dosis de insulina o su medicación en función de lo que comen. Una de las claves del éxito de este enfoque es que los pacientes asuman la responsabilidad de su propio cuidado. Por ejemplo, puede ser útil enseñar el método de recuento de carbohidratos, que permite a los pacientes calcular con precisión las cantidades de carbohidratos que ingieren y ajustar su tratamiento en consecuencia. Este método ofrece una mayor autonomía y un mejor control diario de la diabetes, sobre todo a los pacientes que utilizan insulina.

No hay que pasar por alto **el aspecto psicológico** de la nutrición. Muchos pacientes diabéticos experimentan su dieta como una restricción, lo que puede provocar estrés y comportamientos alimentarios desordenados, como picar o comer en exceso alimentos azucarados. El enfoque personalizado pretende romper esta relación negativa con la comida, permitiendo a los pacientes redescubrir el placer de comer. Es posible incorporar a la dieta alimentos que el paciente disfruta, respetando al mismo tiempo las recomendaciones sanitarias, por ejemplo adaptando las raciones o equilibrando la comida con alimentos de bajo índice glucémico. El objetivo es convertir la comida en un apoyo, en lugar de una fuente de frustración o culpabilidad.

Otro aspecto clave es **tener en cuenta** las **especificidades culturales** y las preferencias personales del paciente. Las recomendaciones nutricionales estandarizadas no siempre tienen en cuenta la diversidad de las culturas alimentarias. Por ejemplo, un paciente asiático cuya dieta sea rica en arroz necesitará adaptaciones específicas en lugar de tener que eliminar un alimento básico de su cultura. Del mismo modo, las comidas en familia o en celebraciones pueden ser fuente de ansiedad para los pacientes diabéticos. El enfoque personalizado aporta soluciones prácticas para que los pacientes puedan participar en estas ocasiones sin sentirse excluidos, manteniendo un buen control glucémico.

El **seguimiento regular** con un dietista o profesional sanitario es también una parte esencial del enfoque nutricional personalizado. Las necesidades de los pacientes cambian con el tiempo, en función de la evolución de su enfermedad, sus objetivos de salud y su estilo de vida. Por ejemplo, si un paciente consigue perder peso o aumentar su actividad física, sus necesidades nutricionales pueden cambiar, y habrá que ajustar su dieta en consecuencia. Del mismo modo, acontecimientos vitales como un embarazo, un cambio de trabajo o una enfermedad intercurrente pueden requerir una reevaluación del enfoque nutricional. Un seguimiento regular permite realizar estos ajustes de forma proactiva, evitando frustraciones o desequilibrios.

○ Integración de la dietética funcional: superalimentos y micronutrientes

La integración de la dietética funcional, con su énfasis en la ingesta selectiva de superalimentos y micronutrientes, es un enfoque innovador para la gestión de la diabetes y otras enfermedades crónicas. Va más allá de las simples recomendaciones dietéticas, ya que su objetivo es optimizar la salud a través de elecciones alimentarias estratégicas diseñadas para reforzar las funciones biológicas esenciales del organismo. Al combinar alimentos ricos en nutrientes específicos con suplementos naturales, este enfoque permite satisfacer las necesidades individuales de los pacientes al tiempo que mejora su bienestar general. Los superalimentos y los micronutrientes desempeñan un papel fundamental, ya que tienen propiedades beneficiosas para regular la glucemia, reducir la inflamación y prevenir las complicaciones relacionadas con la diabetes.

Los superalimentos son alimentos con una concentración excepcional de nutrientes, vitaminas, minerales, antioxidantes o fibra, que tienen un efecto beneficioso sobre la salud en general.

Para los pacientes diabéticos, la incorporación de estos alimentos a su dieta puede ayudar a regular los niveles de azúcar en sangre, mejorar la sensibilidad a la insulina y prevenir las complicaciones cardiovasculares asociadas a menudo a la enfermedad. Entre los superalimentos especialmente indicados para diabéticos figuran **las semillas de chía**, las **bayas**, **los frutos secos** y las **verduras de hoja verde**.

Las semillas de chía son una excelente fuente de fibra soluble, que ralentiza la absorción de hidratos de carbono y favorece la estabilidad de los niveles de azúcar en sangre después de las comidas. Ricas en omega-3, también ayudan a reducir la inflamación y mejorar la salud cardiovascular, dos factores cruciales para los pacientes diabéticos. Incorporar semillas de chía a las comidas, por ejemplo en yogures, batidos o ensaladas, permite aprovechar sus beneficios sin alterar el sabor de los platos.

Bayas como los arándanos, las frambuesas y las fresas son ricas en antioxidantes y fibra, pero bajas en hidratos de carbono. Estas frutas ayudan a neutralizar los radicales libres, responsables de la oxidación celular, y se asocian a una mayor sensibilidad a la insulina. Además, su bajo índice glucémico las convierte en una opción ideal para aperitivos o postres, ya que no provocan picos glucémicos.

Los frutos secos, como las almendras y las pacanas, son ricos en grasas saludables y fibra, y ayudan a controlar los niveles de azúcar en sangre y a mejorar el perfil lipídico de los pacientes diabéticos. Un puñado de frutos secos al día ayuda a reducir el riesgo de enfermedades cardiovasculares y favorece la sensación de saciedad, reduciendo la necesidad de picar entre horas.

Las verduras de hoja verde como las espinacas, la col rizada y las acelgas son excelentes fuentes de magnesio, un micronutriente esencial para controlar los niveles de azúcar en sangre y regular la función nerviosa y muscular. La carencia de magnesio es frecuente en las personas diabéticas, y añadir estas verduras a la dieta diaria ayuda a suplir esta carencia, al tiempo que aportan fibra y vitaminas preciosas para la salud en general.

Además de los superalimentos, el enfoque de la dietética funcional concede gran importancia a **los micronutrientes**, como vitaminas, minerales y oligoelementos, que desempeñan papeles clave en el metabolismo y el mantenimiento del equilibrio de las funciones corporales. Para los pacientes diabéticos, algunos micronutrientes tienen efectos especialmente beneficiosos.

El cromo, por ejemplo, es un oligoelemento esencial para mejorar la acción de la insulina en el organismo. Ayuda a regular los niveles de azúcar en sangre al favorecer una mejor utilización de la glucosa por las células. Los alimentos ricos en cromo, como el brécol, las judías verdes, las manzanas y los huevos, pueden incorporarse a la dieta diaria para potenciar esta función metabólica. También se puede considerar la administración de suplementos de cromo a pacientes con una deficiencia, bajo supervisión médica.

El magnesio es otro micronutriente clave que suele ser deficitario en las personas con diabetes tipo 2. El **magnesio** desempeña un papel en más de 300 reacciones enzimáticas, incluidas las que regulan el azúcar en sangre y la presión arterial. El magnesio interviene en más de 300 reacciones enzimáticas, incluidas las que regulan la glucemia y la tensión arterial. Los alimentos ricos en magnesio, como las legumbres, los frutos secos, las semillas y las verduras de hoja verde, deben ocupar un lugar destacado en un enfoque nutricional personalizado. Además de regular los niveles de azúcar en sangre, el magnesio ayuda a prevenir los calambres musculares y la fatiga, dos síntomas frecuentes en los pacientes diabéticos.

El zinc es otro oligoelemento importante para la diabetes, ya que interviene en la producción y almacenamiento de insulina. También ayuda a reforzar el sistema inmunitario, que suele debilitarse en personas con enfermedades crónicas como la diabetes. Se pueden incorporar alimentos ricos en zinc como el marisco, las pipas de calabaza, los anacardos y los garbanzos para mejorar la función metabólica e inmunitaria.

Además de los micronutrientes, **los antioxidantes** como las vitaminas C y E desempeñan un papel crucial en la prevención de las complicaciones diabéticas. El estrés oxidativo, que se produce cuando los radicales libres dañan las células, es especialmente preocupante en los pacientes diabéticos, ya que contribuye al desarrollo de complicaciones microvasculares como la retinopatía, la neuropatía y la enfermedad renal. Los antioxidantes neutralizan estos radicales libres y protegen las células. Por ejemplo, los cítricos, los pimientos rojos y las bayas son ricos en vitamina C, mientras que las almendras, las pipas de girasol y los aguacates aportan vitamina E. Si incluye regularmente estos alimentos en su dieta, podrá limitar los efectos nocivos del estrés oxidativo.

La integración de la dietética funcional incluye también la gestión de **probióticos** y **prebióticos**, que desempeñan un papel en la salud intestinal. El intestino, a menudo denominado el "segundo cerebro", influye directamente en el metabolismo y la regulación de la glucemia. Una flora intestinal desequilibrada puede alterar la absorción de nutrientes y la eficacia de la insulina. Los probióticos, presentes en alimentos fermentados como el yogur, el kéfir, el chucrut y el kimchi, ayudan a restablecer este equilibrio. Los prebióticos, como la fibra presente en espárragos, puerros, ajos y cebollas, nutren estas bacterias buenas y favorecen una microbiota sana, esencial para gestionar el metabolismo y el sistema inmunitario.

Un enfoque nutricional basado en la dietética funcional y los superalimentos también pretende reducir **la inflamación crónica**, que suele estar presente en los pacientes diabéticos. Los alimentos ricos en **omega-3**, como el pescado azul (salmón, caballa, sardinas), las semillas de lino y las nueces, son conocidos por sus propiedades antiinflamatorias. Al reducir la inflamación sistémica, estos alimentos ayudan a mejorar la sensibilidad a la insulina y previenen las complicaciones cardiovasculares. Pueden combinarse con otros alimentos con propiedades antiinflamatorias, como la cúrcuma, el ajo y el jengibre, que pueden incorporarse fácilmente a las comidas para potenciar el sabor y los beneficios para la salud.

◦ Uso de alternativas dietéticas para mejorar la gestión de la glucemia

El uso de alternativas dietéticas en la gestión de la glucemia representa un enfoque innovador y eficaz para mejorar el control de la diabetes, al tiempo que permite a los pacientes mantener una dieta variada y agradable. A diferencia de las dietas estrictas y a veces frustrantes, esta estrategia ofrece sustituciones inteligentes que ayudan a limitar las variaciones bruscas de los niveles de azúcar en sangre, manteniendo al mismo tiempo una dieta equilibrada y rica en nutrientes esenciales. Estas alternativas pueden adaptarse a los gustos, hábitos y necesidades específicas de cada paciente, ofreciendo una forma más flexible de controlar la diabetes en el día a día.

Una de las primeras alternativas dietéticas a tener en cuenta es **sustituir los carbohidratos refinados** por **carbohidratos complejos** o de bajo índice glucémico. Los carbohidratos refinados, como los que se encuentran en el pan blanco, la pasta tradicional o el arroz blanco, se digieren y absorben rápidamente, lo que provoca un rápido aumento de los niveles de azúcar en sangre. En cambio, los hidratos de carbono complejos, como los cereales integrales, las legumbres y los tubérculos, se digieren más lentamente, lo que ayuda a mantener más estables los niveles de azúcar en sangre. Por ejemplo, sustituir el arroz blanco por arroz integral o quinoa no sólo reduce el impacto glucémico, sino que también aporta fibra y nutrientes adicionales. **Las legumbres**, como las lentejas, los garbanzos o las alubias, son especialmente interesantes porque combinan proteínas vegetales y fibra, que ralentizan la absorción de hidratos de carbono y favorecen la saciedad.

En cuanto al **pan**, una alternativa cada vez más popular es el pan elaborado con harinas de bajo índice glucémico, como la harina de avena, centeno o garbanzos, más ricas en fibra y proteínas que la harina de trigo refinada. Otra opción es **el pan integral** o de **harina de espelta**, que tiene la ventaja de digerirse más lentamente, lo que ayuda a controlar mejor los niveles de azúcar en sangre. Además, para los pacientes que deseen limitar los hidratos de carbono sin prescindir del pan, existen alternativas como el **pan de semillas de lino** o **el pan cetogénico**, que son ricos en fibra y grasas saludables, pero bajos en hidratos de carbono.

Las verduras también son una excelente alternativa a las fuentes tradicionales de carbohidratos. Por ejemplo, la **coliflor** puede utilizarse en lugar del arroz, rallada y ligeramente cocida para conseguir una textura similar. De este modo se reduce la ingesta de hidratos de carbono y se aumenta el consumo de verduras ricas en fibra y nutrientes. Del mismo modo, **los espaguetis de calabacín** o calabaza pueden sustituir a la pasta tradicional, ofreciendo una opción baja en carbohidratos y especialmente nutritiva. Estas alternativas permiten mantener la diversidad en las comidas al tiempo que ayudan a controlar los niveles de azúcar en sangre de forma más eficaz.

En postres y aperitivos, es fundamental controlar los hidratos de carbono y los azúcares. Una opción muy eficaz para los pacientes diabéticos es **sustituir los azúcares refinados** por **edulcorantes naturales** con un índice glucémico bajo. **La estevia**, por ejemplo, es una planta natural que proporciona un sabor dulce sin afectar a los niveles de azúcar en sangre. A diferencia del azúcar, la estevia no provoca un pico glucémico, lo que la convierte en una excelente alternativa para endulzar bebidas, postres o incluso repostería. Además, alternativas como **el eritritol** o el **xilitol**, alcoholes del azúcar, también se utilizan en repostería o para endulzar sin elevar los niveles de azúcar en sangre, al tiempo que conservan una textura y un sabor similares a los del azúcar tradicional.

En cuanto a **los productos lácteos**, una alternativa interesante para mejorar la gestión de la glucemia es optar por **leches vegetales sin azúcar**, como la leche de almendras, de soja o de coco, en lugar de la leche de vaca. Estas leches suelen contener menos hidratos de carbono, lo que ayuda a reducir el impacto sobre los niveles de azúcar en sangre, al tiempo que aportan grasas saludables y, en ocasiones, proteínas. **El yogur griego** natural, rico en proteínas y con menos hidratos de carbono que el yogur tradicional, también es una opción excelente. Puede tomarse con fruta de bajo índice glucémico, como las bayas, para un desayuno o merienda que ayude a regular los niveles de azúcar en sangre.

Las grasas también desempeñan un papel importante en la gestión de la glucemia, ya que ralentizan la absorción de los hidratos de carbono. Sustituir las grasas saturadas (como la mantequilla o los aceites ricos en ácidos grasos trans) por grasas insaturadas, presentes en alimentos como el aceite de oliva, el aguacate, los frutos secos o el pescado azul, ayuda a mejorar la sensibilidad a la insulina. **Los aguacates**, por ejemplo, son ricos en ácidos grasos monoinsaturados, que no sólo ayudan a regular los niveles de azúcar en sangre, sino que también reducen el colesterol, otro factor de riesgo para los pacientes diabéticos. **Las semillas de chía** y **de lino** también son excelentes fuentes de omega-3 y fibra, que ayudan a estabilizar los niveles de azúcar en sangre al tiempo que aportan beneficios antiinflamatorios.

Para los pacientes que buscan mejorar su ingesta de proteínas, los **sustitutos** vegetales **de la carne** o las proteínas vegetales son alternativas interesantes. Por ejemplo, el **tofu**, el **tempeh** o la **proteína de guisante** pueden incorporarse a las comidas como fuentes de proteínas sin añadir hidratos de carbono. Las proteínas ayudan a estabilizar los niveles de azúcar en sangre, ya que ralentizan la absorción de los hidratos de carbono y favorecen la sensación de saciedad. Además, estas opciones vegetales contienen nutrientes beneficiosos y fibra que favorecen el control de la diabetes.

Las bebidas suelen ser una fuente importante de hidratos de carbono y azúcares ocultos, que pueden elevar rápidamente los niveles de azúcar en sangre. Una alternativa eficaz a las bebidas azucaradas es optar por **aguas aromatizadas de forma natural**, con rodajas de fruta fresca, hierbas como la menta o la albahaca, o infusiones frías sin azúcar. **El té verde** sin azúcar es otra buena opción, ya que contiene antioxidantes que ayudan a reducir la inflamación y pueden mejorar la sensibilidad a la insulina. Sustituir los zumos de fruta azucarados o los refrescos por estas alternativas no sólo ayuda a reducir los picos de azúcar en sangre, sino que también favorece una mejor hidratación, esencial para la salud en general.

Por último, para las comidas y los tentempiés, sustituir **los aperitivos procesados** ricos en azúcares y carbohidratos rápidos por opciones de bajo índice glucémico ayuda a limitar las fluctuaciones de los niveles de azúcar en sangre. Por ejemplo, unos palitos de verdura con hummus, almendras o nueces, o una manzana con mantequilla de cacahuete son alternativas más nutritivas y más adecuadas para el control glucémico. Estos tentempiés aportan fibra, grasas saludables y proteínas que ayudan a mantener estables los niveles de azúcar en sangre entre comidas.

Capítulo 11

Gestión de pacientes plurimórbidos

- **Subsección 1: Diabetes y enfermedades cardiovasculares**
  - Tratamiento conjunto de la diabetes y la hipertensión

La gestión conjunta de la diabetes y la hipertensión es un reto importante en el tratamiento de las enfermedades crónicas, ya que estas dos afecciones se asocian con frecuencia y se refuerzan mutuamente. La diabetes de tipo 2 y la hipertensión comparten factores de riesgo comunes como la obesidad, el sedentarismo y la mala alimentación, y ambas aumentan considerablemente el riesgo de complicaciones graves como enfermedades cardiovasculares, insuficiencia renal e ictus. Una gestión integral, que incorpore cambios en el estilo de vida, intervenciones médicas y un seguimiento riguroso, es esencial para controlar eficazmente estas dos patologías y prevenir complicaciones a largo plazo.

En primer lugar, es fundamental comprender que **controlar conjuntamente la glucemia y la tensión arterial** es esencial para limitar los efectos nocivos de estas dos enfermedades sobre órganos diana como el corazón, los riñones y los vasos sanguíneos. La diabetes, al provocar niveles elevados de glucosa en la sangre, daña gradualmente los vasos sanguíneos, lo que aumenta el riesgo de hipertensión. A su vez, la hipertensión ejerce una presión excesiva sobre las paredes arteriales, lo que agrava las complicaciones vasculares y cardiacas asociadas a la diabetes. Así pues, uno de los principales objetivos del tratamiento conjunto es mantener los niveles de azúcar en sangre dentro de unos márgenes normales, al tiempo que se reduce y estabiliza la presión arterial en niveles óptimos (idealmente por debajo de 130/80 mmHg).

Los **cambios en el estilo de vida constituyen** el núcleo de la gestión conjunta de la diabetes y la hipertensión. Una dieta equilibrada, baja en sal, azúcares refinados y grasas saturadas, es crucial para controlar tanto los niveles de azúcar en sangre como la presión arterial. Se recomienda adoptar una dieta del tipo **DASH (Dietary Approaches to Stop Hypertension)**, que ha

318

demostrado ser eficaz para reducir la hipertensión y, al mismo tiempo, beneficiosa para los pacientes diabéticos. Esta dieta fomenta el consumo de fruta, verdura, cereales integrales, productos lácteos bajos en grasa y proteínas magras, al tiempo que limita los alimentos ricos en sodio, azúcar y grasas saturadas. Por ejemplo, sustituir la sal por hierbas aromáticas y especias puede reducir la ingesta de sodio a la vez que realza el sabor de los alimentos. Del mismo modo, aumentar la ingesta de **potasio** comiendo alimentos como plátanos, espinacas o aguacates ayuda a contrarrestar los efectos negativos del sodio sobre la tensión arterial.

Junto con la nutrición, la **actividad física regular** desempeña un papel clave en la reducción de ambas afecciones. El ejercicio físico moderado, como caminar a paso ligero, nadar o montar en bicicleta, ayuda a reducir la tensión arterial y mejora la sensibilidad a la insulina, contribuyendo así a un mejor control glucémico. Se recomiendan al menos 150 minutos de actividad física de intensidad moderada a la semana. El ejercicio favorece la salud cardiovascular al fortalecer el corazón y mejorar la circulación sanguínea, al tiempo que ayuda a controlar el peso, que es un factor clave para controlar tanto la diabetes como la hipertensión.

El control del peso es también un pilar fundamental del tratamiento de las articulaciones. La obesidad, y en particular la grasa abdominal, es un importante factor de riesgo de ambas enfermedades. La pérdida moderada de peso (5-10% del peso corporal) puede tener un efecto significativo en la disminución de la presión arterial y la mejora de los niveles de azúcar en sangre. Por tanto, debe animarse a los pacientes diabéticos que padecen hipertensión a adoptar un programa de pérdida de peso progresivo y sostenible, que combine una dieta sana con una actividad física regular.

Además de las modificaciones del estilo de vida, a menudo es necesario **un tratamiento médico** para controlar eficazmente la diabetes y la hipertensión. En el caso de la diabetes de tipo 2, suelen recetarse fármacos como **la metformina**, que mejora la sensibilidad a la insulina y reduce la producción de glucosa por el hígado. También pueden utilizarse otros fármacos, como los inhibidores de la DPP-4 o los análogos del GLP-1, para estabilizar los niveles de azúcar en sangre. Sin embargo, es esencial que estos fármacos se elijan teniendo en cuenta su efecto sobre la tensión arterial. Algunos tratamientos de la diabetes, como los inhibidores de SGLT-2, tienen la ventaja añadida de reducir la tensión arterial al favorecer la eliminación de glucosa y sodio por los riñones.

En lo que respecta a la hipertensión, pueden prescribirse varias clases de medicamentos, a menudo combinados, para alcanzar los objetivos de presión arterial. Los **inhibidores de la enzima convertidora de angiotensina (IECA)** y los **antagonistas de los receptores de angiotensina (ARA-II)** suelen ser los preferidos en los pacientes diabéticos, ya que tienen un efecto protector sobre los riñones, un órgano especialmente vulnerable en estos pacientes. **Los diuréticos tiazídicos**, que ayudan a reducir la retención de sodio y agua, así como **los betabloqueantes** y los **antagonistas del calcio**, también pueden utilizarse según las necesidades individuales. Sin embargo, es crucial vigilar regularmente los efectos de estos fármacos sobre los niveles de azúcar en sangre, ya que algunos tratamientos antihipertensivos pueden afectar al control de la glucosa.

El control periódico de los parámetros de salud es esencial para garantizar un seguimiento eficaz y ajustar los tratamientos en función de los resultados. Los pacientes deben medirse periódicamente el azúcar en sangre y la tensión arterial en casa, para poder detectar precozmente cualquier desequilibrio. Los médicos y cuidadores también deben realizar análisis de sangre periódicos para controlar los niveles de colesterol, la función renal y otros marcadores de salud. Esto ayuda a ajustar la medicación y a prevenir complicaciones asociadas a ambas enfermedades, como la insuficiencia renal, las lesiones nerviosas (neuropatía) o las cardiopatías.

Otro aspecto crucial de la gestión de las articulaciones es el **control del estrés**, ya que el estrés crónico puede agravar tanto la hipertensión como la diabetes. El estrés provoca un aumento de la producción de cortisol y adrenalina, hormonas que favorecen la hiperglucemia y la hipertensión. Técnicas de control del estrés como la meditación, la relajación, la respiración profunda y el yoga pueden incorporarse a la vida diaria de los pacientes para ayudar a calmar el sistema nervioso y mejorar el control de la tensión arterial y la diabetes. La ayuda de un profesional, como un psicólogo o terapeuta, también puede ser beneficiosa para aprender a gestionar mejor las situaciones estresantes.

Por último, el **apoyo multidisciplinar** es esencial en el tratamiento conjunto de la diabetes y la hipertensión. Los pacientes se benefician de un seguimiento coordinado por parte de diversos profesionales sanitarios, como el médico de cabecera, el endocrinólogo, el cardiólogo, el dietista y la enfermera o el cuidador. Este enfoque integrado abarca todos los aspectos del tratamiento, desde la dieta y la medicación hasta el seguimiento de las complicaciones y el tratamiento psicológico.

○ Seguimiento y atención específicos para pacientes con riesgo de infarto o ictus

El seguimiento y la atención específicos de los pacientes con riesgo de infarto de miocardio o ictus es una parte esencial del tratamiento de las enfermedades cardiovasculares. Estos pacientes requieren una atención especial debido a su mayor vulnerabilidad a los eventos cardiovasculares graves, que pueden tener consecuencias irreversibles si no se identifican y tratan rápidamente. Un enfoque riguroso que combine el seguimiento médico, la atención preventiva y la educación del paciente puede reducir significativamente el riesgo de infarto de miocardio o ictus y mejorar su calidad de vida.

Para empezar, es crucial **identificar a los pacientes de riesgo**, teniendo en cuenta **los** principales **factores de riesgo cardiovascular**, como la hipertensión, la diabetes, la hipercolesterolemia, la obesidad, el sedentarismo, el tabaquismo y los antecedentes familiares de enfermedades cardiovasculares. Estos factores, que a menudo están interrelacionados, aumentan considerablemente el riesgo de formación de coágulos sanguíneos o depósitos de placa en las arterias, lo que provoca un infarto de miocardio o un accidente cerebrovascular isquémico. Por tanto, el primer paso es evaluar estos riesgos mediante un chequeo médico completo, que incluya análisis de sangre, mediciones de la tensión arterial, pruebas de glucemia y control del colesterol.

La vigilancia de los signos de alarma es un elemento clave para los pacientes con riesgo de infarto de miocardio o ictus. Hay que informar y educar a los pacientes para que reconozcan **los síntomas de alarma** y puedan actuar con rapidez en caso de emergencia. En caso de infarto, los signos a los que hay que prestar atención son el dolor torácico, descrito a menudo como una sensación de pesadez u opresión, que a veces se irradia al brazo izquierdo, la mandíbula o la espalda. El dolor persistente que no desaparece al cabo de unos minutos debe considerarse un signo grave, sobre todo si va acompañado de sudoración, náuseas, mareos o dificultad para respirar. En caso de ictus, los síntomas típicos son **parálisis repentina de un lado del cuerpo**, pérdida del habla o dificultad para articular, confusión mental, fuertes dolores de cabeza o visión borrosa. La regla "FAST" (Face, Arm, Speech, Time) es una herramienta sencilla para ayudar a los pacientes y a quienes les rodean a identificar un ictus: cara caída (Face), incapacidad para levantar un brazo (Arm), problemas de habla (Speech) y necesidad urgente de reaccionar rápidamente (Time) pidiendo ayuda de inmediato.

El control de los parámetros vitales es esencial en la vigilancia de los pacientes de riesgo. El control periódico de la tensión arterial es vital, ya que la hipertensión es uno de los principales factores de riesgo de infartos de miocardio y accidentes cerebrovasculares. La medición frecuente, ya sea en la clínica o en casa con un tensiómetro, permite detectar fluctuaciones y ajustar el tratamiento si es necesario. Un objetivo terapéutico habitual es mantener la tensión arterial por debajo de 130/80 mmHg. También es esencial **controlar los** niveles **de colesterol**, en particular el colesterol LDL ("malo"). La acumulación excesiva de LDL en las arterias favorece la formación de placa aterosclerótica, lo que aumenta el riesgo de obstrucción y, por tanto, de infarto de miocardio o ictus. Para controlar estos niveles pueden prescribirse tratamientos hipolipemiantes como las estatinas.

Para los pacientes diabéticos, el **control estricto de la glucemia** es igual de crucial, ya que la hiperglucemia crónica daña los vasos sanguíneos y acelera la aterosclerosis. Los niveles de azúcar en sangre mal controlados no sólo aumentan el riesgo cardiovascular, sino que también empeoran los efectos de un infarto de miocardio o un ictus en caso de episodio agudo. El control de los niveles de azúcar en sangre en casa y las pruebas periódicas de hemoglobina glucosilada (HbA1c) ayudan a seguir la evolución de la diabetes y a prevenir las complicaciones vasculares.

Además del seguimiento médico, es esencial **controlar los factores de riesgo modificables** mediante intervenciones específicas. **Dejar de fumar** es una de las prioridades en la prevención de infartos de miocardio y accidentes cerebrovasculares, porque fumar daña las paredes arteriales, favorece la formación de coágulos y aumenta la presión arterial. El apoyo para dejar de fumar, con la ayuda de una terapia de sustitución de nicotina o consultas a especialistas, puede reducir significativamente el riesgo de que se repita un episodio cardiovascular.

La dieta también desempeña un papel fundamental en la prevención de las enfermedades cardiovasculares. Se recomienda una dieta equilibrada, baja en grasas saturadas y sodio, para proteger el sistema cardiovascular. Dietas como **la mediterránea**, rica en fruta, verdura, pescado azul, frutos secos, legumbres y aceite de oliva, han demostrado reducir el riesgo de infartos de miocardio y accidentes cerebrovasculares. Estos alimentos contienen ácidos grasos omega-3, fibra y antioxidantes que ayudan a mejorar la salud del corazón al reducir la inflamación, el colesterol LDL y la presión arterial. Además, limitar el consumo de sal es esencial para los pacientes hipertensos, ya que un consumo excesivo puede empeorar la hipertensión y, por tanto, aumentar el riesgo de infarto o ictus.

La **actividad física regular** es otro pilar de la atención a los pacientes de riesgo. El ejercicio ayuda a reducir la presión arterial, mejorar los perfiles lipídicos y regular los niveles de azúcar en sangre. Se recomiendan al menos 150 minutos de ejercicio de intensidad moderada a la semana, como caminar a paso ligero, nadar o montar en bicicleta. La actividad física también ayuda a mejorar la circulación sanguínea, fortalecer el corazón y reducir el estrés, un factor agravante de las enfermedades cardiovasculares.

Los tratamientos farmacológicos, prescritos por el médico, son un componente esencial en la prevención de infartos de miocardio y accidentes cerebrovasculares en pacientes de riesgo. Además de los antihipertensivos y los hipolipemiantes, los pacientes pueden recibir **anticoagulantes** o **antiagregantes plaquetarios** (como la aspirina), que reducen la formación de coágulos y protegen contra la obstrucción de las arterias. Estos tratamientos requieren un seguimiento periódico para ajustar las dosis y minimizar el riesgo de efectos secundarios como las hemorragias. También es crucial recordar a los pacientes la importancia del **cumplimiento del tratamiento**, es decir, la estricta observancia de las prescripciones médicas. Los olvidos o la interrupción intempestiva del tratamiento aumentan considerablemente el riesgo de complicaciones graves.

La educación terapéutica del paciente es un componente esencial de los cuidados a largo plazo. Hay que informar a los pacientes de la importancia de controlar sus factores de riesgo y enseñarles a adoptar un estilo de vida más sano. Los programas de educación terapéutica pretenden capacitar a los pacientes y permitirles responsabilizarse de su propia salud. Las sesiones educativas pueden incluir consejos sobre gestión del estrés, nutrición, actividad física y comprensión de los tratamientos.

Estos programas también abordan las preocupaciones de los pacientes y refuerzan su compromiso con su atención médica.

Por último, no debe descuidarse el apoyo psicológico a los pacientes con riesgo de infarto o ictus. El miedo a otro episodio cardiovascular o las secuelas de un primer infarto o ictus pueden generar ansiedad e incluso depresión. El apoyo psicológico, mediante consultas con un psicólogo o terapia conductual, puede ayudar a gestionar mejor estas emociones y a reducir comportamientos de riesgo como el tabaquismo o la inactividad. La gestión del estrés, mediante técnicas de relajación o de atención plena, también puede ayudar a mejorar el bienestar general de los pacientes y prevenir las recurrencias.

- ◦ Prevención de accidentes cardiovasculares en diabéticos

La prevención de episodios cardiovasculares en pacientes diabéticos es una cuestión sanitaria de primer orden, ya que la diabetes, sobre todo la de tipo 2, multiplica por dos o por cuatro el riesgo de desarrollar enfermedades cardiovasculares. Estas complicaciones incluyen patologías graves como el infarto de miocardio, el ictus y la insuficiencia cardiaca. Estas patologías suelen surgir como consecuencia de los efectos deletéreos de la diabetes sobre los vasos sanguíneos y el corazón, agravados por factores de riesgo asociados como la hipertensión, la hipercolesterolemia y la obesidad. La prevención de los episodios cardiovasculares en personas con diabetes requiere un enfoque integral, que combine cambios en el estilo de vida, un control riguroso de la glucemia e intervenciones médicas adecuadas.

El primer pilar de la prevención es el **control óptimo de la glucemia**. La hiperglucemia crónica, característica de la diabetes mal controlada, daña las paredes de los vasos sanguíneos, favorece la aterosclerosis (acumulación de placa en las arterias) y aumenta así el riesgo de obstrucción vascular. Mantener un control glucémico adecuado reduce la progresión de este daño vascular. Esto implica un seguimiento estricto de los niveles diarios de glucosa en sangre, así como pruebas periódicas de los niveles de hemoglobina glucosilada (HbA1c), que permiten evaluar los niveles medios de glucosa en sangre durante varios meses. En general, se recomienda a los pacientes diabéticos un objetivo de HbA1c inferior al 7% para prevenir las complicaciones cardiovasculares. El **ajuste de los tratamientos farmacológicos**, como la insulina o los antidiabéticos orales (como la metformina o los inhibidores de SGLT-2), es esencial para mantener este objetivo. Además, algunos tratamientos, como los inhibidores de SGLT-2 y los agonistas de los receptores de GLP-1, han demostrado tener efectos beneficiosos adicionales en la reducción del riesgo cardiovascular, al mejorar la función cardiaca y renal.

El control de los factores de riesgo cardiovascular asociados es otro componente crucial de la prevención. La diabetes rara vez aparece sola: suele ir acompañada de enfermedades como la hipertensión y la hipercolesterolemia, que aumentan el riesgo de complicaciones cardiovasculares. Para los pacientes diabéticos, el control de la hipertensión es prioritario. La hipertensión acelera el daño vascular y aumenta la carga de trabajo del corazón, lo que puede provocar insuficiencia cardiaca o infarto. Se recomienda que los diabéticos mantengan su tensión arterial por debajo de 130/80 mmHg. Esto puede requerir la prescripción de fármacos antihipertensivos como los inhibidores de la enzima convertidora de angiotensina (IECA), los antagonistas de los receptores de angiotensina (ARA-II) o los diuréticos, que también tienen efectos protectores sobre los riñones.

El **control del colesterol** es igualmente esencial, ya que un exceso de colesterol LDL ("malo") favorece la deposición de placa en las arterias, lo que aumenta el riesgo de infarto de miocardio y accidente cerebrovascular. Las estatinas, fármacos hipolipemiantes, suelen recetarse a los pacientes diabéticos para reducir los niveles de colesterol LDL y aumentar el colesterol HDL ("bueno"), que protege las arterias. Los pacientes también deben vigilar sus triglicéridos, ya que unos niveles elevados se asocian a un mayor riesgo de complicaciones cardiovasculares en los diabéticos. Además, una dieta baja en grasas saturadas, combinada con actividad física regular, ayuda a mantener niveles saludables de colesterol y a mejorar la salud cardiovascular.

Los cambios en el estilo de vida son un elemento fundamental en la prevención de las enfermedades cardiovasculares. Un estilo de vida sedentario, combinado con una dieta desequilibrada, agrava la diabetes y el riesgo cardiovascular. Uno de los primeros cambios que hay que fomentar es **la adopción de una dieta equilibrada**, inspirada en dietas como la mediterránea o la DASH (Dietary Approaches to Stop Hypertension). Estas dietas favorecen la fruta, la verdura, los cereales integrales, los frutos secos, las legumbres y el pescado azul rico en omega-3, al tiempo que limitan las grasas saturadas, los azúcares añadidos y los alimentos procesados. Añadir **fibra** a la dieta, presente en verduras, legumbres y cereales integrales, es especialmente beneficioso para los diabéticos, ya que ayuda a regular los niveles de azúcar en sangre y a reducir el colesterol. Reducir el consumo de sal también es esencial para los pacientes hipertensos.

La actividad física regular es otra palanca poderosa en la prevención de las complicaciones cardiovasculares. El ejercicio no sólo ayuda a mejorar la sensibilidad a la insulina, favoreciendo así un mejor control glucémico, sino que también disminuye la tensión arterial, reduce los niveles de colesterol LDL y fortalece el corazón. Se recomienda que los pacientes diabéticos realicen al menos 150 minutos de actividad física moderada a la semana, como caminar a paso ligero, nadar o montar en bicicleta. La actividad física también contribuye al **control del peso**, un factor clave en la prevención cardiovascular. Incluso una pérdida de peso moderada)5-10% del peso corporal) puede reducir significativamente el riesgo de infarto de miocardio e ictus al mejorar los parámetros metabólicos del paciente.

Dejar de fumar es esencial para reducir los riesgos cardiovasculares de los diabéticos. Fumar daña las paredes arteriales, favorece la formación de coágulos sanguíneos y agrava las complicaciones cardiovasculares. Dejar de fumar, combinado con supervisión médica, terapias conductuales y, si es necesario, sustitutos de la nicotina, es una de las formas más eficaces de reducir el riesgo de infarto de miocardio e ictus.

El control del estrés también desempeña un papel importante en la prevención de enfermedades cardiovasculares en pacientes diabéticos. El estrés crónico puede provocar subidas de la glucemia y la tensión arterial, agravando los riesgos cardiovasculares. Es importante incorporar técnicas de gestión del estrés, como la meditación, la respiración profunda o el yoga, a las rutinas de los pacientes para ayudar a controlar estos factores emocionales. El apoyo psicológico, mediante terapias cognitivo-conductuales o consultas periódicas con un psicólogo, también puede ayudar a gestionar mejor las emociones asociadas a hacer frente a una enfermedad crónica como la diabetes.

Por último, la prevención de los episodios cardiovasculares en los diabéticos se basa en **un seguimiento médico regular** y una vigilancia continua de los parámetros de salud. Hay que animar a los pacientes a que midan sus niveles de azúcar en sangre en casa, así como su tensión arterial, y a que se hagan análisis de sangre periódicos para comprobar sus niveles de colesterol y otros marcadores de riesgo cardiovascular. Los profesionales sanitarios desempeñan un papel fundamental en la educación de los pacientes, proporcionándoles información clara sobre la importancia de la prevención y ayudándoles a comprender cómo ajustar su tratamiento a medida que cambia su estado de salud. Un enfoque **multidisciplinar**, en el que participen médicos de cabecera, endocrinólogos, cardiólogos y dietistas, ayuda a coordinar la asistencia y a garantizar un tratamiento integral y personalizado.

- **Subsección 2: Diabetes e insuficiencia renal**
  - ○ Manejo del paciente diabético en diálisis: cuidados específicos y nutrición

El tratamiento del paciente diabético en diálisis es un reto complejo que requiere una atención especial debido a los efectos combinados de la diabetes y la insuficiencia renal. La diabetes es una de las principales causas de insuficiencia renal crónica, y una vez que los riñones ya no son capaces de filtrar la sangre con eficacia, la diálisis se convierte en una necesidad para mantener el equilibrio de líquidos, electrolitos y productos de desecho en el organismo. Sin embargo, la coexistencia de diabetes e insuficiencia renal exige cuidados específicos y una cuidadosa adaptación de la nutrición para prevenir complicaciones y mejorar la calidad de vida del paciente. Un enfoque multidisciplinar, que incluya equipos de nefrología, diabetología y dietética, es esencial para optimizar estos cuidados.

La primera prioridad en el tratamiento de los pacientes diabéticos en diálisis es el **control riguroso de los niveles de glucosa en sangre**, que se vuelve especialmente delicado en este contexto. La insuficiencia renal altera el metabolismo de la insulina y de los fármacos hipoglucemiantes, lo que puede provocar variaciones importantes de los niveles de glucosa en sangre. Los pacientes en diálisis suelen tener un metabolismo prolongado de la insulina, ya que los riñones ya no la descomponen adecuadamente, lo que aumenta el riesgo de hipoglucemia. Por lo tanto, es fundamental ajustar las dosis de insulina o de antidiabéticos orales en función de los cambios de la función renal y de la frecuencia de las sesiones de diálisis. Además, la propia diálisis puede provocar variaciones en los niveles de glucosa en sangre, sobre todo como consecuencia de las soluciones utilizadas durante la diálisis peritoneal, que contienen glucosa y pueden causar hiperglucemia. Por lo tanto, hay que intensificar el control de la glucemia, realizando mediciones regulares antes, durante y después de las sesiones de diálisis, para poder ajustar el tratamiento en tiempo real.

El tratamiento de las complicaciones cardiovasculares es otro aspecto importante de la atención a los pacientes diabéticos en diálisis. La diabetes y la insuficiencia renal aumentan significativamente el riesgo de enfermedad cardiovascular, que es la principal causa de muerte en estos pacientes. Es esencial vigilar de cerca la presión arterial, que puede ser especialmente inestable en los pacientes en diálisis. La hipertensión, ya frecuente en los diabéticos, puede verse exacerbada por la retención de líquidos y la acumulación de productos de desecho metabólicos debidos a la insuficiencia renal. Por lo tanto, es necesario un control estricto de la tensión arterial, a menudo con la ayuda de fármacos antihipertensivos, ajustados en función de la evolución del paciente y de las necesidades de la diálisis.

El equilibrio electrolítico es otro problema importante para los pacientes diabéticos en diálisis. La insuficiencia renal altera el equilibrio de minerales esenciales como el potasio, el fósforo y el calcio. Los niveles elevados de potasio (hiperpotasemia) pueden ser especialmente peligrosos, ya que aumentan el riesgo de arritmias cardiacas potencialmente mortales. La diálisis ayuda a eliminar el exceso de potasio, pero es necesario controlar regularmente los niveles de potasio y restringir la dieta para evitar complicaciones entre sesiones. **El fósforo**, que suele estar elevado en los pacientes en diálisis, también debe controlarse para evitar trastornos óseos y vasculares. Esto implica no sólo ajustar la dieta, sino también tomar **aglutinantes de fósforo**, que ayudan a eliminar el fósforo del organismo. Al mismo tiempo, los niveles de **calcio** deben mantenerse dentro de unos límites normales para prevenir la osteodistrofia renal, una complicación frecuente en los pacientes con insuficiencia renal.

La nutrición desempeña un papel fundamental en el tratamiento de los pacientes diabéticos en diálisis, ya que debe satisfacer las necesidades específicas asociadas tanto a la diabetes como a la insuficiencia renal. Debe alcanzarse un delicado equilibrio para proporcionar suficientes nutrientes sin agravar las complicaciones asociadas a ambas enfermedades. **La ingesta de proteínas** es una cuestión especialmente delicada. Antes de la diálisis, los pacientes con insuficiencia renal suelen ser sometidos a una restricción proteica para limitar la acumulación de productos de desecho nitrogenados. Sin embargo, una vez iniciada la diálisis, es necesario aumentar la ingesta de proteínas, ya que las sesiones de diálisis conllevan una pérdida importante de proteínas. El reto consiste en aumentar la ingesta sin sobrecargar los riñones que aún funcionan, limitando al mismo tiempo los alimentos ricos en fósforo y potasio, que suelen estar presentes en las fuentes de proteínas. Deben preferirse las proteínas de alta calidad, como las de los huevos, el pescado y las carnes magras, mientras que los productos lácteos, ricos en fósforo, deben limitarse o sustituirse por alternativas bajas en fósforo.

El control de los carbohidratos sigue siendo esencial para mantener los niveles de azúcar en sangre bajo control. Sin embargo, la diálisis suele provocar un cambio en las necesidades energéticas, y es importante asegurarse de que los pacientes consumen suficientes calorías para evitar la desnutrición, limitando al mismo tiempo la ingesta de azúcares rápidos, que provocan picos de azúcar en sangre. Deben preferirse **los hidratos de carbono complejos** con un índice glucémico bajo, como los cereales integrales, las verduras y las legumbres, ya que liberan la glucosa más gradualmente en el torrente sanguíneo. Además, hay que vigilar los hidratos de carbono ocultos, sobre todo en las soluciones de diálisis peritoneal que contienen glucosa, que pueden proporcionar un excedente calórico importante.

La ingesta **de líquidos** también debe controlarse cuidadosamente. En los pacientes en diálisis, la capacidad de los riñones para excretar el exceso de líquido está muy reducida, lo que puede provocar una sobrecarga de líquidos, aumentando el riesgo de edema, hipertensión e insuficiencia cardiaca. La cantidad de líquido que debe consumirse cada día debe ajustarse en función del volumen de orina residual del paciente y de las pérdidas relacionadas con la diálisis. El equipo sanitario trabaja con el paciente para establecer un límite de consumo de líquidos, al tiempo que busca estrategias para reducir la sensación de sed, como chupar cubitos de hielo o evitar alimentos demasiado salados.

El seguimiento de las complicaciones relacionadas con la diabetes también es esencial en los pacientes en diálisis, ya que siguen siendo vulnerables a afecciones como la neuropatía diabética, la retinopatía y el pie diabético. La neuropatía, que conlleva una pérdida de sensibilidad en las extremidades, es especialmente preocupante, ya que puede hacer que los pacientes sean menos conscientes de las heridas o infecciones, lo que aumenta el riesgo de ulceraciones y amputaciones. El cuidado regular de los pies, así como los exámenes oftalmológicos para controlar la retinopatía, deben incorporarse al plan de cuidados del paciente.

La educación terapéutica es crucial en el tratamiento de los pacientes diabéticos en diálisis. Estos pacientes necesitan ser informados de la importancia de cumplir con el tratamiento, especialmente en lo que se refiere a la toma de medicamentos (antidiabéticos, antihipertensivos, captores de fósforo, etc.) y al control de su dieta. La educación permite a los pacientes comprender mejor el impacto de la diálisis en su diabetes e implicarse activamente en su gestión. Es esencial que los pacientes dominen la gestión de la ingesta de líquidos y sal, y que sean capaces de controlar regularmente sus niveles de azúcar en sangre para ajustar su tratamiento en función de las variaciones. Los cuidadores desempeñan un papel clave en el apoyo a los pacientes, ayudándoles a adaptarse a estos numerosos ajustes y manteniendo al mismo tiempo una calidad de vida óptima.

○ Prevención y seguimiento de la nefropatía diabética

La nefropatía diabética es una de las complicaciones más temidas de la diabetes, tanto por sus graves consecuencias para la salud renal como por su impacto en el sistema cardiovascular. Es la principal causa de insuficiencia renal crónica en los países desarrollados, y puede conducir a la diálisis o al trasplante de riñón si no se trata a tiempo. Por lo tanto, la prevención y el seguimiento de la nefropatía diabética son esenciales para preservar la función renal, mejorar la calidad de vida de los pacientes y evitar complicaciones graves. El tratamiento eficaz de esta enfermedad requiere un seguimiento cuidadoso de los factores de riesgo, una gestión multidisciplinar y cambios adecuados en el estilo de vida.

La prevención de la nefropatía diabética empieza por **un control estricto de los niveles de azúcar en sangre**. La hiperglucemia crónica está en el origen de las lesiones microvasculares de los riñones, ya que un exceso prolongado de glucosa daña los capilares de los glomérulos, las unidades de filtración esenciales del riñón. Si se mantienen los niveles de glucosa en sangre dentro de los límites deseados, es posible retrasar la aparición de los primeros signos de nefropatía o ralentizar su progresión. El seguimiento de los niveles de hemoglobina glucosilada (HbA1c) ayuda a garantizar que el control de la glucemia sea óptimo. El objetivo recomendado suele ser una HbA1c inferior al 7%, aunque puede individualizarse en función de la edad, la presencia de otras comorbilidades y las preferencias del paciente. Los tratamientos farmacológicos como la metformina, los inhibidores de la DPP-4 o los agonistas del GLP-1 ayudan a estabilizar los niveles de azúcar en sangre, y algunos de ellos, como los inhibidores de la SGLT-2, también tienen efectos protectores sobre los riñones, reduciendo el riesgo de progresión de la nefropatía.

Controlar la tensión arterial es otro elemento clave para prevenir la nefropatía diabética. La hipertensión, a menudo asociada a la diabetes, ejerce una presión excesiva sobre los pequeños vasos sanguíneos de los riñones, acelerando el daño. Por lo tanto, es esencial mantener la presión arterial bajo control, con un objetivo generalmente fijado en menos de 130/80 mmHg en pacientes diabéticos. A menudo se recetan inhibidores de la enzima convertidora de la angiotensina (IECA) y antagonistas de los receptores de la angiotensina (ARA-II), ya que tienen la ventaja de proteger los riñones al tiempo que reducen la tensión arterial. Estos fármacos son especialmente eficaces para prevenir la progresión de la nefropatía diabética, ya que reducen la presión en el interior de los glomérulos, lo que limita la fuga de proteínas a la orina, un signo precoz de disfunción renal.

La **vigilancia de los primeros signos de enfermedad renal** es crucial para una intervención precoz. Uno de los primeros indicadores de daño renal en los pacientes diabéticos es la presencia de proteínas en la orina, lo que se conoce como microalbuminuria. Este fenómeno es indicativo de un deterioro de la función del filtro renal y debe controlarse periódicamente, al menos una vez al año, en todos los pacientes diabéticos. La detección de la microalbuminuria permite iniciar un tratamiento precoz e intensificar las medidas preventivas. Si la microalbuminuria evoluciona a macroalbuminuria, esto indica un empeoramiento de la enfermedad renal, que requiere un seguimiento y un tratamiento intensificados.

Además de vigilar la proteinuria, es esencial controlar **los marcadores de la función renal**, como la creatinina sérica y la tasa de filtración glomerular (TFG). Un aumento de la creatinina y un descenso de la TFG son signos de deterioro renal. La TFG se utiliza para evaluar la capacidad de los riñones para filtrar los productos de desecho y mantener el equilibrio de electrolitos en la sangre. El seguimiento regular de estos parámetros permite adaptar los tratamientos a medida que avanza la enfermedad y retrasar la insuficiencia renal terminal.

El **control de los factores de riesgo cardiovascular** también va de la mano de la prevención de la nefropatía diabética. La diabetes y la nefropatía aumentan considerablemente el riesgo de complicaciones cardiovasculares, en particular el infarto de miocardio y el ictus. Un control estricto del colesterol, en particular mediante el uso de estatinas, ayuda a limitar la aterosclerosis y a proteger los vasos sanguíneos. Hay que animar a los pacientes a adoptar una dieta baja en grasas saturadas y a practicar una actividad física regular para mejorar su perfil lipídico y reducir su tensión arterial.

Una dieta adecuada desempeña un papel fundamental en la prevención y el tratamiento de la nefropatía diabética. La ingesta de proteínas debe ser moderada, ya que un exceso de proteínas puede aumentar la carga de unos riñones ya de por sí frágiles. Sin embargo, la restricción de proteínas debe evaluarse cuidadosamente en función del estadio de la nefropatía y de las necesidades nutricionales generales del paciente. También se recomiendan **las dietas bajas en sodio** para limitar la retención de líquidos y reducir la hipertensión, un factor que agrava la nefropatía. A menudo se aconseja a los pacientes que limiten su consumo de sal a menos de 2 gramos al día. Además, la restricción de **potasio** y **fósforo** se hace necesaria en una fase más avanzada de la enfermedad renal para evitar desequilibrios electrolíticos y complicaciones como la hiperpotasemia, que puede ser peligrosa para el corazón.

Dejar de fumar es otra medida crucial en la prevención de la nefropatía diabética. El tabaquismo acelera la progresión de las lesiones vasculares, favorece la hipertensión y empeora el daño renal. Fomentar el abandono del tabaco mediante programas de apoyo, terapia de sustitución de nicotina o consultas a especialistas ayuda a ralentizar la progresión de la nefropatía y a reducir los riesgos cardiovasculares.

La educación terapéutica del paciente es también un elemento fundamental en la prevención y el seguimiento de la nefropatía diabética. Hay que informar a los pacientes de los factores de riesgo, las medidas que deben tomar para proteger sus riñones y las señales de alarma a las que deben estar atentos. La educación ayuda a capacitar a los pacientes, dándoles los medios para controlar mejor su diabetes y prevenir la progresión de las complicaciones. Aprender a controlar la glucemia, seguir una dieta sana y tomar la medicación con regularidad forma parte de este enfoque.

Por último, el **tratamiento multidisciplinar** es esencial para garantizar una gestión óptima de la nefropatía diabética. Médicos generalistas, endocrinólogos, nefrólogos y dietistas deben colaborar estrechamente para desarrollar un plan de atención integral y personalizado. Este enfoque integrado permite coordinar los tratamientos, controlar la evolución y reaccionar rápidamente si la función renal se deteriora.

- ◦ Trabajar con nefrólogos para proporcionar una atención integral

La colaboración entre distintos profesionales sanitarios, en particular diabetólogos y nefrólogos, es esencial para garantizar un tratamiento integral y eficaz de los pacientes que sufren complicaciones renales relacionadas con la diabetes. La diabetes es la principal causa de insuficiencia renal crónica, y el tratamiento de esta compleja enfermedad requiere un enfoque multidisciplinar, en el que cada especialista aporte su experiencia para prevenir, retrasar y tratar las complicaciones. La coordinación entre los profesionales sanitarios permite desarrollar estrategias personalizadas para cada paciente, teniendo en cuenta la progresión de la enfermedad y los factores de riesgo individuales.

La colaboración con los nefrólogos resulta crucial ante los primeros signos de **nefropatía diabética**, una complicación frecuente de la diabetes que provoca un deterioro progresivo de la función renal. Como principales gestores de la diabetes, los diabetólogos suelen ser los primeros en detectar los primeros signos de disfunción renal, como la microalbuminuria (presencia de pequeñas cantidades de proteínas en la orina). En esta fase, la intervención precoz, con la ayuda de un nefrólogo, puede ralentizar la progresión de la enfermedad renal mediante ajustes terapéuticos. Esta intervención coordinada suele implicar la optimización del control de la glucemia y la tensión arterial, así como la introducción de fármacos protectores del riñón, como los inhibidores de la enzima convertidora de angiotensina (IECA) o los antagonistas de los receptores de angiotensina (ARA-II), bajo la supervisión conjunta de ambos especialistas.

El **control periódico de la función renal** es uno de los puntos clave de esta colaboración. El diabetólogo y el nefrólogo deben colaborar para vigilar de cerca parámetros renales como la creatinina sérica y la tasa de filtración glomerular (TFG), que indican el grado de deterioro renal. Esta monitorización permite seguir la progresión de la enfermedad renal y reaccionar rápidamente en caso de deterioro. Por ejemplo, si los resultados muestran un descenso significativo de la TFG, la intervención del nefrólogo es esencial para ajustar los tratamientos y considerar estrategias adicionales, como el control de los desequilibrios electrolíticos o la introducción de terapias renales sustitutivas si fuera necesario.

El **control de los niveles de azúcar en sangre** es la base del tratamiento de la diabetes, pero se complica cuando la función renal está alterada. Esto se debe a que la insuficiencia renal altera el metabolismo de ciertos fármacos antidiabéticos, como la insulina y la medicación oral, aumentando el riesgo de hipoglucemia. La colaboración entre el diabetólogo y el nefrólogo es crucial para ajustar las dosis y elegir los tratamientos más adecuados al estado renal del paciente. Por ejemplo, algunos fármacos, como los inhibidores de SGLT-2, no sólo ayudan a estabilizar los niveles de azúcar en sangre, sino que también tienen un efecto protector sobre los riñones, lo que los convierte en la opción preferida para el tratamiento conjunto. En cambio, otros fármacos deben utilizarse con precaución o incluso evitarse en caso de insuficiencia renal avanzada, lo que requiere una consulta entre los dos especialistas para adaptar el tratamiento.

El **control de la tensión arterial** es otro campo en el que tiene sentido la colaboración entre diabetólogos y nefrólogos. La hipertensión, que suele estar presente en los pacientes diabéticos, agrava el daño renal y acelera la progresión hacia la insuficiencia renal terminal. Por tanto, es crucial mantener la tensión arterial por debajo de 130/80 mmHg. El diabetólogo, en estrecha colaboración con el nefrólogo, ajusta los tratamientos antihipertensivos, dando preferencia a las moléculas que ofrecen protección renal, como los inhibidores de la ECA y los ARA-II.

Además, el nefrólogo participa en la gestión de las complicaciones específicas asociadas a la insuficiencia renal, como la retención de líquidos y los desequilibrios electrolíticos, que pueden dificultar el control de la tensión arterial. Trabajando juntos, los especialistas pueden ajustar dinámicamente los tratamientos en función de las necesidades del paciente.

El tratamiento de las complicaciones cardiovasculares es otro aspecto de la atención integral. Los pacientes diabéticos con complicaciones renales presentan un alto riesgo de enfermedad cardiovascular, y la prevención de accidentes cerebrovasculares, infartos de miocardio e insuficiencia cardiaca debe ser una prioridad en el plan de cuidados. También en este caso, la coordinación entre diabetólogos y nefrólogos es esencial para reducir los factores de riesgo. El control del colesterol, por ejemplo, implica la prescripción de estatinas para reducir los niveles de LDL, pero el estado renal del paciente puede influir en la elección del tratamiento y en la dosis que debe administrarse. Trabajando juntos, los tratamientos pueden ajustarse para minimizar las interacciones entre fármacos, al tiempo que se optimiza la prevención cardiovascular.

La dieta adecuada es otro ámbito en el que la colaboración entre los dos especialistas es esencial. Un paciente diabético con insuficiencia renal debe seguir unas recomendaciones dietéticas específicas para proteger los riñones al tiempo que controla los niveles de azúcar en sangre. Una dieta baja en sodio suele ser necesaria para controlar la hipertensión, mientras que la restricción de proteínas puede considerarse para limitar la carga de los riñones. Sin embargo, las necesidades de proteínas suelen cambiar según el estadio de la insuficiencia renal y la fase del tratamiento, sobre todo si es necesaria la diálisis. El nefrólogo, con la ayuda del diabetólogo y el dietista, ajusta las ingestas en función de la evolución de la enfermedad y las necesidades energéticas del paciente. Esta gestión nutricional requiere una coordinación constante para evitar las carencias y controlar al mismo tiempo la ingesta de sodio, potasio y fósforo, minerales que suelen estar desequilibrados en la insuficiencia renal avanzada.

Por último, la **preparación para la diálisis** o el trasplante de riñón, cuando resulta inevitable, es una etapa que requiere la consulta entre diabetólogos y nefrólogos. La diálisis modifica muchos aspectos del control de la diabetes, ya que afecta a las necesidades energéticas y provoca fluctuaciones significativas en los niveles de azúcar en sangre. El nefrólogo gestiona los aspectos técnicos y médicos de la diálisis, mientras que el diabetólogo ajusta los tratamientos antidiabéticos para evitar la hipoglucemia o la hiperglucemia relacionadas con la diálisis. Al mismo tiempo, en el caso de los pacientes susceptibles de recibir un trasplante de riñón, es esencial una estrecha colaboración para preparar al paciente, evaluar los riesgos y ajustar los tratamientos postrasplante para evitar el rechazo del injerto, manteniendo al mismo tiempo un buen control glucémico.

- **Subsección 3: Diabetes y trastornos cognitivos**
  - ○ Los retos de atender a pacientes diabéticos que padecen demencia o Alzheimer

El tratamiento de los pacientes diabéticos que sufren demencia, en particular los que padecen la enfermedad de Alzheimer, plantea retos complejos y requiere un enfoque asistencial especialmente atento e individualizado. Estas dos patologías crónicas -la diabetes y la demencia- no sólo son difíciles de tratar individualmente, sino que interactúan de forma que exacerban las complicaciones de ambas. La diabetes, especialmente la de tipo 2, es un importante factor de riesgo para el desarrollo de la demencia, debido a sus efectos nocivos sobre los vasos sanguíneos y la función cerebral. En pacientes con demencia, el control de la diabetes se complica debido al deterioro cognitivo, que afecta a la capacidad de seguir el tratamiento y cumplir las recomendaciones médicas. Esta situación requiere una gestión integrada, que incluya atención médica, un enfoque nutricional adecuado y apoyo psicológico, teniendo en cuenta al mismo tiempo las limitaciones cognitivas del paciente.

Uno de los primeros problemas en el cuidado de los pacientes diabéticos que sufren demencia es el **control de la glucemia**, que se vuelve más delicado debido a la pérdida de autonomía y a la dificultad del paciente para seguir correctamente su tratamiento. Las personas con demencia suelen tener dificultades para acordarse de tomar su medicación o controlar sus niveles de azúcar en sangre, lo que puede provocar frecuentes episodios de hiperglucemia o hipoglucemia. Estas fluctuaciones de la glucemia pueden a su vez empeorar los síntomas cognitivos de la demencia, ya que la hipoglucemia se asocia a problemas de concentración, confusión e incluso caídas, mientras que la hiperglucemia, especialmente la crónica, afecta a la salud cerebrovascular. Para evitar estos desequilibrios, es crucial que los cuidadores o familiares garanticen **un control regular de los niveles de azúcar en sangre** y una administración rigurosa de los tratamientos antidiabéticos. Esto puede implicar el uso de dispositivos de monitorización continua de la glucosa (MCG), que alertan al paciente de cualquier desequilibrio, o simplificar el tratamiento optando por regímenes terapéuticos menos restrictivos, como los fármacos de acción prolongada.

Otro reto importante **es ajustar los tratamientos antidiabéticos** a medida que progresa la demencia. En los pacientes con enfermedades neurodegenerativas, la capacidad para percibir los síntomas de la hipoglucemia suele estar alterada, lo que aumenta el riesgo de ataques graves, sobre todo si el paciente no puede verbalizar sus sensaciones o informar de un descenso de los niveles de glucosa en sangre. Para reducir este riesgo, a menudo es necesario reevaluar los objetivos de glucemia: se recomienda un enfoque más flexible, dirigido a evitar la hipoglucemia en lugar de mantener niveles de glucemia estrictamente normales. Los tratamientos, en particular la insulina o los fármacos hipoglucemiantes orales, deben ajustarse con precaución, dando preferencia a los que presentan un bajo riesgo de hipoglucemia, como los inhibidores de SGLT-2 o los análogos de GLP-1, bajo la supervisión del diabetólogo.

Una nutrición adecuada juega un papel central en el manejo de la diabetes en pacientes con demencia. Sin embargo, la enfermedad de Alzheimer y otras formas de demencia modifican los hábitos alimentarios, y los pacientes pueden mostrar comportamientos alimentarios impredecibles, como negarse a comer, olvidar las comidas o, por el contrario, comer en exceso. Uno de los retos es, por tanto, garantizar una dieta regular y equilibrada, teniendo en cuenta al mismo tiempo las restricciones dietéticas asociadas a la diabetes. Los cuidadores deben asegurarse de que las comidas se realizan a horas fijas para evitar variaciones en los niveles de azúcar en sangre, al tiempo que garantizan que la ingesta de carbohidratos es adecuada y está bien distribuida a lo largo del día. Pueden introducirse tentempiés saludables, como fruta de bajo índice glucémico o yogur sin azúcares añadidos, para evitar episodios de hipoglucemia entre comidas. También es importante fomentar una dieta rica en nutrientes esenciales, ya que la demencia puede provocar deficiencias nutricionales, sobre todo en vitaminas y minerales que desempeñan un papel en la salud cognitiva.

La desnutrición es un problema común en los pacientes que sufren demencia, ya que la enfermedad puede alterar el apetito, afectar al gusto y causar dificultades para masticar y tragar. La desnutrición, unida a la diabetes, puede provocar una pérdida de peso excesiva, empeorar el estado general y dificultar aún más el control de la glucemia. Por ello, los cuidadores deben vigilar atentamente el estado nutricional del paciente y adaptar las comidas para que sean más fáciles de ingerir, dando prioridad a los alimentos ricos en proteínas y calorías cuando sea necesario. Pueden utilizarse texturas modificadas (purés, carne picada) si el paciente tiene dificultades para masticar, y a menudo es necesario dividir las comidas en varias porciones pequeñas a lo largo del día para facilitar la ingesta.

El deterioro cognitivo también plantea retos en la gestión de otras complicaciones relacionadas con la diabetes, como el pie diabético. La disminución de la sensibilidad debida a la neuropatía diabética, combinada con el deterioro de la memoria, puede impedir que los pacientes noten o informen de lesiones o úlceras en los pies, lo que aumenta el riesgo de infección o amputación. Por lo tanto, los cuidadores deben vigilar regularmente el estado de los pies del paciente, comprobando si hay llagas, enrojecimiento o infección. El cuidado adecuado de los pies, incluida una higiene rigurosa y el uso de calzado adecuado, debe formar parte de la rutina diaria, incluso si el paciente ya no puede hacerlo solo.

Otra cuestión clave es la **prevención de accidentes relacionados con la glucemia**, en particular la hipoglucemia, que es especialmente peligrosa en pacientes con demencia. Estos episodios pueden provocar caídas, convulsiones o pérdida de conciencia, lo que es aún más preocupante en pacientes cognitivamente frágiles. Para limitar estos riesgos, los cuidadores deben estar muy atentos a los signos de hipoglucemia, como cambios bruscos de comportamiento, agitación, confusión o debilidad, que pueden pasar desapercibidos debido a la demencia. Es vital disponer de soluciones rápidas para elevar los niveles de azúcar en sangre, como comprimidos de glucosa o bebidas azucaradas. En algunos casos, los cuidadores también pueden plantearse reducir las dosis de insulina u otros fármacos hipoglucemiantes para evitar bajadas repentinas de los niveles de azúcar en sangre, bajo la supervisión de un médico.

Por último, **los aspectos psicológicos y conductuales** desempeñan un papel importante en el tratamiento de los pacientes diabéticos que sufren demencia. Los pacientes de Alzheimer pueden mostrarse ansiosos o agitados ante los cuidados, y a veces rechazar la medicación o los exámenes médicos. Esta resistencia a los cuidados puede complicar el tratamiento de la diabetes. Es esencial adoptar un enfoque empático, explicando los procedimientos de forma sencilla y tranquilizadora, respetando al mismo tiempo el ritmo del paciente.

Implicar a familiares y amigos en los cuidados y el seguimiento diario también puede ayudar a mantener cierta continuidad en la atención y facilitar el control de la diabetes.

    ◦   Adaptar los cuidados a la pérdida de autonomía

Adaptar los cuidados a la pérdida de autonomía es un proceso esencial para mantener la calidad de vida de los pacientes diabéticos, sobre todo de aquellos que sufren complicaciones crónicas o relacionadas con la edad, como neuropatía, demencia o limitaciones físicas. La pérdida de autonomía, ya sea gradual o rápida, altera profundamente la capacidad del paciente para gestionar su diabetes de forma independiente. Esto requiere un enfoque flexible y personalizado que tenga en cuenta las capacidades funcionales, cognitivas y emocionales del paciente, garantizando al mismo tiempo un seguimiento riguroso de los aspectos médicos y terapéuticos. Los cuidados deben adaptarse para garantizar un apoyo óptimo, preservando al mismo tiempo la dignidad y la autonomía residual del paciente en la medida de lo posible.

Uno de los primeros aspectos a tener en cuenta cuando se pierde la independencia es el **control de la glucemia**. Para un paciente diabético que pierde su independencia, puede verse comprometida la capacidad de realizar pruebas periódicas de glucosa en sangre, interpretar los resultados y ajustar las dosis de insulina o medicación. Algunos pacientes pueden tener dificultades para manejar los medidores de glucosa en sangre o para acordarse de hacerlo en momentos clave del día. En estas situaciones, el control de la diabetes debe adaptarse a las capacidades del paciente. Por ejemplo, pueden utilizarse dispositivos **de monitorización continua de la glucosa (MCG)** para seguir las fluctuaciones de azúcar en sangre en tiempo real y alertar a los cuidadores de cualquier desequilibrio. Estas tecnologías permiten reducir la frecuencia de los controles manuales y garantizar un seguimiento más preciso, limitando al mismo tiempo la dependencia del paciente.

Cuando la pérdida de autonomía se hace más acusada, sobre todo en casos de deterioro cognitivo o físico avanzado, también hay que ajustar **la gestión de la medicación**. El tratamiento de la diabetes suele basarse en regímenes terapéuticos complejos, que incluyen varias dosis de medicación tomadas a lo largo del día, así como ajustes en función de los niveles de azúcar en sangre. Sin embargo, en pacientes que están perdiendo su independencia, puede resultar difícil mantener esta regularidad, sobre todo si se olvidan de tomar la medicación o son incapaces de seguir las prescripciones. En estos casos, a menudo es preferible simplificar los regímenes terapéuticos optando por tratamientos más manejables, como las insulinas basales de acción prolongada o los fármacos hipoglucemiantes de una toma diaria, que reducen el riesgo de errores y proporcionan un mejor control de los niveles de azúcar en sangre. Los cuidadores, tanto profesionales como familiares, también deben recibir formación para administrar los medicamentos con regularidad y vigilar los efectos secundarios, a fin de garantizar una atención continua y segura.

La alimentación adaptada es otro punto clave en la adaptación de los cuidados a la pérdida de autonomía. La dieta desempeña un papel fundamental en el control de la diabetes, pero cuando los pacientes pierden su independencia, resulta difícil cumplir las estrictas recomendaciones dietéticas. Por ejemplo, a algunos pacientes les puede resultar difícil preparar sus propias comidas, seguir una dieta adecuada o incluso comer solos. En estos casos, los cuidadores deben asegurarse de proporcionar una dieta equilibrada, rica en nutrientes esenciales, teniendo en cuenta al mismo tiempo las restricciones relacionadas con la diabetes, como limitar los carbohidratos simples y adaptar las raciones. Las comidas deben ser sencillas, variadas y fáciles de comer, sobre todo si el paciente tiene dificultades para masticar o tragar. Pueden introducirse tentempiés adecuados para evitar la hipoglucemia entre comidas, y los cuidadores pueden utilizar señales visuales o auditivas para recordar al paciente los horarios de las comidas.

La adaptación de los cuidados a la pérdida de autonomía también implica **una estrecha vigilancia de las complicaciones relacionadas con la diabetes**, como lesiones cutáneas, úlceras del pie diabético e infecciones. A medida que los pacientes pierden movilidad o se vuelven menos dependientes, suelen ser menos capaces de detectar estas complicaciones en una fase temprana. Por ejemplo, como consecuencia de la neuropatía diabética, el paciente puede perder la sensibilidad en los pies, lo que aumenta el riesgo de desarrollar úlceras que pueden pasar desapercibidas. Por tanto, los cuidadores deben realizar **exámenes periódicos de los pies** para detectar precozmente cualquier signo de enrojecimiento, infección o úlcera, y garantizar un tratamiento rápido para evitar complicaciones graves como la amputación. Una higiene rigurosa, el uso de calzado adecuado y el cuidado de las uñas deben ser parte integrante de la rutina asistencial, para prevenir lesiones y mejorar la salud general del paciente.

Para los pacientes que sufren **pérdidas cognitivas**, como la demencia, la gestión de la diabetes se vuelve aún más compleja, ya que pueden tener dificultades para comprender o recordar las instrucciones médicas. La pérdida de memoria y concentración, así como los problemas de comportamiento, pueden dificultar la gestión de los cuidados. En estos casos, es esencial simplificar al máximo las rutinas de cuidados y proporcionar recordatorios periódicos o ayudas visuales para guiar al paciente. Por ejemplo, el uso de calendarios, cajas semanales de medicación o recordatorios automáticos puede ayudar a estructurar los cuidados. Los familiares y cuidadores deben participar en la gestión diaria de la diabetes para garantizar que los pacientes reciban una atención adecuada, incluso si ya no son capaces de gestionarla solos.

Otro aspecto crucial de la adaptación de los cuidados es **mantener en la medida de lo posible la autonomía residual del paciente**. Incluso cuando la pérdida de autonomía es significativa, es esencial no privar a los pacientes de las decisiones que todavía son capaces de tomar. Por ejemplo, en el caso de los pacientes que todavía pueden tomar parte activa en el control de su diabetes, los cuidadores pueden animarles a participar en tareas sencillas, como preparar las comidas o medir los niveles de glucosa en sangre, supervisando al mismo tiempo estas acciones para evitar errores. Esto ayuda a preservar la dignidad del paciente y a mantener una sensación de control sobre su enfermedad, lo que puede tener un impacto positivo en su bienestar psicológico.

El apoyo psicológico es otra cuestión fundamental para adaptar los cuidados en caso de pérdida de independencia. La pérdida de independencia suele ser una fuente de frustración, tristeza o ansiedad para los pacientes, sobre todo cuando el manejo de una enfermedad crónica como la diabetes se vuelve cada vez más restrictivo. Los pacientes pueden sentirse impotentes ante su situación, lo que puede afectar a su moral y reducir su compromiso con los cuidados. Es esencial que los cuidadores, ya sean profesionales o familiares, proporcionen un apoyo empático y afectuoso, respetando al mismo tiempo las emociones del paciente. Las consultas con un psicólogo o el apoyo en un grupo de discusión también pueden ser beneficiosos para ayudar a los pacientes a adaptarse a su nueva realidad y gestionar mejor los aspectos emocionales de la pérdida de autonomía.

Por último, la adaptación de los cuidados requiere **una coordinación multidisciplinar** para garantizar una gestión integral. Además de los cuidadores y los familiares, médicos, enfermeras, diabetólogos, nutricionistas y otros profesionales sanitarios deben colaborar para adaptar los cuidados a las necesidades cambiantes del paciente. Son necesarias revisiones periódicas para evaluar la evolución de la pérdida de autonomía y ajustar en consecuencia los tratamientos, la dieta y el seguimiento. Este enfoque colaborativo garantiza que los pacientes reciban la atención más adecuada a su enfermedad, teniendo en cuenta al mismo tiempo sus capacidades residuales y su bienestar general.

○ Control de las conductas asociadas al deterioro cognitivo en personas con diabetes

La gestión de los comportamientos relacionados con el deterioro cognitivo en pacientes con diabetes es un reto complejo, ya que requiere conciliar la gestión de una enfermedad crónica, la diabetes, con el profundo impacto del deterioro cognitivo, ya esté relacionado con la demencia, la enfermedad de Alzheimer u otras formas de deterioro cognitivo. Los pacientes diabéticos con deterioro cognitivo suelen enfrentarse a mayores dificultades a la hora de gestionar su tratamiento, la dieta y el control de la glucemia, lo que puede empeorar su estado general de salud y dar lugar a más complicaciones. Por lo tanto, es esencial un enfoque cuidadoso y multidimensional de la atención para gestionar estos comportamientos y garantizar que el paciente reciba la atención adecuada, minimizando al mismo tiempo los riesgos asociados a la diabetes.

Uno de los primeros retos en el manejo de pacientes diabéticos con deterioro cognitivo es **olvidar tomar su medicación** o malinterpretar las instrucciones médicas. Los pacientes con demencia pueden tener dificultades para acordarse de tomar su medicación, respetar las dosis prescritas o seguir las recomendaciones dietéticas, lo que aumenta el riesgo de desequilibrios de la glucemia, en particular episodios de hiperglucemia o hipoglucemia. Además de afectar directamente a su salud, estas fluctuaciones pueden agravar los problemas cognitivos y provocar comportamientos imprevisibles, como agitación o confusión. Por ello, es fundamental poner en marcha **mecanismos que recuerden** y automaticen los cuidados, como el uso de pastilleros semanales o dispositivos de monitorización continua de la glucosa (MCG) para alertar de cualquier desequilibrio. Los familiares y cuidadores deben participar activamente para garantizar un seguimiento estricto y ayudar a los pacientes a cumplir su tratamiento.

Los **trastornos de la conducta alimentaria** también son frecuentes en los pacientes diabéticos con deterioro cognitivo. Estos pacientes pueden tener un apetito irregular, comer en exceso o, por el contrario, olvidarse de comer, lo que complica el control de la glucemia. La enfermedad de Alzheimer, por ejemplo, puede provocar cambios en los hábitos alimentarios, como el rechazo a comer o la tendencia a consumir alimentos inadecuados para su estado (azúcares rápidos, alimentos procesados, etc.). Estos comportamientos pueden verse agravados por las dificultades para masticar, los problemas para tragar o la pérdida del gusto. En estos casos, es importante ofrecer **comidas adaptadas a** las necesidades específicas del paciente, con texturas modificadas si es necesario, manteniendo al mismo tiempo un equilibrio nutricional que favorezca un buen control de la diabetes. Las comidas regulares, repartidas y equilibradas, que incluyan hidratos de carbono complejos y fuentes de proteínas, ayudan a estabilizar los niveles de azúcar en sangre. Puede ser útil introducir **tentempiés saludables** en momentos específicos del día, para prevenir la hipoglucemia entre comidas.

Los pacientes diabéticos con deterioro cognitivo también pueden mostrar **conductas de oposición** o de **rechazo de los cuidados**, lo que complica aún más la gestión de su tratamiento. Pueden negarse a tomar su medicación, a someterse a controles de glucemia o a inyecciones de insulina, a veces por miedo, confusión o desconfianza. Estos comportamientos exigen una atención suave y empática. Es esencial explicar los cuidados de forma sencilla y tranquilizadora, respetando al mismo tiempo el ritmo del paciente. A veces, el uso de **rituales** o **gestos repetitivos** puede ayudar a integrar los cuidados en la rutina del paciente, reduciendo su ansiedad y fomentando su cooperación. La participación de los familiares o cuidadores profesionales es crucial para garantizar la continuidad de los cuidados, adaptándose a los momentos del día en que el paciente está más receptivo.

Los episodios de agitación o agresividad son comportamientos comunes en pacientes con trastornos cognitivos, especialmente en las fases avanzadas de la demencia. Estos comportamientos pueden verse exacerbados por desequilibrios de la glucemia, en particular la hipoglucemia, que provoca confusión, irritabilidad e incluso comportamientos violentos. Es crucial vigilar de cerca los signos de hipoglucemia e intervenir rápidamente administrando carbohidratos de acción rápida, como comprimidos de glucosa o zumo de frutas, para estabilizar los niveles de azúcar en sangre y aliviar los síntomas. Los cuidadores deben estar formados para reconocer los primeros signos de agitación, como cambios de humor o comportamiento errático, a fin de evitar crisis más graves.

La **deambulación** es otro comportamiento relacionado con el deterioro cognitivo, sobre todo en la enfermedad de Alzheimer, que puede poner en peligro la vida de los pacientes diabéticos. Al perderse o deambular sin rumbo, los pacientes pueden olvidarse de tomar su medicación, comer o controlar sus niveles de azúcar en sangre, lo que puede provocar complicaciones graves como una hipoglucemia severa. Para prevenir estas situaciones, es importante establecer **medidas de seguridad**, como el uso de sistemas de seguimiento (pulseras o relojes conectados), que permiten a los cuidadores controlar los movimientos del paciente en tiempo real. Además, el diseño del entorno del paciente debe promover la seguridad, reduciendo el riesgo de caídas o accidentes y facilitando el acceso a zonas de cuidados como la cocina o el baño.

Además de controlar los comportamientos difíciles, es esencial preservar en la medida de lo posible la **autonomía residual** del paciente. Incluso en presencia de un deterioro cognitivo avanzado, muchos pacientes pueden seguir participando en determinadas tareas relacionadas con sus cuidados, como preparar comidas sencillas o controlar sus niveles de azúcar en sangre, bajo supervisión. Fomentar esta participación activa, en función de las capacidades del paciente, ayuda a mantener un cierto nivel de independencia y a evitar un rápido deterioro del estado cognitivo. También pueden utilizarse **ayudas tecnológicas** sencillas, como recordatorios sonoros para tomar la medicación, o calendarios visuales que indiquen la hora del día en que hay que atender al paciente.

La educación de cuidadores y familiares es otro pilar esencial en la gestión de los comportamientos asociados al deterioro cognitivo en personas con diabetes. Necesitan ser entrenados para reconocer los signos de desequilibrio glucémico y entender el impacto del deterioro cognitivo en el manejo de la diabetes. La formación en comunicación adecuada con pacientes con demencia también es esencial para evitar malentendidos, aliviar tensiones y generar confianza. Por ejemplo, a menudo es más efectivo dar instrucciones sencillas, paso a paso, y mantener la calma y tranquilizar cuando el paciente muestra signos de confusión o agitación.

Por último, es importante no pasar por alto los **aspectos psicológicos** de la gestión de la diabetes y el deterioro cognitivo. Los pacientes pueden sentirse frustrados, ansiosos o tristes por la pérdida gradual de sus capacidades, lo que puede llevarles a adoptar comportamientos de oposición o retraimiento. El apoyo psicológico, como las terapias conductuales o las sesiones de relajación, puede ayudar a reducir la ansiedad y mejorar la cooperación del paciente en su cuidado. También es importante reconocer el papel de **los cuidadores familiares**, que desempeñan un papel crucial en la gestión diaria de la diabetes y el deterioro cognitivo. Ofrecerles apoyo y recursos adecuados les ayuda a gestionar comportamientos complejos con mayor eficacia y a prevenir el agotamiento.

Capítulo 12

Liderazgo y gestión del servicio de diabetes para auxiliares sanitarios

- **Subparte 1: Gestión de los flujos de servicios y prioridades**
  - ○ Organizar el trabajo en equipo para garantizar una asistencia fluida y eficaz

Organizar el trabajo en equipo para prestar una atención fluida y eficiente a los pacientes, sobre todo a los que padecen enfermedades crónicas como la diabetes, es esencial para garantizar una asistencia de calidad, prevenir complicaciones y mejorar la calidad de vida de los pacientes. Como parte de un enfoque multidisciplinar, cada miembro del equipo asistencial tiene un papel específico que desempeñar, pero la coordinación entre las distintas competencias es la clave para garantizar la continuidad de la asistencia, evitar errores y adaptarse a las necesidades cambiantes de los pacientes. Una buena organización del trabajo en equipo se basa en una comunicación clara, el intercambio de información y la definición de funciones claras, situando al mismo tiempo al paciente en el centro del proceso de toma de decisiones.

El primer paso para organizar el trabajo en equipo es **aclarar las funciones y responsabilidades** de cada uno de sus miembros. En el tratamiento integral de la diabetes, los profesionales implicados pueden ser diabetólogos, médicos generalistas, enfermeras, dietistas, podólogos, psicólogos y, en ocasiones, cardiólogos o nefrólogos, dependiendo de las complicaciones del paciente. Cada profesional aporta su experiencia única, pero es crucial que las responsabilidades de cada uno estén claramente definidas para evitar duplicaciones o zonas grises en la atención. Por ejemplo, el diabetólogo es responsable de ajustar el tratamiento farmacológico, mientras que la enfermera desempeña un papel en la educación terapéutica y el control diario de los niveles de azúcar en sangre. El dietista, por su parte, se encarga de elaborar un plan dietético adaptado a las necesidades específicas del paciente diabético. Al definir estas funciones desde el principio, cada miembro del equipo sabe dónde y cómo intervenir, lo que facilita el proceso asistencial.

La comunicación es uno de los pilares más importantes de un trabajo en equipo eficaz. Una comunicación abierta, regular y estructurada garantiza que cada miembro del equipo disponga de la información necesaria para actuar con pleno conocimiento de causa. Esto puede lograrse mediante reuniones de equipo, intercambios de informes médicos o el uso de plataformas de comunicación compartidas en las que todos puedan actualizar la información pertinente sobre el estado del paciente. Por ejemplo, un control anormal de la glucemia o una reacción adversa a un tratamiento deben comunicarse inmediatamente al equipo para que pueda ajustar su gestión en consecuencia. Las herramientas de comunicación digital, como las historias clínicas electrónicas compartidas, permiten a cada profesional acceder a la información más actualizada sobre el paciente, lo que reduce el riesgo de errores y facilita la coordinación asistencial.

La aplicación de un **plan de cuidados personalizado** es otro factor clave para una asistencia fluida. Este plan, elaborado conjuntamente por el equipo asistencial y el paciente, debe centrarse en las necesidades individuales del paciente, teniendo en cuenta su historial médico, sus preferencias personales y sus objetivos de salud. Un plan de cuidados bien estructurado permite a cada miembro del equipo saber qué objetivos deben alcanzarse, qué intervenciones son prioritarias y cómo deben adaptarse los cuidados a lo largo del tiempo. Por ejemplo, si un paciente diabético tiene un alto riesgo de complicaciones cardiovasculares, el cardiólogo y el diabetólogo trabajarán juntos para poner en marcha un plan de tratamiento que controle la glucemia, la tensión arterial y el colesterol. La enfermera controlará los parámetros vitales y aplicará las recomendaciones del plan, mientras que el dietista podrá adaptar la dieta a las necesidades específicas de salud cardiaca del paciente.

La **colaboración interdisciplinar** es esencial para garantizar que los pacientes no reciban una atención fragmentada o contradictoria. Por ejemplo, un paciente diabético con complicaciones renales que deba ser tratado por un nefrólogo debe beneficiarse de una estrecha coordinación entre el nefrólogo y el diabetólogo para ajustar los tratamientos farmacológicos, las dosis de insulina y las recomendaciones dietéticas. El nefrólogo puede sugerir modificaciones a medida que progresa la insuficiencia renal, mientras que el diabetólogo se asegura de que estos ajustes no interfieran en el control de la glucemia. Del mismo modo, en el caso de pacientes diabéticos con úlceras en los pies o en riesgo de amputación, el podólogo trabaja en estrecha colaboración con la enfermera para vigilar las heridas, aplicar los cuidados adecuados y recomendar calzado apropiado, a fin de prevenir complicaciones graves.

La educación terapéutica desempeña un papel fundamental en el tratamiento de la diabetes, y suele ser el área en la que el equipo multidisciplinar debe trabajar conjuntamente para ofrecer una información coherente y completa al paciente. Todos los miembros del equipo, desde el diabetólogo hasta el dietista y el enfermero, deben participar en esta educación, ya sea enseñando a controlar los niveles de azúcar en sangre, la importancia de la actividad física o la comprensión de los signos de alarma. Una educación bien coordinada ayuda a los pacientes a responsabilizarse del control de su enfermedad y reduce los ingresos hospitalarios por complicaciones evitables. Por ejemplo, si los pacientes comprenden la importancia de controlar regularmente sus niveles de azúcar en sangre y seguir su plan de comidas, serán más independientes en su gestión diaria y tendrán menos probabilidades de sufrir episodios graves de hiperglucemia o hipoglucemia.

La organización eficaz del trabajo en equipo también requiere **una adaptación continua de la asistencia**, en función de las necesidades cambiantes del paciente. Un paciente diabético que desarrolle nuevas complicaciones, como retinopatía o neuropatía, requerirá ajustes en su plan de tratamiento y la participación de nuevos especialistas, como un oftalmólogo o un neurólogo. El equipo debe ser flexible y capaz de reevaluar periódicamente los objetivos asistenciales para asegurarse de que siguen satisfaciendo las necesidades actuales del paciente. Esto implica revisiones periódicas en las que el equipo analiza los progresos, las dificultades encontradas y los ajustes necesarios. Este enfoque proactivo nos permite reaccionar con rapidez ante cualquier cambio en el estado de salud del paciente y prevenir complicaciones antes de que se agraven.

El papel del paciente y su familia también es crucial para garantizar una asistencia eficaz y sin complicaciones. Implicar a los pacientes en las decisiones sobre su tratamiento fomenta su compromiso y comprensión de los cuidados. Esto es especialmente importante en el caso de los pacientes diabéticos, que a menudo tienen que controlar a diario sus propios niveles de azúcar en sangre y su dieta. Los familiares también desempeñan un papel clave de apoyo, sobre todo en el caso de pacientes que están perdiendo su independencia o sufren deterioro cognitivo. El equipo sanitario debe incluir a los familiares en las discusiones sobre el plan de cuidados y proporcionarles las herramientas y la formación que necesitan para apoyar adecuadamente al paciente.

Por último, la **gestión de los recursos** y del tiempo es un componente esencial de una organización eficaz. Cada miembro del equipo debe ser capaz de trabajar con eficacia, sin sobrecargarse, respetando al mismo tiempo los plazos de tratamiento y las prioridades médicas. Las herramientas de planificación, como los calendarios compartidos y las reuniones periódicas de seguimiento, ayudan a distribuir las tareas de forma equitativa y a evitar duplicaciones. Al optimizar la gestión de los recursos, el equipo puede centrarse en la atención al paciente y mantener al mismo tiempo un flujo de trabajo fluido y bien coordinado.

     ◦   Responder a circunstancias imprevistas y gestionar las emergencias en el departamento.

Reaccionar ante los imprevistos y gestionar las urgencias en un servicio, sobre todo en la atención a pacientes diabéticos, exige una organización rigurosa, una coordinación eficaz del equipo sanitario y una gran capacidad de adaptación. Los imprevistos, ya sean médicos, técnicos u organizativos, forman parte del día a día de los servicios sanitarios. El reto consiste, por tanto, en desarrollar mecanismos que permitan anticiparse en lo posible a las situaciones de emergencia, garantizando al mismo tiempo una respuesta rápida y adecuada cuando surgen. Ya se trate de desequilibrios glucémicos graves, accidentes hipoglucémicos, complicaciones cardiacas o crisis agudas como la cetoacidosis diabética, la capacidad del equipo para intervenir de forma fluida y coordinada es esencial para garantizar la seguridad del paciente.

La **preparación para lo inesperado** empieza por unos protocolos de emergencia claros y bien definidos. Estos protocolos deben ser conocidos y dominados por todos los miembros del equipo sanitario, ya sean médicos, enfermeras, auxiliares asistenciales o incluso personal administrativo. Un protocolo bien establecido permite actuar con rapidez y sin perder tiempo en caso de crisis. Por ejemplo, en caso de hipoglucemia grave, es crucial saber exactamente qué pasos hay que dar: medir inmediatamente los niveles de azúcar en sangre, administrar glucosa (por vía oral o intravenosa, según el estado de conciencia del paciente) y volver a evaluar los parámetros vitales. Los miembros del equipo deben ser capaces de llevar a cabo estas acciones de forma independiente, sabiendo al mismo tiempo cuándo llamar a un médico o alertar a otros profesionales.

La **formación continua** desempeña un papel clave en la capacidad de gestionar eficazmente las emergencias. Todo el personal asistencial, sea cual sea su nivel de experiencia o cargo, debe recibir formación sobre los procedimientos de emergencia, el uso de equipos específicos y la gestión de situaciones críticas. Los simulacros de emergencia periódicos ayudan a mantener actualizadas estas competencias y a detectar posibles puntos débiles en la organización del servicio. Estos simulacros pueden incluir diversos escenarios, como la cetoacidosis diabética o el shock hipoglucémico, para poner a prueba la capacidad de respuesta del equipo y asegurarse de que todos los protocolos se entienden perfectamente. Estos ejercicios también ayudan a reforzar la cohesión del equipo y a mejorar la comunicación en situaciones de estrés, lo que es esencial si se quiere gestionar lo inesperado sin contratiempos.

Al mismo tiempo, es esencial contar con una **buena gestión de los recursos materiales** para hacer frente a las emergencias. Esto significa garantizar que todo el material necesario esté disponible, en buen estado de funcionamiento y al alcance de la mano. Por ejemplo, en caso de crisis hipoglucémica o de cetoacidosis diabética, los kits de emergencia que contienen soluciones de glucosa, jeringas de insulina rápida o equipos de reanimación deben estar inmediatamente accesibles. Estas existencias y equipos deben revisarse periódicamente para evitar que falten en caso de emergencia. Lo mismo cabe decir de los desfibriladores en caso de emergencia cardiaca. Disponer de suficientes equipos funcionales evita perder un tiempo precioso y permite estabilizar rápidamente el estado del paciente antes de que se deteriore.

Una comunicación rápida y eficaz dentro del equipo asistencial es vital en caso de imprevistos o emergencias. En situaciones críticas, cada segundo cuenta, y una comunicación clara permite coordinar los esfuerzos de forma óptima. Un aspecto esencial es la transmisión rápida de información precisa: cada miembro del equipo debe poder dar cuenta concisa de la situación, las medidas ya adoptadas y las necesidades inmediatas. Por ejemplo, si un enfermero detecta una hiperglucemia grave en un paciente con signos de cetoacidosis, debe ser capaz de transmitir la información clave al médico (glucemia, cetonuria, estado clínico del paciente) e iniciar las primeras acciones de estabilización antes de que lleguen los refuerzos. Del mismo modo, las tareas deben asignarse de forma rápida y clara entre los miembros del equipo para evitar duplicidades o descuidos y garantizar que todas las intervenciones prioritarias se lleven a cabo sin demora.

Anticiparse a los acontecimientos imprevistos también requiere **un seguimiento continuo y proactivo de los pacientes** de riesgo. Algunos pacientes diabéticos, en particular los que tienen antecedentes de cetoacidosis, hipoglucemias frecuentes o complicaciones cardiacas, requieren un seguimiento especialmente riguroso. El control regular de los parámetros vitales y de la glucemia capilar, junto con la evaluación de los signos clínicos, permite detectar rápidamente cualquier anomalía, antes de que se convierta en una urgencia. Por ejemplo, un paciente con fatiga inusual, confusión o sudores fríos puede estar desarrollando una hipoglucemia. En este caso, es necesaria una respuesta rápida para corregir los niveles de azúcar en sangre antes de que el estado del paciente se deteriore aún más. Por lo tanto, el equipo asistencial debe estar especialmente alerta y tener en cuenta los signos sutiles que pueden anunciar una emergencia.

La gestión de emergencias también incluye la capacidad de **gestionar varias situaciones simultáneamente**, como suele ocurrir en los servicios hospitalarios. Cuando se produce una emergencia, puede movilizar una parte importante de los recursos humanos y materiales. Por lo tanto, es importante ser capaz de reorganizar rápidamente el trabajo en equipo para garantizar la continuidad de la atención a otros pacientes, al tiempo que se gestiona la emergencia en cuestión. Esto puede implicar delegar ciertas tareas en otros miembros del equipo, priorizar los cuidados en función de la gravedad del caso y asegurarse de que cada miembro del equipo está bien informado sobre el estado de los distintos pacientes.

Por último, es importante tener en cuenta **el apoyo psicológico y emocional** a los equipos sanitarios, que a menudo se enfrentan a situaciones estresantes cuando tienen que gestionar emergencias. La gestión de lo inesperado en un servicio, sobre todo en caso de complicaciones graves o descompensación diabética, puede ser una fuente de presión considerable para el personal. Para que el equipo siga siendo eficaz y reactivo, es esencial garantizar que los cuidadores se beneficien de un entorno de trabajo propicio, en el que puedan apoyarse mutuamente y hacer un debriefing tras situaciones críticas. Organizar sesiones de intercambio de información o reuniones posteriores a las emergencias brinda la oportunidad de debatir los aspectos susceptibles de mejora, poner de relieve las acciones positivas y reforzar la cohesión del equipo.

○   Optimizar el tiempo y los recursos para una
    atención de alta calidad al paciente

Optimizar el tiempo y los recursos para garantizar una atención de alta calidad al paciente es una de las cuestiones centrales de la gestión asistencial, sobre todo en el caso de pacientes con enfermedades crónicas como la diabetes. La necesidad de un seguimiento periódico, de consultas multidisciplinares y de intervenciones médicas precisas exige una organización eficaz de la asistencia para garantizar una atención óptima y evitar al mismo tiempo la sobrecarga de los equipos sanitarios. El objetivo es maximizar la eficiencia de los recursos humanos y materiales, ofreciendo al mismo tiempo a los pacientes una atención personalizada y adaptada a sus necesidades. Esto implica una gestión inteligente del tiempo, una asignación adecuada de tareas y el uso de las tecnologías disponibles para mejorar la coordinación y la accesibilidad de la asistencia.

El primer paso para optimizar el tiempo y los recursos en el seguimiento de los pacientes con diabetes es **poner en marcha protocolos estandarizados**, adaptados a las distintas fases de la atención. Los protocolos permiten definir itinerarios asistenciales claros y coherentes para los distintos tipos de pacientes (por ejemplo, los que se encuentran en fase de cribado, los pacientes con complicaciones avanzadas o los que requieren un ajuste terapéutico). Estos protocolos ayudan a estructurar las consultas, evaluaciones e intervenciones, garantizando que cada miembro del equipo sanitario sepa exactamente lo que se espera en cada fase del seguimiento. Así se evitan retrasos o redundancias en la atención, al tiempo que se garantiza un planteamiento coherente y riguroso. Por ejemplo, en el caso de los pacientes diabéticos, un protocolo claro sobre la frecuencia de los controles de glucosa en sangre, los análisis de sangre o los exámenes de los pies ahorra tiempo en las consultas, al tiempo que garantiza que la atención prestada sea completa y adaptada a la situación clínica.

Delegar tareas en el equipo sanitario es otra forma importante de optimizar tiempo y recursos. No todos los profesionales sanitarios tienen por qué participar en todos los aspectos de la atención al paciente. Es fundamental definir claramente las responsabilidades de cada uno y delegar ciertas tareas en profesionales especializados, en función de sus competencias. Por ejemplo, los enfermeros pueden encargarse de medir los niveles de azúcar en sangre, administrar insulina o proporcionar educación terapéutica a los pacientes, mientras que los médicos se concentran en analizar los resultados, realizar ajustes terapéuticos o gestionar las complicaciones. Esta distribución libera a los médicos de algunas de las tareas que pueden realizar otros miembros del equipo, al tiempo que garantiza que la atención esté bien coordinada. Además, los auxiliares asistenciales o los asistentes médicos pueden ocuparse de ciertas tareas administrativas, como concertar citas o preparar expedientes, liberando así tiempo para los cuidadores.

La tecnología desempeña un papel fundamental en la optimización del seguimiento de los pacientes. El uso de historias clínicas electrónicas (HCE) facilita la gestión de la información del paciente y proporciona un acceso rápido y compartido a los datos médicos, evitando la pérdida de tiempo en la búsqueda de información o la duplicación de pruebas. Estas herramientas también facilitan la coordinación del trabajo de los distintos profesionales sanitarios que intervienen en la atención al paciente. Por ejemplo, un médico, un diabetólogo, un podólogo y un dietista pueden acceder al mismo expediente en tiempo real, lo que facilita la continuidad asistencial y evita errores o descuidos. Además, el uso de programas informáticos para controlar los niveles de azúcar en sangre o los parámetros vitales puede reducir el tiempo dedicado al análisis manual de los datos, al tiempo que ofrece una visión clara y actualizada del estado del paciente.

Las consultas a distancia o **telemedicina** representan otra oportunidad para optimizar tiempo y recursos, al tiempo que se mejora el acceso a la asistencia. Para pacientes estables o que requieren un simple ajuste de su tratamiento, la telemedicina permite evitar desplazamientos innecesarios y reducir el tiempo de espera para una consulta. Estas consultas a distancia también pueden utilizarse para controlar parámetros específicos, como los niveles de azúcar en sangre, la tensión arterial o la ingesta de medicamentos, y ajustar los tratamientos en función de los resultados. La monitorización a distancia de pacientes diabéticos, mediante sensores de glucemia conectados o dispositivos de monitorización a domicilio, permite detectar rápidamente desequilibrios sin necesidad de consultar físicamente a un médico. Así se libera tiempo para las consultas presenciales, que pueden reservarse a los pacientes más complejos o que requieren un seguimiento más intensivo.

Al mismo tiempo, **la educación terapéutica del paciente** es un factor clave para mejorar la eficacia del seguimiento, porque un paciente bien informado y formado es más autónomo y requiere menos intervenciones repetidas de los cuidadores. Al proporcionar a los pacientes las herramientas que necesitan para gestionar por sí mismos determinados aspectos de su diabetes (como controlar sus niveles de azúcar en sangre, ajustar su dieta o administrar su insulina), el equipo sanitario puede concentrar sus esfuerzos en los aspectos más críticos del seguimiento. La educación terapéutica puede impartirse a través de talleres en grupo, consultas individuales o incluso plataformas en línea, lo que permite formar eficazmente a un gran número de pacientes. Además de aliviar la carga de los cuidadores, este enfoque aumenta la implicación de los pacientes en la gestión de su enfermedad, lo que puede mejorar los resultados clínicos a largo plazo.

Otro aspecto importante de la rentabilidad es **la gestión inteligente de las prioridades**, sobre todo a la hora de planificar las consultas y los exámenes. No todos los pacientes necesitan ser vistos con la misma frecuencia, y es importante poner en marcha estrategias de seguimiento diferenciadas. Por ejemplo, los pacientes diabéticos bien equilibrados pueden ser vistos con menos frecuencia, mientras que los que presentan complicaciones o desequilibrios glucémicos importantes requieren citas más regulares. Esto permite distribuir mejor el tiempo del personal sanitario y evitar la saturación del servicio. Además, la identificación de pacientes de riesgo, mediante revisiones periódicas o indicadores clave en sus historias clínicas, permite priorizar las intervenciones para quienes más las necesitan.

La gestión de los recursos materiales también es crucial para evitar pérdidas de tiempo. Hay que garantizar en todo momento el buen funcionamiento de los equipos médicos y la disponibilidad de medicamentos y material asistencial (como tiras para pruebas de glucosa en sangre o jeringuillas de insulina). Una gestión eficaz de las existencias ayuda a evitar que se agoten y se produzcan retrasos en la asistencia, al tiempo que garantiza que el personal no pierda tiempo buscando el material que falta. Esto puede conseguirse estableciendo sistemas de inventario automatizados o sistemas de reposición periódica, que vigilen constantemente las necesidades de material del departamento.

Por último, **optimizar el tiempo y los recursos** significa crear un entorno de trabajo en el que los miembros del equipo asistencial puedan apoyarse mutuamente y colaborar con eficacia. Un espíritu de cooperación, en el que se valoren las competencias de cada uno, contribuye a reducir el estrés relacionado con la carga de trabajo y a mejorar la calidad de los cuidados. Fomentar los intercambios regulares entre cuidadores, mediante reuniones de equipo o debriefings, facilita la coordinación de los cuidados y la anticipación de las necesidades de los pacientes, al tiempo que fomenta un ambiente de trabajo positivo. Además, estos momentos de intercambio permiten identificar los ámbitos de mejora continua y adaptar los métodos de trabajo a los retos que se plantean.

- **Subsección 2: Formación continua y especialización de los asistentes sanitarios**
  - Participar en cursos de formación periódicos para actualizar prácticas y conocimientos.

Participar en cursos de formación periódicos es esencial para los profesionales sanitarios, ya que les permite mantener al día sus prácticas y conocimientos, y mejorar la calidad de la atención que ofrecen a los pacientes, sobre todo en ámbitos en constante evolución como el control de la diabetes. En el ámbito médico, los avances tecnológicos, las nuevas recomendaciones clínicas y los descubrimientos científicos obligan a actualizar constantemente los conocimientos. La formación periódica no es sólo un deber profesional, sino también una oportunidad para mejorar las competencias, descubrir métodos innovadores e intercambiar las mejores prácticas con otros profesionales. Este enfoque proactivo de la formación contribuye no sólo a garantizar la excelencia de los cuidados, sino también a reforzar la confianza de los cuidadores en su capacidad para satisfacer las necesidades de los pacientes.

Una de las principales razones por las que es crucial asistir **regularmente a** cursos **de formación** es que la medicina es un campo en constante evolución. Nuevos estudios perfeccionan periódicamente nuestra comprensión de enfermedades crónicas como la diabetes, y cada nuevo avance puede tener importantes implicaciones para el tratamiento de los pacientes. Por ejemplo, investigaciones recientes han revelado el impacto de los tratamientos combinados en la gestión de la diabetes de tipo 2, o los efectos protectores de ciertas clases de fármacos, como los inhibidores de SGLT-2, sobre la función renal y cardiaca. Estar al día de estos avances permite a los profesionales sanitarios ofrecer tratamientos basados en los últimos datos científicos y ajustar sus prácticas en consecuencia, ofreciendo a los pacientes una atención más eficaz y mejor adaptada a su situación.

La formación médica continua también brinda la oportunidad de conocer las nuevas tecnologías, que desempeñan un papel cada vez más importante en el seguimiento y la gestión de las enfermedades crónicas. En la gestión de la diabetes, el uso de la monitorización continua de la glucosa (MCG) o de bombas de insulina inteligentes ha mejorado considerablemente el seguimiento y el tratamiento de los pacientes. Sin embargo, para que estas herramientas se utilicen de forma óptima, es fundamental que los cuidadores reciban una formación adecuada sobre su funcionamiento, su instalación y la interpretación de los datos que proporcionan. La formación brinda la oportunidad de aprender a manejar estos dispositivos, detectar cualquier anomalía técnica y ayudar mejor a los pacientes en su uso cotidiano. La actualización periódica de estas tecnologías permite a los cuidadores sentirse cómodos utilizándolas e integrarlas plenamente en la gestión de los cuidados.

Además, los cursos de formación periódicos proporcionan un marco para **intercambiar prácticas profesionales**, compartir experiencias y encontrar soluciones colectivas a los problemas que surgen en la práctica diaria. La gestión de la diabetes, por ejemplo, puede plantear retos comunes, como la dificultad de los pacientes para cumplir el tratamiento, la gestión de las complicaciones o la gestión de pacientes con comorbilidades complejas. Los cursos de formación permiten a los cuidadores debatir estas situaciones, aprender de las experiencias de otros y descubrir estrategias que han dado buenos resultados en otros contextos. Esto fomenta un enfoque colectivo y colaborativo de los cuidados, en el que se comparten conocimientos en beneficio común de los pacientes. Estos intercambios favorecen también el desarrollo de un espíritu de equipo entre los distintos agentes sanitarios, lo que refuerza la cohesión y la eficacia de los cuidados.

La **formación específica en educación terapéutica** es especialmente importante para los profesionales sanitarios implicados en el control de la diabetes. El apoyo a los pacientes diabéticos no sólo depende de la prescripción de tratamientos, sino también de su capacidad para comprender y gestionar su enfermedad en el día a día. Una formación periódica permite a los cuidadores mejorar su enfoque pedagógico, aprender a adaptar su discurso en función del nivel de comprensión de los pacientes y dominar las técnicas de comunicación que fomentan la adherencia al tratamiento. Estas competencias son esenciales para fomentar la autonomía de los pacientes, darles un sentido de la responsabilidad y ayudarles a gestionar mejor su enfermedad en el día a día. Con una formación regular, los cuidadores pueden incorporar los últimos métodos de educación terapéutica, como el uso de herramientas digitales para apoyar a los pacientes, o nuevas estrategias de motivación y coaching sanitario.

La **prevención de errores médicos** es otro aspecto central de la formación continuada. Manteniéndose al día de los protocolos actualizados, las nuevas recomendaciones clínicas y las buenas prácticas, los cuidadores pueden reducir el riesgo de errores en el diagnóstico, el tratamiento o la administración de fármacos. Por ejemplo, ajustar incorrectamente la insulina en un paciente diabético puede tener graves consecuencias, como una hipoglucemia grave o una hiperglucemia persistente. Los cursos de formación le mantienen al día de las últimas recomendaciones sobre dosificación, nuevos fármacos disponibles y posibles interacciones entre distintos tratamientos. Esto garantiza una atención más segura a los pacientes y mejora la calidad de los cuidados en la sala.

La formación interprofesional, que reúne a varias categorías de cuidadores (médicos, enfermeros, dietistas, auxiliares de cuidados), ofrece una perspectiva especialmente enriquecedora, ya que permite comprender mejor las funciones y competencias de cada uno en el cuidado global del paciente. Esta comprensión mutua facilita la coordinación de los cuidados y fomenta una comunicación más fluida dentro del equipo, lo que resulta especialmente crucial cuando se realiza el seguimiento de pacientes crónicos. Por ejemplo, un diabetólogo que comprenda mejor el papel de la enfermera en la educación terapéutica puede adaptar sus recomendaciones en función del apoyo que le preste la enfermera y, a la inversa, la enfermera puede remitirse al médico para ajustar determinados tratamientos. Esta sinergia optimiza la calidad de la asistencia y reduce el riesgo de fragmentación de los cuidados.

Por último, participar en cursos regulares de formación también **repercute directamente en el bienestar de los propios cuidadores**. El sector médico puede ser estresante, y los cuidadores a menudo tienen que enfrentarse a situaciones difíciles, como la gestión de complicaciones graves o el cuidado de pacientes al final de su vida. La formación ofrece la oportunidad de dar un paso atrás y reflexionar sobre la práctica diaria, lo que permite a los cuidadores aumentar su confianza en sí mismos y sentir que están al día de los últimos avances. Esta confianza se traduce en una mejor atención al paciente, pero también en una reducción del agotamiento. La oportunidad de intercambiar ideas con compañeros durante estos cursos de formación también contribuye a una mejor gestión del estrés, al permitirles compartir las dificultades que han encontrado y encontrar apoyo en colegas que afrontan los mismos retos.

○ Especialización en áreas clave de la diabetología

Especializarse en áreas clave de la diabetología representa una gran oportunidad para cuidadores y profesionales sanitarios que deseen profundizar sus conocimientos y habilidades en el manejo de la diabetes, una patología compleja cada vez más prevalente en todo el mundo. Esta especialización no sólo permite responder a las necesidades específicas de los pacientes, sino también mejorar la calidad de la asistencia adaptándose a los últimos avances médicos y tecnológicos. Al centrarse en áreas de especialización como el tratamiento de las complicaciones de la diabetes, la educación terapéutica, la nutrición diabética y el manejo de tecnologías innovadoras, los profesionales pueden ofrecer conocimientos de vanguardia y desempeñar un papel activo en la mejora de los resultados sanitarios de los pacientes diabéticos.

Una de las áreas clave en las que es esencial especializarse es la **gestión de las complicaciones relacionadas con la diabetes**. La diabetes es una enfermedad que afecta a varios sistemas del organismo, y sus complicaciones a largo plazo pueden ser graves: neuropatía, retinopatía, nefropatía y complicaciones cardiovasculares son sólo algunos ejemplos. Estas complicaciones requieren un profundo conocimiento si queremos detectarlas a tiempo y tratarlas adecuadamente. Un cuidador especializado en este ámbito debe ser capaz de identificar los primeros signos de estas complicaciones, como la pérdida de sensibilidad en los pies

366

(que indica neuropatía), alteraciones visuales (que sugieren retinopatía) o síntomas de insuficiencia renal. La prevención, el cribado periódico y la gestión de estas complicaciones deben ser parte integrante de la especialización en este sector. Esta especialización no sólo ayuda a reducir la progresión de la enfermedad en los pacientes, sino que también les ofrece una mejor calidad de vida al limitar las consecuencias de las complicaciones crónicas.

La diabetología pediátrica es otro campo especialmente crucial. La diabetes de tipo 1 afecta a muchos niños y adolescentes, y la atención a estos jóvenes pacientes requiere competencias específicas. Los profesionales especializados en este campo deben dominar las particularidades de la diabetes de tipo 1 en niños, en la que la gestión de la insulina, la educación terapéutica y el apoyo psicosocial son de vital importancia. Además, la dinámica familiar desempeña un papel fundamental en el tratamiento de la diabetes infantil: los cuidadores a menudo tienen que colaborar estrechamente con los padres para ayudarles a entender la enfermedad y apoyarles en el control diario de los niveles de azúcar en sangre y la dieta, teniendo en cuenta al mismo tiempo el desarrollo emocional y social del niño. Por ello, la especialización en diabetología pediátrica permite ofrecer un apoyo adecuado a estos jóvenes pacientes y prevenir complicaciones a largo plazo.

La nutrición diabética es un área central del tratamiento de la diabetes, y la especialización en este campo es esencial para ayudar a los pacientes a gestionar mejor su dieta en relación con su enfermedad. La dieta tiene un impacto directo en los niveles de azúcar en sangre, y a menudo es difícil para los pacientes equilibrar la ingesta de carbohidratos, grasas y proteínas manteniendo estables los niveles de azúcar en sangre. Un cuidador especializado en nutrición diabética puede desarrollar planes de alimentación personalizados basados en las necesidades individuales de los pacientes, teniendo en cuenta sus hábitos alimentarios, sus preferencias y las comorbilidades que puedan tener. Por ejemplo, un paciente diabético que también padezca insuficiencia renal necesitará una dieta restringida en proteínas y potasio, mientras que un paciente diabético obeso se beneficiará de una dieta dirigida a perder peso al tiempo que estabiliza los niveles de azúcar en sangre. La experiencia en dietética funcional, que incluye alimentos de bajo índice glucémico y superalimentos ricos en fibra, también es una ventaja para ayudar a los pacientes a controlar mejor su diabetes a través de la dieta.

Otra importante área de especialización son **las tecnologías innovadoras** en la gestión de la diabetes, un campo en rápida expansión. La aparición de dispositivos como los monitores continuos de glucosa (MCG), las bombas de insulina inteligentes y las aplicaciones móviles de control de la glucemia ha transformado considerablemente el control de la diabetes, ofreciendo a los pacientes un mayor control y autonomía. Sin embargo, para que estas tecnologías sean plenamente eficaces, los cuidadores deben estar formados en su uso y ser capaces de apoyar a los pacientes en su implantación y seguimiento. Especializarse en este campo significa no sólo comprender el funcionamiento técnico de estas herramientas, sino también ayudar a los pacientes a interpretar los datos proporcionados, ajustar su tratamiento en función de los resultados y resolver cualquier problema técnico. Este sector en rápido crecimiento ofrece muchas oportunidades de desarrollo, sobre todo con la llegada de nuevas tecnologías como la inteligencia artificial, que podrían permitir una gestión aún más refinada y personalizada de la diabetes en el futuro.

La educación terapéutica del paciente es otra área clave en la que especializarse. El tratamiento de la diabetes depende en gran medida de la participación activa del paciente en la gestión de su propia enfermedad. Esto requiere un buen conocimiento de los mecanismos de la diabetes, la capacidad de controlar regularmente los niveles de azúcar en sangre, adaptar la dieta y seguir el tratamiento. Un cuidador especializado en educación terapéutica debe ser capaz de comunicarse eficazmente con pacientes de distintos perfiles (niños, adultos, ancianos), adaptando sus mensajes en función del nivel de comprensión y las habilidades de cada individuo, y motivándoles para que sigan su tratamiento a largo plazo. También es esencial saber cómo ayudar a los pacientes a superar los obstáculos que puedan encontrar, ya sean dificultades para comprender los resultados de sus pruebas, trastornos alimentarios o ansiedad relacionada con su enfermedad. Esta especialización requiere no sólo competencias médicas, sino también pedagógicas y psicológicas para apoyar y capacitar a los pacientes en su cuidado.

Otra área en la que es posible especializarse es la **diabetología geriátrica**. La diabetes en los ancianos presenta retos particulares debido a la frecuente presencia de comorbilidades, una mayor fragilidad y complicaciones propias de la edad. El tratamiento de la diabetes en los pacientes ancianos debe adaptarse para tener en cuenta las interacciones farmacológicas, el riesgo de caídas, la pérdida de autonomía y el deterioro cognitivo, todo lo cual puede complicar el control diario de los niveles de glucosa en sangre. Un cuidador especializado en diabetología geriátrica podrá ajustar los objetivos del tratamiento en función del estado general del paciente, favoreciendo los enfoques que reduzcan el riesgo de hipoglucemia y manteniendo al mismo tiempo una calidad de vida óptima. Esta especialización también permite comprender mejor las necesidades nutricionales de los pacientes ancianos, que pueden diferir de las de los pacientes más jóvenes, y adaptar el tratamiento a las capacidades físicas y cognitivas del paciente.

Por último, la especialización en **investigación clínica en diabetología** es otra vía que ofrece interesantes perspectivas. Los profesionales sanitarios que eligen esta especialización pueden participar en ensayos clínicos diseñados para probar nuevos tratamientos, terapias innovadoras o enfoques preventivos de la diabetes. Esta especialización requiere un gran interés por la innovación y el análisis científico, pero también permite estar a la vanguardia de los nuevos avances en el tratamiento de la diabetes. Los resultados obtenidos a través de la investigación clínica pueden aplicarse directamente en la práctica médica, contribuyendo a la mejora continua de la asistencia.

◦ Acompañar y tutelar a los nuevos auxiliares sanitarios: transmitir sus conocimientos

La orientación y tutoría de los nuevos auxiliares sanitarios desempeña un papel fundamental en la transmisión de conocimientos y el desarrollo de habilidades esenciales para prestar una atención de alta calidad a los pacientes, sobre todo en áreas especializadas como la diabetes. Como asistentes sanitarios experimentados, el papel del mentor o tutor no es sólo transmitir conocimientos técnicos, sino también inculcar valores, actitudes profesionales y prácticas que conformarán el futuro de la profesión. Este proceso de transmisión de conocimientos es esencial para garantizar la continuidad de los cuidados, reforzar la cohesión del equipo y ayudar a los nuevos cuidadores a integrarse rápida y eficazmente en su entorno de trabajo. Además de la enseñanza, la tutoría es una auténtica forma de coaching que apoya el crecimiento personal y profesional de los nuevos reclutas, al tiempo que fomenta un intercambio recíproco de conocimientos y experiencias.

La tutoría se basa sobre todo en la idea de guiar a los nuevos auxiliares de cuidados en las primeras etapas de su práctica profesional. El objetivo no es sólo enseñarles a realizar procedimientos técnicos como la toma de parámetros vitales o los cuidados de confort, sino también ayudarles a comprender **las razones que hay detrás de cada acción**. Al explicar las razones de cada acción, el tutor ayuda a los principiantes a desarrollar un pensamiento crítico que les permita anticiparse a las necesidades de los pacientes y adaptar sus cuidados a las situaciones clínicas. Por ejemplo, cuando se atiende a un paciente diabético, es esencial que los nuevos auxiliares de cuidados comprendan la importancia de controlar los niveles de azúcar en sangre, el cuidado de los pies y los cuidados higiénicos específicos, a fin de prevenir complicaciones graves como ulceraciones o infecciones. Explicar la relación entre estos cuidados y los riesgos asociados ayuda a que los jóvenes cuidadores sean conscientes del impacto directo de sus acciones en la salud y el bienestar de los pacientes.

La tutoría, por su parte, va más allá del aspecto técnico y se centra en el apoyo a largo plazo en la profesión. La tutoría implica una relación de confianza entre el tutor y el nuevo asistente sanitario, en la que el tutor desempeña el papel de guía, consejero y apoyo. El mentor está ahí para compartir su experiencia, ofrecer consejos prácticos y ayudar al nuevo asistente sanitario a afrontar los retos de la profesión, ya sea gestionando el estrés, tratando con pacientes complejos u organizando el trabajo. Este papel de mentor es crucial, ya que empezar a trabajar en un servicio asistencial puede ser un momento difícil. El mentor ayuda a **calmar las situaciones de estrés**, a aprender a afrontar lo inesperado y a cultivar la resiliencia ante los retos de la profesión. Por ejemplo, un auxiliar de cuidados principiante puede enfrentarse a situaciones difíciles, como atender a pacientes al final de su vida o hacer frente a urgencias médicas. El mentor, basándose en su experiencia, puede orientar al joven cuidador sobre cómo manejar estas situaciones con calma, empatía y profesionalidad.

Un aspecto esencial de la tutoría y la orientación es la **transmisión de valores profesionales**. Los auxiliares con experiencia no sólo han adquirido conocimientos técnicos, sino que también han desarrollado una ética del trabajo y valores fundamentales como el respeto, la atención, la escucha y la dignidad del paciente. Estos valores deben transmitirse a los nuevos auxiliares desde sus primeros días en la unidad. Observándoles, dedicando tiempo a explicarles la importancia de cada interacción con los pacientes y mostrándoles cómo un enfoque humano marca la diferencia en los cuidados, el tutor permite a los nuevos cuidadores integrar estos principios en su propia práctica. Por ejemplo, es esencial que los asistentes comprendan que detrás de cada procedimiento médico hay una persona con necesidades emocionales, y que la empatía y la escucha activa son tan cruciales como la habilidad técnica.

Desarrollar la autoconfianza de los nuevos cuidadores es otro objetivo clave de la tutoría. Cuando un recién llegado se incorpora a un departamento, puede sentirse inseguro sobre sus capacidades, incluso después de haber recibido una sólida formación teórica. El papel del mentor es fomentar esta confianza, ofreciendo comentarios constructivos y consejos prácticos, al tiempo que crea un entorno en el que los nuevos cuidadores pueden hacer preguntas sin miedo a ser juzgados. Al animar a los nuevos cuidadores a participar activamente en los cuidados supervisados, el mentor les permite progresar a su propio ritmo, garantizando al mismo tiempo que su práctica siga siendo segura para los pacientes. El objetivo es crear un entorno **asistencial** en el que los errores se consideren oportunidades de aprendizaje y no fracasos.

Otro aspecto de una tutoría eficaz es el **apoyo personalizado**. Cada cuidador novel tiene puntos fuertes y débiles diferentes, y es importante que el mentor adapte su enfoque a las necesidades individuales de cada persona. Algunos nuevos cuidadores pueden necesitar más orientación en la gestión de los cuidados técnicos, mientras que otros pueden necesitar apoyo emocional para gestionar mejor el estrés de la carga de trabajo o las situaciones delicadas. El mentor debe escuchar estas necesidades y adaptar su orientación para ofrecer un apoyo pertinente y específico. Al dedicar tiempo a conocer bien al nuevo cuidador, el mentor puede fomentar su desarrollo de forma más eficaz, reforzando sus puntos fuertes y trabajando gradualmente en las áreas de mejora.

La aplicación práctica es una parte fundamental del proceso de tutoría. El tutor debe crear oportunidades para que el nuevo asistente sanitario aplique lo que ha aprendido en un entorno seguro. Por ejemplo, después de observar un tratamiento varias veces, el tutor puede animar al principiante a que lo lleve a cabo él mismo bajo supervisión, proporcionándole información en tiempo real. Este enfoque fomenta el aprendizaje a través de la práctica, al tiempo que permite corregir errores inmediatamente y perfeccionar las técnicas. Estos momentos de práctica supervisada son esenciales para que los nuevos cuidadores adquieran confianza en sí mismos y se apropien de los gestos técnicos, pero también para desarrollar su capacidad de **tomar decisiones** en situaciones de cuidado.

Por último, el asesoramiento y la tutoría también contribuyen a **la integración de los nuevos cuidadores en el equipo**. Un nuevo cuidador que se siente bien integrado en un equipo tiene más probabilidades de desarrollar sólidas relaciones de trabajo, aprender de los demás miembros del equipo y adaptarse rápidamente a las exigencias del servicio. El mentor desempeña aquí un papel facilitador, ayudando a forjar vínculos entre el nuevo cuidador y sus colegas, y asegurándose de que todos se sientan cómodos haciendo preguntas, pidiendo ayuda o compartiendo ideas. Un entorno de trabajo colaborativo y afectuoso es esencial para fomentar el aprendizaje y la cooperación entre los distintos cuidadores, y el mentor suele ser el vínculo que ayuda a crear esta dinámica positiva.

- **Subparte 3: Desarrollar una comunicación eficaz dentro del equipo**
  - Herramientas y técnicas para mejorar la comunicación interdisciplinar

Mejorar la comunicación interdisciplinar es esencial en un entorno sanitario, sobre todo en contextos complejos como el cuidado de pacientes diabéticos, donde distintos profesionales sanitarios -médicos, enfermeros, auxiliares asistenciales, dietistas, psicólogos y otros especialistas- deben colaborar estrechamente. Una comunicación eficaz entre estos distintos agentes no sólo garantiza la coherencia de la asistencia, sino que también mejora la continuidad, evita errores y optimiza la calidad de la atención ofrecida a los pacientes. Por tanto, la introducción de herramientas y técnicas adecuadas es crucial para facilitar los intercambios y reforzar la cooperación entre los equipos asistenciales. Estas herramientas y técnicas deben facilitar el intercambio de información precisa, pertinente y oportuna, fomentando al mismo tiempo una comunicación abierta y colaborativa.

Una de las primeras herramientas para mejorar la comunicación interdisciplinar es **el uso de historias clínicas electrónicas (HCE)** compartidas. Las HCE permiten a todos los profesionales que intervienen en la atención de un paciente acceder a información médica esencial en tiempo real, lo que reduce el riesgo de pérdida o duplicación de información. Centralizan datos como resultados de laboratorio, notas de consulta, recetas y revisiones médicas, garantizando que todos los miembros del equipo tengan una visión actualizada del estado del paciente. Esto es especialmente importante para los pacientes diabéticos, cuya atención requiere un seguimiento constante de parámetros como los niveles de azúcar en sangre, la tensión arterial y las complicaciones asociadas. Por ejemplo, un diabetólogo puede consultar los resultados de la glucemia directamente en el expediente del paciente, mientras que un podólogo puede añadir observaciones sobre el estado de los pies, lo que permite una gestión más integrada y coherente.

Las reuniones interdisciplinares periódicas, también conocidas como reuniones de personal o de coordinación, son otra herramienta eficaz para mejorar la comunicación entre los distintos miembros del equipo sanitario. Estas reuniones brindan la oportunidad de revisar casos complejos, debatir los ajustes necesarios del tratamiento y compartir observaciones clínicas importantes. Fomentan el intercambio de ideas y conocimientos entre las distintas disciplinas, lo que permite a cada miembro del equipo contribuir al desarrollo del plan de cuidados. Por ejemplo, en una reunión dedicada a un paciente diabético con complicaciones renales, el nefrólogo puede aportar su punto de vista sobre la gestión de la medicación, mientras que el dietista puede sugerir ajustes dietéticos basados en las recomendaciones del nefrólogo. Estas conversaciones permiten elaborar un plan de cuidados conjunto, en el que cada profesional sabe exactamente cuál es su parte de responsabilidad y cómo encajan las acciones de cada uno.

Para facilitar estas reuniones, es posible utilizar **herramientas de gestión de proyectos** adaptadas a los equipos sanitarios, como

374

plataformas colaborativas o programas informáticos específicos para la coordinación de la asistencia. Estas herramientas permiten programar reuniones, compartir documentos e información en línea y supervisar los planes de tratamiento. Además, suelen ofrecer funciones de seguimiento de tareas y responsabilidades, lo que garantiza que cada miembro del equipo sepa qué hay que hacer y para cuándo. Esto fomenta la gestión proactiva de la atención y evita que se olviden determinadas tareas o información. Por ejemplo, tras una reunión, el médico puede asignar tareas específicas a distintos cuidadores, como la realización de un análisis de sangre o una consulta dietética, asegurándose de que todo queda registrado y es accesible para todos los implicados a través de la herramienta de gestión.

Otro elemento clave para mejorar la comunicación interdisciplinar es **el uso de canales de comunicación claros y adaptados a cada situación**. Es esencial elegir las herramientas adecuadas en función de la urgencia y la importancia de la información que se vaya a compartir. Por ejemplo, para información urgente o crítica, la comunicación directa (por teléfono o mensajería instantánea) puede ser más adecuada que el correo electrónico, ya que garantiza una respuesta rápida. Por el contrario, para actualizaciones periódicas o revisiones clínicas, puede bastar con un correo electrónico o una nota en el EMR. Lo importante es establecer normas claras dentro del equipo sobre cómo debe circular la información y fomentar una comunicación abierta en la que cada miembro pueda expresarse y hacer preguntas en caso de duda.

Además de las herramientas técnicas, **las técnicas de comunicación interpersonal** también son esenciales para mejorar los intercambios entre las distintas disciplinas. Un método muy eficaz en este contexto es el enfoque de **comunicación asertiva**, en el que se anima a cada miembro del equipo a expresar sus observaciones, preocupaciones o sugerencias de forma clara y respetuosa. Este enfoque fomenta una colaboración constructiva, en la que todos se sienten escuchados y valorados, al tiempo que facilita la resolución de conflictos o diferencias de opinión. El objetivo es evitar que los malentendidos o los errores de comunicación socaven la calidad de los cuidados. Por ejemplo, si una enfermera observa un cambio inesperado en los niveles de azúcar en sangre de un paciente diabético y cree que hay que ajustar el tratamiento, debe ser capaz de comunicar esta información sin miedo al equipo médico, para que la decisión pueda tomarse colectivamente.

El **método SBAR** (Situación, Antecedentes, Evaluación, Recomendación) es otra técnica de comunicación muy útil para estructurar los intercambios entre profesionales sanitarios. Utilizado sobre todo en las comunicaciones entre profesionales sanitarios, permite presentar de forma concisa y clara la situación de un paciente, sus antecedentes, las evaluaciones realizadas y las recomendaciones propuestas. Esto es especialmente pertinente en los servicios en los que los equipos deben turnarse periódicamente, o en el contexto de cuidados complejos como los que se dispensan a pacientes diabéticos que sufren múltiples complicaciones. Por ejemplo, al cambiar de equipo al final de la jornada, una enfermera puede utilizar el método SBAR para transmitir información sobre la evolución de la glucemia del paciente, las medidas adoptadas (ajuste de la insulina, toma de glucosa) y las recomendaciones para el futuro (vigilancia estrecha durante la noche).

La escucha activa también es una habilidad esencial para mejorar la comunicación interdisciplinar. No se trata sólo de oír la información, sino de entender realmente lo que se dice, hacer preguntas aclaratorias si es necesario y asegurarse de que cada miembro del equipo ha entendido los mensajes clave. Así se evitan malentendidos y se garantiza que la atención al paciente se ajusta al plan de tratamiento establecido. La escucha activa es especialmente importante en las reuniones de coordinación en las que varios profesionales comparten sus observaciones y recomendaciones. Por ejemplo, cuando un dietista explica sus recomendaciones dietéticas para un paciente diabético con complicaciones renales, es importante que los demás profesionales (médicos, enfermeras) se tomen el tiempo necesario para comprender plenamente estas recomendaciones a fin de evitar errores en la aplicación del plan de cuidados.

La mejora de la comunicación interdisciplinar también requiere **una formación continua** de los equipos sanitarios. Es esencial sensibilizar a los profesionales sanitarios sobre los retos de una comunicación eficaz y proporcionarles herramientas prácticas para mejorar sus intercambios. Los talleres o cursos de formación sobre habilidades de comunicación, el uso de nuevas herramientas tecnológicas o los métodos de gestión de proyectos pueden ayudar a reforzar la cohesión de los equipos y a que los intercambios sean más fluidos. Además, puede ser útil crear un espacio de evaluación periódica en el que los equipos puedan analizar la calidad de su comunicación e identificar las áreas susceptibles de mejora. Estos momentos de reflexión contribuyen a mantener un alto nivel de cooperación y a prevenir las disfunciones organizativas.

Por último, es esencial crear **una cultura de comunicación abierta y no jerárquica** dentro de los equipos sanitarios. Cada miembro del equipo, sea cual sea su nivel de responsabilidad, debe sentirse libre para comunicar sus observaciones o preocupaciones. Esto incluye a los auxiliares asistenciales, que a menudo están en primera línea con los pacientes y pueden detectar signos clínicos precoces que requieran intervención. En una cultura de comunicación abierta, la opinión de cada profesional se tiene en cuenta y se incorpora al proceso de toma de decisiones, lo que mejora la calidad de la asistencia prestada.

      ○   La importancia de la retroalimentación y la evaluación continua

La retroalimentación y la evaluación continuas desempeñan un papel crucial en la mejora de la práctica profesional y la calidad de la atención en los entornos sanitarios, especialmente en áreas complejas como la diabetes. Ayudan a garantizar el desarrollo profesional continuo, refuerzan la comunicación dentro de los equipos y mantienen altos niveles de atención al paciente. La evaluación continua y los comentarios constructivos crean una dinámica de aprendizaje y progreso que beneficia tanto a los cuidadores como a los pacientes. La integración de momentos regulares de reflexión en la rutina diaria de los equipos asistenciales permite corregir errores, ajustar prácticas y fomentar una cultura de mejora continua.

La importancia de **la retroalimentación** radica en su capacidad para ofrecer nuevas perspectivas y arrojar luz sobre aspectos susceptibles de mejora que pueden no ser inmediatamente evidentes para un profesional sanitario. Cuando un cuidador recibe comentarios constructivos sobre su actuación, ya sea en lo que se refiere a una habilidad técnica o a una actitud relacionada con los cuidados, le permite dar un paso atrás e identificar áreas de mejora. Por ejemplo, un asistente sanitario que recibe comentarios sobre la forma en que realiza los cuidados higiénicos a un paciente diabético encamado puede comprender mejor el impacto de sus acciones en la comodidad y seguridad del paciente, y ajustar sus prácticas en consecuencia. Un feedback bien formulado, basado en hechos y sin prejuicios puede ayudar a corregir hábitos o técnicas que, aunque el cuidador perciba como eficaces, podrían mejorarse.

En un equipo sanitario, la **retroalimentación entre colegas** es igual de valiosa. Al compartir sus observaciones e impresiones de forma periódica, los profesionales sanitarios pueden ayudarse mutuamente a reforzar sus competencias y ajustar su forma de trabajar. El feedback no consiste sólo en señalar los errores, sino que también puede utilizarse para valorar lo que se hace bien, aumentando así la confianza y la motivación dentro de los equipos. Por ejemplo, cuando un enfermero observa que su colega ha manejado especialmente bien una situación delicada con un paciente diabético hipoglucémico, los comentarios positivos sobre la gestión del estrés y la calidad de la intervención refuerzan las buenas prácticas y fomentan la cooperación. Estos intercambios refuerzan la cohesión del equipo y fomentan un clima de confianza y apoyo mutuo.

Otro aspecto esencial de la retroalimentación es su capacidad para **prevenir errores** y mejorar la seguridad de la asistencia. Al incorporar mecanismos regulares de retroalimentación, resulta más fácil identificar posibles problemas antes de que se conviertan en incidentes graves. En el tratamiento de la diabetes, los errores pueden tener consecuencias importantes, sobre todo cuando se trata de administrar insulina o controlar los niveles de glucosa en sangre. Una retroalimentación rápida tras una situación de alto riesgo, ya sea un error de dosificación o una mala interpretación de los resultados, permite corregir el proceso de inmediato y evitar un error similar en el futuro. Por lo tanto, la evaluación continua ayuda a establecer una cultura de la seguridad, en la que se anima a todos los miembros del equipo a informar de cualquier anomalía o dificultad encontrada, sin temor a repercusiones negativas.

Las opiniones de los pacientes también son una valiosa fuente de mejora. Los cuidadores trabajan a menudo en entornos estresantes, donde la elevada carga de trabajo puede dificultar la observación de cada detalle de la atención. Los pacientes, como receptores de los cuidados, suelen estar en primera línea a la hora de identificar aspectos mejorables, ya sea en términos de comunicación, comodidad o comprensión de los cuidados. Si se pide periódicamente a los pacientes que opinen sobre su experiencia, los equipos sanitarios pueden ajustar su enfoque para satisfacer mejor las necesidades y expectativas específicas de las personas a las que atienden. Por ejemplo, un paciente diabético puede decir que no entiende del todo las instrucciones para ajustar su dieta o administrar sus inyecciones de insulina. Esta información puede utilizarse para adaptar la educación terapéutica y garantizar que los pacientes dispongan de la información que necesitan para gestionar su enfermedad de forma independiente.

Además de la retroalimentación, la **evaluación continua** de la práctica profesional es una herramienta esencial para mantener y mejorar la calidad de los cuidados. La evaluación continua implica un proceso estructurado en el que se analizan periódicamente las habilidades, los conocimientos y el rendimiento de los cuidadores, no con fines de control, sino para identificar áreas de mejora y desarrollo ulterior. En un entorno médico en constante evolución como el de la diabetes, en el que surgen regularmente nuevas tecnologías, tratamientos y enfoques terapéuticos, es esencial que los cuidadores se mantengan al día. Por ejemplo, el uso de nuevos dispositivos de monitorización continua de la glucosa o bombas de insulina requiere una formación específica y una evaluación de su dominio. La evaluación continua garantiza que los cuidadores tengan las competencias necesarias para incorporar estas innovaciones a su práctica diaria.

La autoevaluación es un componente clave de este proceso de evaluación continua. Animar a los cuidadores a dedicar regularmente tiempo a reflexionar sobre sus propias prácticas, sus éxitos y las dificultades que han encontrado les permite convertirse en protagonistas activos de su propio desarrollo profesional. La autoevaluación ayuda a identificar las áreas en las que puede ser necesaria una mayor formación, a tomar conciencia de los posibles errores y a reforzar las habilidades ya adquiridas. También brinda la oportunidad de dar un paso atrás y evaluar aspectos más sutiles de la práctica, como la comunicación con los pacientes, la capacidad de escucha y la gestión del estrés. Por ejemplo, un cuidador que se da cuenta de que sus intervenciones a veces son percibidas como bruscas o demasiado rápidas por los pacientes puede trabajar en su enfoque para mejorar la calidad de sus interacciones.

La evaluación continua no se limita al individuo, sino que también puede aplicarse a **nivel de equipo**. Evaluar periódicamente el rendimiento de un equipo en su conjunto ayuda a mejorar la coordinación, reforzar la comunicación y poner en marcha estrategias de cooperación más eficaces. Las auditorías clínicas, por ejemplo, pueden servir para evaluar si las prácticas cumplen los protocolos o normas preestablecidos, comprobando si los pacientes reciben una atención adecuada y acorde con las últimas recomendaciones. Estas auditorías, seguidas de comentarios colectivos, brindan la oportunidad de reflexionar sobre la calidad de la atención, corregir discrepancias y compartir buenas prácticas dentro del equipo. Por ejemplo, una auditoría de la gestión de los pacientes diabéticos podría revelar que determinados aspectos de la educación terapéutica no siempre se llevan a cabo de forma óptima. Esto permitiría identificar las deficiencias y proponer una formación específica para mejorar este aspecto esencial de la asistencia.

La evaluación continua es también un motor de **motivación y desarrollo profesional**. Al ver sus esfuerzos evaluados y reconocidos con regularidad, los cuidadores se sienten más inclinados a invertir en su trabajo, a continuar su desarrollo profesional y a aprender nuevas prácticas. Un proceso de evaluación bien estructurado, en el que los cuidadores reciben comentarios constructivos y objetivos claros para su desarrollo, fomenta la sensación de logro y progreso. Esto contribuye a su realización profesional y a su satisfacción laboral, al tiempo que mejora la calidad general de la atención al paciente.

En conclusión, la retroalimentación y la evaluación continua son pilares esenciales para garantizar la excelencia en los entornos sanitarios. Permiten identificar oportunidades de mejora, corregir errores, mejorar la seguridad del paciente y fomentar el desarrollo profesional constante. Inculcando una cultura de feedback constructivo y evaluando periódicamente las competencias y las prácticas, el personal sanitario no sólo puede mejorar su rendimiento individual, sino también contribuir al impulso colectivo de mejora continua, en beneficio directo de los pacientes y de la calidad de la asistencia.

         ◦   Asumir un papel de liderazgo en el equipo asistencial

Afianzarse en un papel de liderazgo dentro del equipo asistencial es un reto gratificante que requiere mucho más que aptitudes técnicas o conocimientos profundos de las prácticas asistenciales. Se basa en la capacidad de inspirar, guiar y apoyar a los colegas, fomentando al mismo tiempo un ambiente de colaboración y respeto mutuo. Un líder en el contexto sanitario es ante todo alguien capaz de dar ejemplo, fomentar la comunicación abierta, manejar situaciones complejas con confianza y tomar decisiones informadas en interés de los pacientes. Esta función requiere tanto cualidades humanas -como empatía, capacidad de escucha e integridad- como dotes organizativas para coordinar eficazmente las actividades del equipo. Afianzarse en este puesto significa encontrar un equilibrio entre la autoridad necesaria para dirigir al equipo y la benevolencia requerida para mantener una dinámica positiva.

El primer paso para imponerse como líder es **demostrar experiencia y compromiso** con su trabajo. En el contexto sanitario, esto significa no sólo dominar los conocimientos técnicos necesarios para atender a los pacientes, sino también estar constantemente al día de los protocolos asistenciales, las innovaciones médicas y las mejores prácticas. Un líder eficaz debe ser visto como un modelo de competencia, alguien en quien los demás miembros del equipo puedan confiar para darles respuestas precisas y orientaciones claras. Por ejemplo, en un servicio de diabetes, un líder no sólo sabrá gestionar situaciones de emergencia como una hipoglucemia grave o una cetoacidosis diabética, sino que también será capaz de anticiparse a las necesidades de los pacientes y orientar al equipo sobre las medidas que deben tomarse para prevenir esas situaciones.

Pero los conocimientos técnicos no bastan para definir un liderazgo de éxito. El líder asistencial también debe ser capaz de **comunicarse eficazmente** con su equipo. Esto significa dar instrucciones claras, explicar las decisiones y asegurarse de que cada miembro del equipo comprende su papel y sus responsabilidades. La comunicación debe ser fluida, abierta y respetuosa. Un buen líder se toma el tiempo necesario para escuchar a sus colegas, acoger sus preguntas o preocupaciones y crear un entorno en el que todos se sientan valorados y libres para expresar sus ideas. Esta comunicación abierta es especialmente importante en situaciones complejas en las que varias personas tienen que trabajar juntas. Por ejemplo, si se establece un complejo plan de cuidados para un paciente diabético con comorbilidades (como insuficiencia renal), el líder se asegura de que cada profesional implicado -médico, enfermera, dietista- esté bien informado y de que los cuidados se coordinen de forma coherente.

El liderazgo en un equipo asistencial también requiere la capacidad de **tomar decisiones con rapidez y seguridad**, sobre todo en situaciones de emergencia. Los cuidadores se enfrentan a menudo a momentos críticos en los que el tiempo es esencial, y un líder debe ser capaz de mantener la calma, analizar la situación rápidamente y tomar las medidas adecuadas. Por ejemplo, si un paciente diabético entra en cetoacidosis, el líder debe organizar inmediatamente la intervención del equipo, distribuir las tareas (administración de insulina, rehidratación, control de los parámetros vitales) y coordinar los cuidados hasta que se estabilice el estado del paciente. Esta capacidad para tomar decisiones informadas, manteniendo la calma bajo presión, inspira confianza en los demás miembros del equipo, que se sienten respaldados y guiados en sus acciones.

Afirmarse como líder también significa **fomentar la autonomía de** los miembros del equipo, garantizando al mismo tiempo un seguimiento adecuado. Un buen líder no intenta controlarlo todo, sino que delega tareas en función de las habilidades de cada persona y anima a sus compañeros a tomar la iniciativa. Esta autonomía permite a cada miembro del equipo sentirse responsable y valorado en su trabajo. Sin embargo, un líder siempre está disponible para ofrecer consejo u orientación si es necesario. Por ejemplo, si un joven auxiliar de cuidados se enfrenta a una situación nueva, como el tratamiento de las heridas de un paciente diabético con una úlcera en el pie, el líder ofrecerá el apoyo y los recursos necesarios para llevar a cabo la tarea, dejando al mismo tiempo espacio suficiente para que el joven profesional aprenda y crezca en su práctica.

La **gestión de conflictos** es otro aspecto fundamental del liderazgo en un equipo sanitario. Inevitablemente, pueden surgir tensiones en los equipos, ya sea por la carga de trabajo, las diferencias de opinión o la falta de comunicación. Un líder eficaz debe ser capaz de desactivar estas tensiones de forma constructiva, tratando de entender las causas del conflicto y trabajando con los miembros del equipo para encontrar soluciones. El objetivo es resolver los problemas preservando la armonía del grupo. Por ejemplo, si surge una disputa entre dos enfermeras sobre la mejor manera de tratar a un paciente, el líder debe intervenir rápidamente para organizar un diálogo abierto y respetuoso, facilitando un debate sobre los distintos enfoques y ayudando a aclarar los protocolos u objetivos comunes.

Como líder, también es esencial **reconocer y valorar los esfuerzos** de los miembros del equipo. El reconocimiento es un poderoso motivador. Un líder debe saber expresar su gratitud y destacar los éxitos, ya se trate de una atención bien ejecutada, de una excelente gestión de los pacientes o simplemente de un esfuerzo especial por ayudar a un compañero. Este reconocimiento puede adoptar la forma de un elogio directo, una mención en las reuniones de equipo o un estímulo individual. Al destacar las contribuciones de todos, el líder refuerza la cohesión y la satisfacción laboral, al tiempo que fomenta una actitud positiva y de colaboración. Por ejemplo, tras una situación de emergencia bien gestionada, el líder puede dedicar un momento a agradecer al equipo su capacidad de respuesta y coordinación, subrayando así la importancia de trabajar juntos.

Afirmarse como líder también significa saber ser humilde y aprender de los demás. Incluso como figura de autoridad, un líder debe permanecer abierto a las críticas y sugerencias, y estar dispuesto a admitir sus propios errores. Esta actitud de humildad genera confianza en el equipo, porque demuestra que el líder no está ahí para imponer sus decisiones, sino para trabajar con el equipo para lograr avances conjuntos. Por ejemplo, si un cuidador sugiere una mejora de un procedimiento o una forma mejor de gestionar una situación recurrente, un líder sabio tomará en serio estas sugerencias y fomentará el debate en torno a estas ideas.

Esto refuerza el compromiso de los cuidadores de participar activamente en la mejora continua de la asistencia.

Por último, un líder eficaz debe ser también un **pilar de apoyo emocional** para su equipo. Trabajar en el sector sanitario puede ser emocionalmente exigente, sobre todo cuando se afrontan situaciones difíciles como atender a pacientes al final de su vida, gestionar complicaciones graves o momentos de agotamiento relacionados con la carga de trabajo. Un líder atento sabe detectar los signos de fatiga o estrés en sus colegas e interviene para ayudarles. Ya sea ofreciendo un oído atento, aligerando la carga de trabajo de un miembro del equipo o animando a los cuidadores a cuidar de sí mismos, el líder debe velar por la salud mental y el bienestar del equipo. Esto ayuda a mantener una dinámica de trabajo positiva y a prevenir el agotamiento.

Conclusión:

Una profesión

en el corazón de la humanidad

- Las recompensas de trabajar en diabetología

Trabajar en diabetología ofrece una forma única de recompensa, que nace del profundo impacto que se puede tener en la vida de los pacientes. Esta especialidad médica, que se centra en el tratamiento de la diabetes, una enfermedad crónica compleja y cada vez más frecuente, ofrece a los cuidadores la oportunidad de hacer un seguimiento a largo plazo de los pacientes, apoyar su trayectoria asistencial y ayudarles a comprender y controlar mejor su enfermedad. A diferencia de otras especialidades, en las que las interacciones con los pacientes pueden ser breves o esporádicas, la diabetología nos permite establecer relaciones duraderas basadas en la confianza y la colaboración, en las que cada paso adelante, por pequeño que sea, es una victoria compartida.

Uno de los aspectos más gratificantes de este trabajo es la oportunidad de **apoyar a los pacientes en su autonomía**. Como la diabetes es una enfermedad que requiere un control diario, los cuidadores desempeñan un papel clave en la educación terapéutica de los pacientes, ayudándoles a entender cómo controlar sus niveles de azúcar en sangre, ajustar su dieta y adaptar su tratamiento. La sensación de logro proviene de no limitarse a prestar cuidados puntuales, sino de transmitir conocimientos y habilidades que permiten a los pacientes recuperar el control de su salud. Ver cómo un paciente, que al principio se sentía abrumado por la gestión de su enfermedad, se vuelve gradualmente independiente y confía en su capacidad para controlar su diabetes es una fuente de inmensa satisfacción. Es una auténtica alegría saber que has ayudado a mejorar la calidad de vida de alguien, a veces incluso previniendo complicaciones graves.

En diabetología, la **relación cuidador-paciente** es fundamental y a menudo se desarrolla a lo largo de varios años. Se trata de una especialidad en la que el seguimiento a largo plazo permite forjar fuertes vínculos y comprender realmente a los pacientes, no sólo en su dimensión médica, sino también en su dimensión humana. Los cuidadores se convierten en figuras de apoyo para los pacientes que, ante una enfermedad crónica, necesitan puntos de referencia estables. Este vínculo de confianza es especialmente gratificante, porque nos permite trabajar en un clima de transparencia y cooperación. Cada consulta, cada cita, es una oportunidad para reforzar esta relación y avanzar juntos en el control de la enfermedad. Esta cercanía nos permite ver cómo los pacientes evolucionan, superan las dificultades y, a veces, incluso cambian su estilo de vida para adoptar un enfoque más saludable y proactivo. La sensación de ser parte integrante de este proceso de transformación es sumamente gratificante.

La **naturaleza multidimensional de la atención** diabética también contribuye a la recompensa del trabajo. La atención diabética no se limita a un único aspecto clínico; implica prestar atención a la nutrición, la actividad física, la salud mental y la prevención de complicaciones. Este enfoque integral y holístico permite a los profesionales sanitarios practicar una medicina que tiene en cuenta a la persona en su totalidad, no sólo la enfermedad. Por ejemplo, cuando ayudamos a un paciente a cambiar su dieta, a comprender mejor el impacto de los carbohidratos en sus niveles de azúcar en sangre o a integrar el ejercicio físico en su rutina diaria, podemos ver el efecto directo de estos cambios en su estado general de salud. Esto te da una profunda sensación de logro, porque sabes que estás contribuyendo a mucho más que a estabilizar la enfermedad: estás ayudando a mejorar el bienestar general del paciente.

Trabajar en diabetología también ayuda a **prevenir las complicaciones graves** de la diabetes, como la retinopatía, la neuropatía y las enfermedades cardiovasculares, y esto da una inmensa satisfacción. Ayudando a los pacientes a controlar sus niveles de azúcar en sangre y enseñándoles la importancia del seguimiento periódico y el cumplimiento del tratamiento, los cuidadores pueden prevenir o retrasar la aparición de complicaciones potencialmente devastadoras. Ver a un paciente que, gracias a un tratamiento precoz y un seguimiento riguroso, evita complicaciones graves como la amputación o la diálisis, es un verdadero alivio y un motivo de orgullo. Es sumamente gratificante saber que sus acciones contribuyen a evitar más sufrimiento y a prolongar la autonomía del paciente.

El **trabajo en equipo** en diabetología añade otra dimensión a esta recompensa. El cuidado de los pacientes diabéticos requiere una estrecha colaboración entre distintos profesionales sanitarios: diabetólogos, enfermeras, auxiliares de cuidados, dietistas, podólogos y, en ocasiones, psicólogos. Esta colaboración no sólo permite ofrecer una atención integral y personalizada a los pacientes, sino que también enriquece la vida profesional de los cuidadores. Trabajar en estrecha colaboración con expertos de muy diversa procedencia significa que aprendemos constantemente, intercambiamos ideas y mejoramos continuamente nuestras prácticas. Es gratificante formar parte de un equipo multidisciplinar, en el que todos aportan su experiencia para el bienestar de los pacientes, y sentir que se contribuye a un esfuerzo colectivo por mejorar los resultados sanitarios.

Además, la **dimensión humana y emocional** de la diabetología aporta un profundo significado a este trabajo. La diabetes no es sólo una enfermedad biológica; tiene un impacto considerable en la vida cotidiana de los pacientes, en su bienestar psicológico y en su vida social. Los cuidadores desempeñan a menudo un papel de apoyo moral para los pacientes que tienen que hacer frente a la ansiedad, la frustración o la depresión que puede conllevar la gestión de una enfermedad crónica. Escuchar a los pacientes, animarles y motivarles para que perseveren en su tratamiento son momentos en los que nos damos cuenta de la importancia del apoyo emocional en el proceso de curación. El vínculo humano que se crea en esos momentos es muy gratificante, porque demuestra que la asistencia va mucho más allá del tratamiento médico: es un enfoque holístico que tiene en cuenta todos los aspectos de la persona.

Por último, trabajar en diabetología también supone un **reconocimiento social**. Con el rápido aumento del número de casos de diabetes en todo el mundo, esta especialidad se ha convertido en un importante problema de salud pública. Los cuidadores que trabajan en diabetología están en primera línea para hacer frente a este reto, y es gratificante saber que estás contribuyendo a un campo en el que el impacto es vasto e importante. La lucha contra la diabetes es una batalla a largo plazo, pero cada victoria, cada paciente que consigue estabilizar sus niveles de azúcar en sangre o evitar una complicación grave, es la prueba de que los esfuerzos realizados están marcando una verdadera diferencia para la sociedad.

- El futuro de la profesión auxiliar de enfermería en un contexto de aumento de las enfermedades crónicas

Con el aumento de enfermedades crónicas como la diabetes, la hipertensión y las enfermedades cardiovasculares, el futuro de la profesión enfermera promete ser rico en oportunidades y retos. A medida que estas enfermedades se hacen cada vez más prevalentes con el envejecimiento de la población y los cambios en los estilos de vida, el papel del asistente sanitario evoluciona para adaptarse a las crecientes necesidades de los pacientes crónicos. Esta transformación implica redefinir las competencias, asumir mayores responsabilidades e integrarse aún más en los equipos asistenciales multidisciplinares. El asistente sanitario del mañana no sólo será un actor clave en los cuidados básicos, sino también un pivote esencial en la prevención, el apoyo y la educación terapéutica de los pacientes que padecen enfermedades crónicas.

Uno de los principales cambios que se avecinan en la profesión enfermera será **el desarrollo de habilidades y conocimientos específicos para** la gestión de las enfermedades crónicas. Enfermedades crónicas como la diabetes o la insuficiencia cardiaca requieren una gestión diaria y un seguimiento riguroso. Los auxiliares sanitarios desempeñarán un papel cada vez más central en esta gestión, ya sea controlando los parámetros vitales, proporcionando cuidados higiénicos específicos o ayudando a los pacientes en su rutina diaria. La prevalencia cada vez mayor de estas enfermedades exigirá una formación más avanzada, sobre todo en las propias enfermedades, sus complicaciones y cómo adaptar los cuidados a los cambios en el estado del paciente. Los auxiliares de cuidados tendrán que desarrollar **conocimientos especializados en el cuidado de pacientes crónicos**, con competencias específicas en el tratamiento de heridas, la prevención de úlceras por presión, el control de la glucemia y la gestión de la medicación.

En este contexto**, la educación terapéutica** del paciente se convertirá en otra área clave para los asistentes sanitarios. Para los pacientes que padecen enfermedades crónicas, la autonomía en la gestión de su enfermedad es esencial. Los asistentes sanitarios tendrán que desempeñar un papel más activo en el apoyo a los pacientes en casa o en instituciones, formándoles en buenas prácticas de gestión de la enfermedad. Esto podría incluir sesiones educativas sobre cómo controlar los niveles de azúcar en sangre, administrar insulina o comprender las señales de alarma de las complicaciones. De este modo, los auxiliares asistenciales pueden convertirse en **agentes preventivos**, ayudando a los pacientes a cuidarse mejor a diario, evitar hospitalizaciones frecuentes y mantener una calidad de vida estable. Este cambio de papel requerirá un aumento de las competencias en técnicas pedagógicas y una mejor comprensión de los factores psicológicos que influyen en la adherencia al tratamiento.

El **apoyo a los pacientes que están perdiendo su independencia** será otro ámbito importante en el futuro de la profesión enfermera. Las enfermedades crónicas, sobre todo en las personas mayores, suelen conducir a una pérdida gradual de independencia que requiere un apoyo continuo en las tareas cotidianas. Los auxiliares de cuidados serán cada vez más solicitados para prestar este apoyo, ya sea a domicilio o en centros sanitarios. Desempeñarán un papel esencial en la **prevención de las complicaciones ligadas a la dependencia**, manteniendo la movilidad de los pacientes, controlando su alimentación e hidratación y proporcionando cuidados de confort. Su presencia será aún más valiosa en los periodos de fragilidad, cuando los pacientes corren el riesgo de sufrir complicaciones como escaras, infecciones o caídas. De este modo, los auxiliares asistenciales se convierten en un eslabón esencial en el cuidado global de los pacientes que pierden su independencia, contribuyendo a su seguridad y bienestar.

Con el aumento de las enfermedades crónicas, el **trabajo en equipos multidisciplinares** se convertirá en una parte esencial del día a día de los asistentes sanitarios. Los pacientes que padecen enfermedades crónicas requieren a menudo la intervención de varios profesionales sanitarios: médicos generalistas, especialistas (diabetólogos, nefrólogos, cardiólogos), enfermeros, fisioterapeutas, dietistas, psicólogos y muchos otros. Los asistentes sanitarios participarán cada vez más en esta dinámica de colaboración. Tendrán que ser capaces de comunicarse eficazmente con todo el equipo sanitario, transmitir información crucial sobre los cambios en el estado del paciente y participar activamente en las decisiones sobre los cuidados. Se convertirán en **un vínculo esencial entre el paciente y los demás profesionales**, a menudo presentes con los pacientes a diario, lo que les permitirá proporcionar información clave sobre su estado de salud y bienestar. Esta proximidad al paciente confiere al auxiliar de enfermería un papel indispensable en la coordinación de los cuidados, y esta evolución refuerza la importancia de la comunicación interprofesional.

El futuro de la profesión enfermera también pasará por **un mayor uso de las tecnologías médicas**. El auge de los dispositivos de telemedicina, las aplicaciones de seguimiento de la salud y las tecnologías de monitorización a distancia ya está cambiando la forma de controlar a los pacientes. Los auxiliares sanitarios tendrán que trabajar cada vez más con estas herramientas, ya sea para controlar los niveles de azúcar en sangre de los pacientes diabéticos mediante sensores continuos, o para ayudar a los pacientes a utilizar tecnologías como bombas de insulina inteligentes o aplicaciones móviles de seguimiento de tratamientos. Esto requerirá nuevas competencias, sobre todo para gestionar e interpretar los datos sanitarios recogidos por estos dispositivos. Los asistentes sanitarios se convertirán así en **agentes clave para apoyar a los pacientes en la era digital**, ayudándoles a apropiarse de estas nuevas tecnologías y a utilizarlas eficazmente para gestionar mejor su enfermedad.

El **aspecto psicológico** del cuidado de pacientes crónicos también se convertirá en un área en la que el cuidador desempeñará un papel cada vez más importante. Las enfermedades crónicas pueden tener un impacto psicológico considerable en los pacientes, debido a su carácter irreversible y a la gestión diaria que imponen. Los asistentes sanitarios serán a menudo los primeros en observar signos de angustia, ansiedad o depresión en los pacientes, y tendrán que ser capaces de ofrecer apoyo psicológico de primera línea. Esto implica una mayor **conciencia de los aspectos emocionales** de la enfermedad, y la capacidad de escuchar, tranquilizar y remitir a los pacientes a los profesionales adecuados en caso necesario. El aspecto humano de esta función será fundamental en la gestión de las enfermedades crónicas, en las que la dimensión psicológica es inseparable del seguimiento médico.

Por último, el desarrollo de la profesión de auxiliar de enfermería en este contexto irá acompañado de un **reconocimiento cada vez mayor de** su papel en el sistema sanitario. Con la creciente carga de las enfermedades crónicas y el envejecimiento de la población, los auxiliares de cuidados deberán desempeñar un papel cada vez más central en los equipos sanitarios. Su experiencia y su presencia diaria con los pacientes les situarán en el centro de la gestión de las enfermedades crónicas, y es de esperar que esta mayor responsabilidad vaya acompañada de una revalorización de su profesión. La evolución de las misiones de los auxiliares de enfermería hacia unos cuidados más autónomos, más diversificados y más técnicos podría abrir perspectivas de formación continua y especialización, abriendo nuevas vías a quienes deseen profundizar en su práctica y progresar en su carrera.

- Ánimo para seguir formándose y mantener la curiosidad

Fomentar la formación continua y cultivar la curiosidad a lo largo de la carrera profesional es fundamental en el ámbito sanitario, sobre todo para los auxiliares de cuidados. En un entorno médico en constante evolución, marcado por los avances científicos, las innovaciones tecnológicas y la aparición de nuevos retos como el aumento de las enfermedades crónicas, la formación continua ya no es una opción, sino una necesidad. Más allá de la simple adquisición de competencias, la formación continua y la curiosidad activa permiten a los profesionales sanitarios mantenerse al día, ofrecer una asistencia de calidad y desarrollarse plenamente en su profesión.

Ante todo, la formación continua nos permite **mejorar nuestras competencias** y responder con mayor eficacia a las necesidades de nuestros pacientes. Los protocolos asistenciales evolucionan constantemente, al igual que las prácticas médicas y las recomendaciones clínicas. Para los auxiliares sanitarios, mantenerse al día de estos avances es esencial para garantizar una atención óptima al paciente. Por ejemplo, los métodos de tratamiento de enfermedades crónicas como la diabetes o la insuficiencia cardíaca evolucionan rápidamente. Las nuevas tecnologías, como los sensores continuos de glucosa y las bombas de insulina, requieren una formación específica para garantizar que se utilicen correctamente y aporten todas las ventajas a los pacientes. La formación continua significa asegurarse de que domina las herramientas más recientes y es capaz de incorporarlas a su práctica diaria, en beneficio de los pacientes.

Pero la formación no se limita al aspecto técnico. También le permite **desarrollar competencias** transversales **esenciales** para su realización profesional. Por ejemplo, la formación en técnicas de comunicación, gestión del estrés o relaciones enfermera-paciente le ayudará a comprender mejor las expectativas de los pacientes y a mejorar la calidad de sus cuidados. También puede abarcar competencias específicas, como el tratamiento del dolor o los cuidados al final de la vida. Al enriquecer sus conocimientos y saber hacer, los auxiliares de cuidados se convierten en actores más completos del proceso asistencial, capaces de adoptar un enfoque más global y personalizado de los cuidados.

La curiosidad es una cualidad que nutre y apoya este compromiso con la formación continua. Ser curioso significa permanecer abierto a nuevas ideas, innovaciones y perspectivas diferentes. También significa querer explorar áreas relacionadas o complementarias a la propia especialidad, para comprender mejor todas las dinámicas que rodean la asistencia. Por ejemplo, un auxiliar de cuidados curioso podría interesarse por la dietética para comprender mejor el impacto de la dieta en la salud de los pacientes diabéticos. Al ir más allá de los fundamentos de su formación inicial, podrán ofrecer un asesoramiento más adecuado a los pacientes, contribuyendo así a una asistencia más completa e integrada.

La curiosidad también fomenta una **actitud proactiva** ante los cambios y retos que se plantean a diario. Un cuidador que cultiva esta cualidad no espera a que surjan situaciones problemáticas para buscar soluciones; se anticipa, hace preguntas, busca comprender las causas profundas de un problema y ponerle remedio de forma constructiva. Por ejemplo, ante una situación clínica compleja, un auxiliar de cuidados inquisitivo tratará de averiguar más, consultar recursos o colegas y ampliar sus conocimientos para ayudar mejor al paciente. Este enfoque proactivo no sólo fomenta el desarrollo personal del cuidador, sino que también mejora la calidad de la atención prestada.

La formación continua también ayuda a **mantener la motivación y el interés** por la profesión. En una profesión tan exigente como la de auxiliar asistencial, la rutina y la carga de trabajo pueden llevar a veces al agotamiento o al hastío. La formación es una excelente manera de renovar el interés por el trabajo, ampliar los horizontes y explorar nuevas vías en la práctica. Aprender algo nuevo, descubrir un enfoque diferente o especializarse en un área concreta reaviva el deseo de progresar y superarse. Un auxiliar de cuidados que invierta en formación sobre un tema que le resulte estimulante -por ejemplo, el tratamiento de las heridas diabéticas o los cuidados paliativos- no sólo podrá prestar mejores cuidados a sus pacientes, sino que también dará un nuevo impulso a su carrera profesional.

Otro aspecto esencial de la formación continua es la **adaptabilidad**. El sector sanitario cambia constantemente: aparecen nuevas enfermedades, las tecnologías evolucionan y los pacientes están cada vez mejor informados y son más exigentes. La formación continua significa dotarse de los medios necesarios para adaptarse a estos cambios y hacer frente a los nuevos retos que se plantean. Por ejemplo, con el auge de la telemedicina y las herramientas digitales en la gestión de las enfermedades crónicas, los auxiliares de cuidados tendrán que adaptarse a estas nuevas realidades aprendiendo a utilizar dispositivos de monitorización a distancia o asesorando a los pacientes sobre su uso. La adaptabilidad es una de las claves para seguir siendo relevante y eficaz en un entorno médico en constante cambio.

El reconocimiento profesional es también un factor de motivación para seguir formándose. Al invertir en su propio desarrollo, los asistentes adquieren legitimidad y confianza en su papel dentro del equipo asistencial. Los cuidadores que siguen formándose suelen estar mejor considerados por sus colegas, ya que demuestran su compromiso de prestar cuidados de calidad y mantenerse a la vanguardia de las mejores prácticas. También pueden asumir nuevas responsabilidades o especializarse en áreas que les apasionan. Por ejemplo, un auxiliar de cuidados que se forme regularmente puede convertirse en un referente en el manejo de pacientes diabéticos o personas al final de la vida, y desempeñar así un papel central en la coordinación de los cuidados. Este reconocimiento, oficial o implícito, fomenta un sentimiento de realización personal y profesional.

Por último, es importante destacar que la formación continua y la curiosidad refuerzan **la empatía** y la **relación cuidador-paciente**. Al ampliar sus conocimientos y permanecer abiertos a nuevos enfoques, los cuidadores desarrollan una mejor comprensión de los pacientes, sus necesidades y los retos a los que se enfrentan en la gestión de su enfermedad. Un cuidador curioso se interesará no sólo por los aspectos médicos de la enfermedad, sino también por las dimensiones sociales, psicológicas y culturales que influyen en la salud. Esto permite ofrecer una atención más humana y mejor adaptada a cada paciente. Por ejemplo, al seguir un curso de formación sobre apoyo a pacientes con enfermedades crónicas, el cuidador será más capaz de comprender el impacto emocional de la diabetes en la vida diaria del paciente, y podrá ofrecerle un apoyo más atento y personalizado.